U0230243

世界中医药学会联合会　组织编写

中医药临床
循证决策证据

EVIDENCE OF TCM FOR
CLINICAL DECISION MAKING

主　编　刘建平

副主编　王业锋

编　委　戴启刚　安　黎　赵　霞　尤焱南　沈一凡　李娟娟　王凤云

刘　剑　庞广赫　马桂琴　马　迪　刘　嘉　董盼攀　韩桂玲

肖锶瑶　王蓓蕾　李秀惠　李　丽　马　丽　王世东　李　靖

车　彪　苏冠匋　杨　涛　张海力　赵博旭　李　靖　王世东

赵博旭　马桂琴　李　夏　车　慧　谢璟仪　曾恩锦　马金鑫

李红毅　范瑞强　袁娟娜　陈遑凡　李玉清　王家爵

人民卫生出版社
·北京·

图书在版编目（CIP）数据

中医药临床循证决策证据 / 刘建平主编 . —北京：
人民卫生出版社，2022.9
ISBN 978-7-117-33523-2

Ⅰ.①中… Ⅱ.①刘… Ⅲ.①中医临床 Ⅳ.①R24

中国版本图书馆 CIP 数据核字（2022）第 160730 号

人卫智网	www.ipmph.com	医学教育、学术、考试、健康，购书智慧智能综合服务平台
人卫官网	www.pmph.com	人卫官方资讯发布平台

中医药临床循证决策证据
Zhongyiyao Linchuang Xunzheng Juece Zhengju

主　　编：刘建平
出版发行：人民卫生出版社（中继线 010-59780011）
地　　址：北京市朝阳区潘家园南里 19 号
邮　　编：100021
E - mail：pmph @ pmph.com
购书热线：010-59787592　010-59787584　010-65264830
印　　刷：北京顶佳世纪印刷有限公司
经　　销：新华书店
开　　本：710×1000　1/16　　印张：16　　插页：2
字　　数：270 千字
版　　次：2022 年 9 月第 1 版
印　　次：2022 年 10 月第 1 次印刷
标准书号：ISBN 978-7-117-33523-2
定　　价：88.00 元

打击盗版举报电话：010-59787491　E-mail：WQ @ pmph.com
质量问题联系电话：010-59787234　E-mail：zhiliang @ pmph.com
数字融合服务电话：4001118166　E-mail：zengzhi @ pmph.com

主编、副主编简介

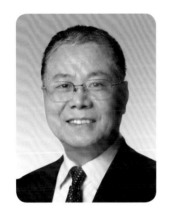

刘建平,医学博士,教育部长江学者特聘教授,博士研究生导师。现任北京中医药大学国际循证中医药研究院执行院长、循证医学中心主任,享受国务院政府特殊津贴。曾留学工作于英国利物浦大学。

学术任职:国际补充整合医学研究会(ISCMR)主席(2017—2019),世界卫生组织传统医学顾问,国务院学位委员会第七届中西医结合学科评议组成员;中国中西医结合学会循证医学专业委员会第三、四届主任委员。主编出版教材及专著10部,发表学术论文660余篇,被SCI收录232篇。

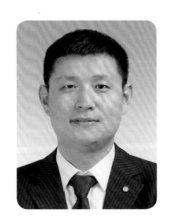

王亚锋,现任世界中医药学会联合会临床循证研究指导中心主任,世界中医药学会联合会中药专业委员会副秘书长。长期从事中医药临床研究的设计、管理及证据评价工作。参与"十五""十一五""十二五""十三五"期间国家级课题七十余项,参与新药研发近百项。

《中医药临床循证决策证据》

组织委员会

主任委员　李振吉
委　　员　于文明　曹洪欣　李　煜　王思成　桑滨生
　　　　　刘保延　翁维良　屠志涛　徐春波　陈立新

《中医药临床循证决策证据》

审定委员会

晁恩祥　孙光荣　孙塑伦　高　颖　唐旭东
谢雁鸣　胡良平　刘清泉　魏金明　张纾难
王承德　赵进喜　曾庆琪　秦建国

《中医药临床循证决策证据》

编写委员会

主　　编　刘建平

副 主 编　王亚锋

编写组成员

儿童反复呼吸道感染:	戴启刚　安　黎
儿童哮喘:	赵　霞　尤焱南
高血压性肾损害:	沈一凡
功能性消化不良:	李娟娟　王凤云
咳嗽变异性哮喘:	刘　剑　庞广赫
类风湿关节炎:	马桂琴　马　迪
慢性前列腺炎:	刘　嘉　董盼攀
慢性阻塞性肺疾病:	韩桂玲　肖锶瑶　王蓓蕾
手足口病:	李秀惠　李　丽　马　丽
糖尿病:	王世东　李　靖　车　彪　苏冠旬
	杨　涛　张海力　赵博旭
糖尿病肾病:	李　靖　王世东　车　彪　苏冠旬
	杨　涛　张海力　赵博旭
痛风性关节炎:	马桂琴　马　迪
胃食管反流病:	王凤云　李　夏　车　慧　谢璟仪
	曾恩锦　马金鑫
足癣:	李红毅　范瑞强　袁娟娜　陈逴凡
	李玉清　王家爵

办公室成员　刘　强　杜　敏　李昕雪

5

李振吉序

　　人类在漫长发展进程中创造了丰富多彩的世界文明,中华文明是世界文明多样性、多元化的重要组成部分。中医药作为中华优秀传统文化的杰出代表,是中国各族人民在几千年生产生活实践和与疾病作斗争中逐步形成并不断丰富发展的医学科学。

　　目前,中医药已经传播到 183 个国家和地区,其中有 29 个国家设立了传统医学的法律法规。世界卫生组织统计,目前有 103 个会员国认可使用针灸,18 个国家将针灸纳入医疗保险体系。除中国外,世界上的中医从业人员大约 30 万人。全球接受过中药、针灸、推拿治疗的人数已达世界总人口的三分之一以上。2019 年,在世界卫生组织审议通过的《国际疾病分类》第 11 次修订本中纳入了中国的传统医学,这标志着中医药正式进入国际主流医学这一分类体系。

　　当前,中医药临床研究经过多年的发展,其有效性和安全性也越来越得到国际国内的广泛认可。临床科研快速发展,文献已经有了一定的积累,循证医学在中医药领域的发展已经非常深入,对相关政策和临床决策产生了一定的影响。在此基础上,世界中医药学会联合会(简称"世界中联")委托专业委员会,组织相关专家进行《中医药临床循证决策证据》的编撰工作。目的是给国内外中医临床工作者提供经过筛选的中医药临床证据,在提高工作效率的同时,为其临床决策提供依据,并通过对证据的筛选和评价,为未来临床研究提供有意义的问题和经验,在编写过程中,我们更关注药物(或干预手段)组成、病例筛选、评价指标较为明确的证据,以便现代临床专家也可以应用相关证据进行临床决策。

　　本书编撰采用了一种创新的方式,它以西医学的病种为纲,选择临床资料相对完整的 14 个病种,系统、全面地对公开发表的中医药证据进行汇编和质量评价。在此基础上,随着临床研究证据的不断完善,我们希望未来开展更多病种的证据汇编工作,并依据临床研究证据的发展而不断更新。我们也期望中医药的优秀临床证据,能够被最广大的临床专家认可,为中医药相关决策提供依据,为临床医生决策提供证据,为未来中医药科学研究提供借鉴。

李振吉

2019 年 8 月 6 日

张伯礼序

　　循证医学是基于现有临床最好证据,兼顾卫生经济学效率和医学服务价值取向而进行实践决策的一门科学。自20世纪90年代初问世,即引起了全球医药卫生临床评价领域的重大变革,短短二十几年就在世界范围内普及推广,成为临床医学取得重要进展主要推手,甚至有人把其比作临床医学的人类基因组计划,具有划时代意义,并将改变21世纪医学决策和实践模式。

　　循证医学在较好解决有限的卫生资源与日益增长的医疗需求,日新月异的新技术与确有获益的医学实践之间的复杂矛盾的过程中,自身也在不断进步和发展,从最初的一种医学文献评价方法发展到成为影响临床医学决策的学科。"疾风劲草浪淘沙,炼就纯真尽辉煌",先进的方法总是在解决问题中发展壮大,展现出勃勃生机。

　　中医药历久弥新、学术常青的根基在于临床价值。但符合现代临床评价通则的中医药临床有效性和安全性证据的不足,成为阻碍中医药振兴发展的瓶颈。世界卫生组织(WHO)在传统医学评价会议共识中指出:"世界要以开放的头脑接受传统医药。而传统医药被广泛接受依赖于疗效的肯定,其中的关键环节在于研究方法的科学性。"同样,用科学的研究方法、高质量的证据来验证或阐明中医药的临床价值,是"继承好、发展好、利用好"中医药伟大宝库的基本要求和重要任务。

　　自1998年起,循证医学的引进和普及应用,开拓了中医药临床疗效评价新的研究领域,产生了新的研究思路方法,推动了中医药临床研究的进步。通过20年的努力学习和认真实践,符合中医药理论和实践特点的循证评价技术方法不断发展,循证中医药学逐步形成,已成为循证医学的重要分支。循证中医药学是借鉴循证医学的理论和方法,收集、评价、生产、转化中医药有效性、安全性和经济性证据,揭示中医药临床作用特点和规律,并指导临床指南、路径和卫生决策制定的一门应用学科。20年来,循证中医药学发展取得了阶段性成绩。如以系统评价/Meta 分析为主的文献二次研究广泛开展；以临床随机对照试验为主的有效性研究快速增长；以真实世界研究为主的安全性评价广泛开展；以质量控制为主的方法学研究不断深入；以临床试验报告规范为主的国际标准研究取得进展；国家基本药物循证数据库已经建成；以复合型人才和跨学科合作为特点的研究队伍不断壮大。循证中医药学发展不仅推动了中医药高质量证据的生产和转化应用，还推动了中医药临床研究和决策模式的转变，同时也丰富了循证医学的内容。

日前，世界中医药学会联合会组织的《中医药临床循证决策证据》编撰工作已经完成。这部著作采用循证医学理论，针对 14 个中医药治疗的病种进行了循证评价，对公开发表的相关中医药临床证据进行筛选、分析、整合和荟萃，并以简明有效、通俗易懂的方式为医生和决策者提供现有最好的临床决策依据。值得指出的是，这个报告科学严谨，不仅汇总了有效的临床证据，也汇总了经过研究无效甚至有害的证据，直接指出证据分类和证据缺失，因此更具客观性和科学性。

这是一项工作量大、挑战性强的基础性工作。它兼顾中西医临床需求，将中医药证据客观和便捷地呈现出来，供临床医生参考，以进行临床决策和临床实践。相信随着中医药循证医学的报告不断更新和丰富，越来越多可靠的中医药临床证据将为中医药行业的发展和国际化进程提供坚实的临床基础，为解决复杂性疾病的防治，促进人类健康，改善全球卫生治理作出更大贡献，促进中医药被更多的国家和地区广泛接受。

书将付梓，颇慨创奉，为表敬意，不揣浅拙，呈感为序。

中国工程院院士
中国中医科学院名誉院长
天津中医药大学校长

2019 年初夏

前　言

　　循证医学指慎重、准确和明智地应用当前所能获得的最好的研究依据，同时结合医生的个人专业技能和多年临床经验，考虑病人的价值和愿望，将三者完美地结合制定出病人的治疗措施。中医药与循证医学有着很深的渊源。循证医学创始人萨科特曾说，使用"循证医学"这个概念的灵感来源于中国清代乾隆时期使用的"考证"方法，即使用证据的研究来解释古代典籍。

　　当前，世界医学知识与实践的主流模式是以科学证据为核心的循证医学模式，临床证据成为评价医学治疗措施有效性、安全性的主要依据，也成为国家卫生健康政策的重要参考内容之一。这就要求我们在传承和发展中医药学的过程中，采纳现代科技成果，利用循证医学理论，实现中医药学的现代化和国际化。

　　近三十年来，中医药相关的临床研究取得了长足进度，中医药临床证据的数量和质量水平也越来越高，但也存在许多问题，主要表现在研究设计、研究质量管理和发表文章上，最终导致国际认可的诊断与临床证据欠缺。在世界中医药学会联合会组织下，我们编撰了本书，期待通过对公开发表的临床证据进行筛选和整合，给临床医生提供较好的临床证据以供决策。

　　为了引导更广泛的临床医生使用中医药，在编写本书时，我们着重于对临床研究和临床实践真实性与有效性的评价，抛开医学基本原理的探讨，淡化医学本身的学科归属，对各种医学理论不作评价、改造或排斥，仅着眼于临床疗效的真实性和有效性，用严谨的方法进行验证与分析，并做出客观的评价。

　　在编撰过程中，编写组依据国际标准确定疾病名称，结合临床实际需求，以临床问题为引导，运用循证医学相关理论系统全面地采集、筛选和评估临床研究证据，采用国际公认的标准对经过遴选的证据质量进行评价，并用简明扼要的方式将优秀的证据进行提炼，从而向临床工作者提供相应的临床证据汇编。

　　希望《中医药临床循证决策证据》一书能为中医药治疗手段的临床应用提供支持,为提高人民健康水平做出应有的贡献。同时,我相信医务工作者在应用证据指导临床实践的过程中,随着循证医学理论水平和实践技能的提高,也将成为中医药临床证据的生产者,为临床医学的发展做出贡献。

　　在探索的过程中,难免有不足之处,敬请各位读者在使用中发现问题及时提出,以便在后续再版时予以修正,使本书质量不断得以提高。

北京中医药大学循证医学中心

2021 年 12 月 28 日

目 录

───── 上　篇 ─────

───── 下　篇 ─────

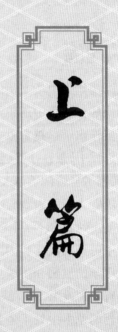

上篇

《中医药临床循证决策证据》简介

一、引言

中医药作为中华文明的杰出代表,是中国各族人民在几千年生产生活实践和与疾病作斗争中逐步形成并不断丰富发展的医学科学,不仅为中华民族繁衍昌盛作出了卓越贡献,也对世界文明进步产生了积极影响。中医药在历史发展进程中,兼容并蓄、创新开放,形成了独特的生命观、健康观、疾病观、防治观,实现了自然科学与人文科学的融合和统一,蕴含了中华民族深邃的哲学思想。随着人们健康观念变化和医学模式转变,中医药越来越显示出独特的价值。截止到2018年,中医药已传播到183个国家和地区。

在中医药现代化和国际化的过程中,中医药在有效性和安全性方面也面临现代医学的质疑和挑战。从循证医学的角度看,中医药的临床证据与现代医学尚有较大差距,或有缺陷,或缺乏,或冲突,或不真实,使得在与化学药物、生物制药的竞争中处于劣势。从另一方面看,当前临床医生缺乏足够的时间或技术来对证据进行分辨和判别,在使用中医药时往往依据零散的药物信息以及临床经验来开展诊疗活动,尤其是西医临床医生在诊疗时难以进行决策,甚至导致中医药的错误应用和安全性事件频繁出现。

为了应对中医药面临的质疑和挑战,世界中医药学会联合会参照英国医学杂志编纂的《临床证据》,结合中医药临床证据的现状,组织各领域专家,采用循证医学的方法,对临床证据去芜存菁,拿出高质量、简明的、定期更新的、关于治疗措施的证据,并以最省时省力的查阅方式呈现给读者,以便医生进行临床决策。同时,将当前中医药临床证据真实呈现,以期引导中医药科研工作。

二、概念和特征

《中医药临床循证决策证据》是以循证医学理论为依托,围绕临床实践中常见的重要问题,通过定期的、大量的、完善的中医药相关文献检索、收集、评估,并经专家仔细的评估、整理和释义,用高度概括的方式和统一的格式,提供最好的、临床实践需要的、及时更新的中医药临床研究证据,并以简明有效、通俗易懂的方式提供给医生、决策者。在这里,主要针对中医药的证据荟萃,包括针灸等治疗措施。

与系统综述、临床诊疗指南等相同,《中医药临床循证决策证据》是为医生编纂的大型证据资源之一,其独特性体现在如下方面:第一,内容由临床问题决定,围绕临床问题编排,检索和总结现有最好的相关的证据,而不是简单地现有证据的总结,由于中医对疾病的认识有其独特性,因此,对于临床问题的认识也将反映在证据荟萃过程中;第二,当相关证据缺乏时,我们会明确指出来,但其本身不能弥补证据的不足,以帮助医生区分他们知识的盲区是由于高质量科学研究的缺乏,还是由于他们对现有的研究证据缺乏了解;第三,我们会根据每个临床问题,进行全面的文献检索,尽可能地覆盖所有的证据并及时更新。

本次编纂重视对中成药的临床证据进行荟萃,主要考虑到中成药的质量相对稳定,研究证据相对丰富,有相对明确的用药说明,可以为更广泛的临床医生服务等。对相关证据的汇总有助于提升中西医临床医生的临床应用水平。中成药无明确规定的适应证,但临床应用中确有证据也将纳入本研究范围,并注明说明书情况。

三、与其他主要证据资源的区别

《中医药临床循证决策证据》与 Cochrane Library 所提供的证据不同且互补。Cochrane Library 是以临床试验的最高质量的系统综述为主的数据库,是中医药临床循证决策证据采集原始证据来源之一。《中医药临床循证决策证据》的内容还来自其他途径,是各种证据资源经过高度提炼后的总汇。《中医药临床循证决策证据》也可以看作是 Cochrane Library 简明的、通俗易懂的、便于使用的、直接面对用户的终端形式。

《中医药临床循证决策证据》与介绍最新研究证据的循证医学杂志既互补又不同。这些循证医学杂志定期从世界医学杂志中遴选出最新的、质量最高的、临床最相关的研究,然后进行总结和评述,制作成文摘式的证据概述出版发表。目前循证医学杂志已有很多种,它们是一个高质量单个研究概述的重要来源。《中医药临床循证决策证据》则不同,它从临床问题开始,而不是从杂志开始。对一些问题,当高质量证据缺乏时,本研究就能明确指出来。

与临床诊疗指南相比较,《中医药临床循证决策证据》不仅汇总了有效的临床研究证据,也汇总了经过研究存在的无效甚至有害的证据。对于存在临床证据或临床需求但缺乏证据者,临床诊疗指南通过专家推荐来给予临床指导和分级,侧重临床实践。而我们的证据荟萃则直接指出证据分类和证据缺失,更具有客观性和科学性。

与英国医学杂志编纂的《临床证据》相比较,《中医药临床循证决策证据》主要对中医药的临床证据进行汇总,且疾病名称不仅仅考虑西医学病名,也同时考虑中医病名。另外,鉴于中医药临床证据的现状,我们在编纂时未按照干预的益害比和该结论的可信程度将治疗措施进行分类(如肯定有效、很可能有效、益害相当、不太可能有效、很可能无效甚至有害,以及效果不明)。

四、价值

为政府决策提供证据:通过对临床证据的荟萃和分析,可以筛选出不同结论的中医药,为政府的医疗保险制度、基本药物制度和药品再注册等工作提供支持。

为临床决策提供证据:在证据汇编时,对治疗效果的定量描述可以帮助医生和病人做出更准确和更精细的决定。临床医生可以根据证据和适用性,结合实际病人的特征、当地的诊疗条件、治疗水平、病人的依从性、资源多少、个人意愿等做出最合理的决定。

为未来中医药科学研究提供问题:对于"效果不明"或证据缺乏的临床问题、中医药产品或治疗措施,可以作为未来科学研究需要解决的问题,确定新的研究项目。

五、编撰方法

《中医药临床循证决策证据》旨在覆盖初级卫生保健与医院服务中常见的重要的临床疾患。同时,中医药临床优势病种和专家咨询也是我们的参考来源。在启动该项目的初期,我们病种选择的方向大致有:①有充分的证据显示,由于实践差异过大影响到患者医疗结果;②有强有力的研究基础提供有效的实践证据;③一旦实施该评价,患者受益足以调整资源的投入;④当前医疗领域或人群普遍关注的重要问题;⑤在专家咨询中,具有中医药临床特色和优势的病种。

围绕疾病,我们关注的问题是有关预防和治疗措施的益处和害处,而且以病人关心的结局为终点。临床问题的提出和选择应由相关领域的专家、作者,根据临床实践的相关性,与相关的医生和病人群体一起确定。考虑到中医药临床证据的实际情况,我们这次编纂中也将部分优秀证据的临床评价点一并作为临床问题进行考虑。

研究证据的检索应当依据疾病和临床问题来进行。考虑到大部分中医药的临床研究的设计、过程管理和表述质量参差不齐,水平相对较低。我们应当尽量完备地对临床研究证据进行检索以便后期对证据进行进一步的辨别和分析。若未发现高质量的系统综述,将随机对照试验或其他设计的日期一直追溯到 1994 年。关于治疗效果的最好的证据来自高质量的随机对照试验的系统综述,其次是高质量的随机对照试验,再次是观察性研究。但是当疗效十分明显时,观察性研究甚至几个病例就足以说明其效果,此时若没有随机对照试验的证据,我们会根据观察性研究甚至临床共识做出判断。

围绕证据的评价是非常重要和耗时的,其主要的原因在于中医药的临床研究由于缺乏规范的指导原则,往往在设计、评价点、过程管理等方面存在多种情形,因此,应当依据证据的分类和具体情况进行证据实际级别的判定、剔除和调整。采用的方法应当是国际公认或者行业认可的,如对于系统综述可采用 AMASTAR 工具进行评价等。如果发现了两个或者两个以上的系统综述或临床试验时,会选择和总结那个质量最高的临床最相关的研究。当没有发现高质量的系统综述和临床试验时,我们会收入和总结质量较低的研究,并指出它们的局限性。

考虑到中医药证据的实际情况,在本次编纂中对证据进行描述时,我们依据循证医学的相关要求,对证据的关键要素进行选择。一般情况下,会包括研究者、发表时间、标题、文献来源、发表语言等文献信息;患者年龄、性别、诊断标准、中医证型、分组例数等患者基线特征信息;试验组和对照组干预措施、中药名称、剂型;结局指标选取、疗效(将可拆分的结局指标疗效进行拆分)和安全性结果指标的报告信息。同时,对于不同类型的研究我们还会对信息进行补充,如文献中无随机对照试验,我们还会补充患者纳入排除标准、随机分组方法、随机序列隐藏、盲法及施盲对象(患者、医生、结局评价者)、脱落失访例数及原因、是否实施意向性分析等试验特征信息。另外,我们还会对证据的级别进行评估,以协助临床医生进行证据选择。

虽然我们期望借鉴《临床证据》,对临床证据按照肯定有效、很可能有效、益害相当、效果不明、不太可能有效和很可能无效甚至有害进行分类,但本次编纂时考虑到中医药证据的现实状况,我们未能如愿进行。这部分工作我们会放在以后的延续性工作中进行。

六、同行审核和文字编辑

证据荟萃的结果应当采用规范的表达和具体疾病特点来展示。对每个临床问题的证据总结,均由独立的作者完成。经两个或两个以上的临床专家进行同行审核后,再由临床医生和流行病学等专家组成的编辑委员会进行审核。最后由受过临床和流行病学双重训练的编辑进行大量的文字编辑,并与原始文献进行核对,检查数据的准确性。所有结果应当接受外界反馈,并提供相应质疑渠道以便进行修正。

七、读者反馈与错误更正

虽然我们进行了大量的同行审核和编辑质量检查,由于《中医药临床循证决策证据》所含内容非常多,里面难免还会存在错误和矛盾之处。我们希望不断改善,以最大程度地满足用户的需要。未来几年里,我们的设计还会不断改善。我们将会开展一些自我评估的研究,以研究我们提供的证据信息与临床问题的相关性及本书的易用性,并检查读者从证据信息里得到的结论是否与我们的初衷一致。另外,读者的意见和回馈十分重要。读者可以通过以下途径为《中医药临床循证决策证据》提供建议和作出贡献:申请成为作者或审稿人,提出改进意见,指出错误和遗漏,以及发表评论等。如果您发现任何错误,也可以把意见反馈给我们(mpc_wfcms@sina.com)。

第二章 2

编 撰 方 案

一、前言

1992 年循证医学问世,十几年来,我国也进行了大量的宣传、摸索和尝试。早期的工作或是呼吁加强临床研究,或是注重系统综述和 Meta 分析,或是强调检索、收集和评估文献。循证医学的核心是将证据用于实践。在本次研究中,我们采用集体协作的方式,依托世界中医药学会联合会各专业委员会,由相关的专业人员来收集、整理和评估研究证据,并以高度概括的形式、简明的语言和方便快捷的方式,为医生和决策者提供现有最好的决策证据依据。

在本次研究中,相关工作侧重于三个方面:第一个是形成临床问题;第二个是对相关病种的中医学和西医学研究概述和证据概况;第三个是文献检索、筛选和证据的重要信息的提取。

二、临床问题的形成

临床问题的形成采用共识会议的方式进行。我们选择疾病所对应的中医临床专家、西医学临床专家、药剂师、护理人员、疾病的患者代表共同组成专家团队。

我们集中有关专家召开专题会议,主持者以明确的方式向所有参与者阐明问题,说明会议的规则,尽力创造融洽轻松的会议气氛。一般不发表意见,以免影响会议的自由气氛。由专家们"自由"提出尽可能多的方案。规则如下:

1. 主持人扼要地介绍有待解决的问题。介绍时须简洁、明确,不可过分周全,否则,过多的信息会限制人的思维,干扰思维创新的想象力。

2. 经过一段讨论后,大家对问题已经有了较深程度的理解,这时,为了使大家对问题的表述能够具有新角度、新思维,主持人或书记员要记录大家的发言,并对发言记录进行整理。通过对记录的整理和归纳,找出富有创意的见解,以及具有启发性的表述,供下一步畅谈时参考。

3. 畅谈阶段。为了使大家能够畅所欲言,需要制订的规则是:第一,不要私下交谈,以免分散注意力;第二,不妨碍他人发言,不去评论他人发言,每人只谈自己的想法;第三,发表见解时要简单明了,一次发言只谈一种见解。主持人首先要向大家宣布这些规则,随后导引大家自由发言,自由想象,自由发挥,使彼此相互启发,相互补充,真正做到知无不言,言无不尽,畅所欲言,然后将会议发言记录进行整理。

4. 筛选阶段。会议结束后的一两天内,主持人应向与会者了解大家会后的新想法和新思路,以此补充会议记录。然后将大家的想法整理成若干方案,再根据创意设计的一般标准,诸如可识别性、创新性、可实施性等标准进行筛选。经过多次反复比较和优中择优,最后确定 1~3 个最佳问题。

三、病种概述

病种概述并非本次书籍撰写的重点,我们侧重于对疾病的中西医病名的说明、疾病诊断和评价方法、流行病学以及预后的简要说明。

四、文献研究

(一) 检索方法

1. **检索数据库**

(1)中文数据库:中国学术期刊全文数据库(China National Knowledge Infrastructure,CNKI)、维普中文科技期刊全文数据库(VIP Database for Chinese Technical Periodicals)、中国生物医学文献数据库(China Biology Medicine disc,CBMdisc)、万方数据库(Wanfang Database)。

(2)英文数据库:美国国立医学图书馆生物医学信息数据库(Medline via PubMed)和 Cochrane 图书馆(Cochrane Library)。

2. **检索文献范围**　参照牛津大学循证医学中心的证据等级,本次撰写主要检索以下文献类型:系统综述、随机对照试验、非随机对照试验、病例系列。

3. **检索策略**　检索的关键词包括疾病所涉及的中医名称、西医名称、中医、中药、针灸、针刺及疾病种类、治疗措施等相关医学术语,检索策略则根据文献数据库的特点制定相应的检索式,具体如下所示。

PubMed:("acupuncture"[MeSH Terms] OR "acupuncture therapy"[MeSH

Terms] OR "medicine, Chinese traditional" [MeSH Terms]) AND "disease" [MeSH Terms]

Cochrane: 1. MeSH descriptor disease explode all trees; 2. Search on "disease" in "Title, abstract, keywords"; 3. Search on "disease 1" in "Title, abstract, keywords"; 4. #1 OR#2 OR#3; 5. MeSH descriptor Drugs, Chinese Herbal explode all trees; 6. MeSH descriptor acupuncture explode all trees; 7. #5 OR#6 8.#4 AND#7

CNKI 数据库:①标题中检索"疾病 1""疾病 2""疾病 3"和"疾病 4""疾病 5";②主题词中检索"中医""中药""中成药""成药""中西医结合""针灸""针刺"。时间:建库 - 检索时点。

维普数据库:题名或关键词(疾病 1 + 疾病 2 + 疾病 3 + 疾病 4 + 疾病 5)*题名或关键词(中医 + 中药 + 中成药 + 成药 + 中西医结合 + 针灸 + 针刺)。时间:建库 - 检索时点。

万方数据库:主题(疾病 1 + 疾病 2 + 疾病 3 + 疾病 4 + 疾病 5)*主题(中医中药 + 中成药 + 中西医结合 + 针灸 + 针刺)。时间:建库 - 检索时点。

上市中成药检索网:国家药品监督管理局。

检索日期均从建库之初到检索当天,并详细登记检索结果。

(二) 纳入标准

1. 研究类型为中成药、针刺治疗疾病涉及的所有文献类型。

2. 研究对象为成年患者(18 岁以上)。

3. 诊断标准符合针对疾病所公认的西医诊断标准。

4. 试验组治疗措施为中成药或者中成药联合西医常规用药,针灸、针刺;中成药应为经过药品监督管理部门批准上市的药物(不含院内制剂),剂型不做限制;试验组为中药配合常规药物,对照组为同一常规药物的随机临床对照试验也予以纳入,针刺穴位不做限定。

5. 对照组为不治疗、安慰剂组或西医常规用药组。

6. 治疗时间和随访时间不做限制。

7. 结局指标至少报告了一项疾病直接相关的结局指标,包含不良反应。

(三) 排除标准

1. 排除临床文献之外的所有其他类文献。

2. 排除试验组多种中医干预措施的临床文献。

3. 排除其他疾病合并痛风且结局指标与痛风不相关的临床文献。

4. 排除试验组含非上市中成药、灸法、按摩等治疗痛风的临床文献。

5. 排除对照组为中医和中药干预措施的临床文献。

6. 排除重复和内容雷同的临床文献。

(四) 文献筛选和资料提取

将从数据库中检索到的文献导入管理软件 NoteExpress 中,根据疾病设定的纳入排除标准通过阅读标题和摘要排除与本研究不相关的文献、动物实验和重复导入的文献,再通过阅读全文进一步排除不符合纳入标准的临床研究。对于重复发表的期刊文章,纳入发表最早的研究;对于会议论文和期刊文章重复发表的研究,纳入数据报告较全的文献;对于期刊文章和学位论文取材于同一研究的,纳入学位论文。出现文献纳入争议的研究,由本研究团队的两位研究人员讨论最终决定是否纳入。

(五) 提取的资料

系统综述:背景、目的、作者 / 发表时间、诊断标准、资料来源、纳入研究的标准、研究对象和干预措施、研究评价和综合的方法、安全性事件、样本量(试验组、对照组)、试验组用药、对照药、结局指标 / 评价指标、结果、结论和主要发现、局限性。

干预性研究(随机对照试验、非随机对照试验、病例系列):目的、试验设计、研究场所、干预人群、干预措施、结局指标、随机方法、试验组、对照组的例数、盲法、结果、安全性事件、结论、评论。

(六) 方法学质量评价方法

Ⅰ系统综述采用 AMSTAR 标准进行评价,主要包括:

1. 是否提供了前期设计方案?

2. 纳入研究的选择和数据提取是否具有可重复性?

3. 是否实施广泛全面的文献检索?

4. 发表情况是否已考虑在纳入标准中,如灰色文献?

5. 是否提供了纳入和排除的研究文献清单?

6. 是否描述纳入研究的特征?

7. 是否评价和报道纳入研究的科学性?

8. 纳入研究的科学性是否恰当地运用在结论的推导上?

9. 合成纳入研究结果的方法是否恰当?

10. 是否评估了发表偏倚的可能性?

11. 是否说明相关利益冲突?

每具备一项则为 1 分,1~2 分标记为"+",3~5 分标记为"++",6~7 分标记为"+++",8~11分标记为"++++"。

Ⅱ随机对照试验采用JADAD方法进行评价,主要包括:

1. 随机分组序列的产生方法(2分:通过计算机产生的随机序列或随机数表产生的序列;1分:试验提到随机分配,但产生随机序列的方法未予交待;0分:半随机或准随机试验,指采用交替分配病例的方法,如入院顺序、出生日期单双数)。

2. 双盲法(2分:描述了实施双盲的具体方法并且被认为是恰当的,如采用完全一致的安慰剂等;1分:试验仅提及采用双盲法;0分:试验提及采用双盲,但方法不恰当,如比较片剂与注射剂而未提及使用双盲法)。

3. 退出与失访(1分:对退出与失访的病例数和退出理由进行了详细的描述;0分:没有提到退出与失访)。

对应评分之和,1分标记为"+",2~3分标记为"++",4分标记为"+++",5分标记为"++++"。

Ⅲ非随机对照试验采用MINORS方法进行评价,主要包括:

1. 明确地给出了研究目的。

2. 纳入患者的连贯性。

3. 预期数据的收集。

4. 终点指标能恰当地反应研究目的。

5. 终点指标评价的客观性。

6. 随访时间是否充分。

7. 失访率低于5%。

8. 是否估算了样本量。

9~12条评价为有对照组研究的附加标准:

9. 对照组选择是否恰当。

10. 对照组是否同步。

11. 组间基线是否可比。

12. 统计分析是否恰当。

每具备一项则为1分,1~2分标记为"+",3~5分标记为"++",6~8分标记为"+++",9~12分标记为"++++"。

Ⅳ病例系列采用JBI-MASTARI进行评价,主要包括:

1. 研究是否基于堆积或假随机样本。

2. 纳入样本标准是否予以清晰陈述。

11

3. 是否对混杂因素识别与控制策略做出陈述。

4. 结局测量是否采取客观标准。

5. 若存在对比,是否对对照组各组病例特征进行了充分的陈述。

6. 随访时间是否足够。

7. 是否对退出病例的结局进行陈述并纳入分析。

8. 是否采取可靠方法进行结局测量。

9. 是否采用适当的统计学分析方法。

每具备一项则为 1 分,1~2 分标记为"+",3~5 分标记为"++",6~7 分标记为"+++",8~9 分标记为"++++"。

(七) 证据分级标准

纳入的文献质量评价后进行证据分级,标准采用牛津大学循证医学中心的证据等级进行分级。具体如下:

Ⅰ	Ⅰa	随机对照临床试验的系统综述
	Ⅰb	单个随机对照临床试验
	Ⅰc	全或无病例系列
Ⅱ	Ⅱa	队列研究的系统综述
	Ⅱb	单个队列研究、低质量随机对照临床试验
	Ⅱc	结局/疗效研究
Ⅲ	Ⅲa	病例对照研究的系统综述
	Ⅲb	单个病例对照研究
Ⅳ		病例系列、质量不高的队列研究和病例对照研究
Ⅴ		未经批判性评估的专家意见

(八) 方法学质量和证据分级的评价注意事项

在开展方法学质量和证据分级的评价时,应当由 2 人以上的评价人员独立进行,然后进行核对。对于有分歧的评价内容,应当在编写组会议上进行讨论。如证据评价确有分歧,应予以说明。

(九) 文稿的起草

专业委员会编写小组起草文稿后,交由专家审定,随后公开征求意见和文件完善,最后进行文章发布。

五、后期补充说明

在文稿编撰过程中,我们依据中医药相关文献的实际情况,对研究方法进行了微调,调整局限于如下方面:

1. 对合并用药的应用存在明显瑕疵的文献予以排除,例如在糖尿病肾病的研究中,合并用药使用了 ACEI/ARBA 类药物。

2. 部分编写小组在整理过程中纳入了中药汤剂和院内制剂相关的研究,我们予以尊重,但对于处方不明确的文献或未能公开处方的文献予以排除。

3. 对于纳入的文献中存在与疾病评价指标无关的数据在进行提取时不予纳入,如在糖尿病的研究中纳入对凝血功能的影响等。

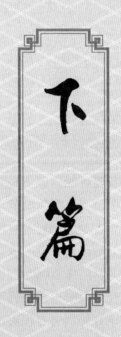

下篇

第一章 1

儿童反复呼吸道感染

（中医病名：小儿感冒、小儿咳嗽）

检索日期：2017 年 12 月

作者：戴启刚、安黎

要 点

- 反复呼吸道感染是儿科临床的常见疾病，凡小儿上呼吸道感染及下呼吸道感染次数增多，超过一定范围，称为反复呼吸道感染。相当于中医学"体虚感冒""自汗""久咳"等证。

- 儿童反复呼吸道感染发病率存在地域性差异并逐年呈上升趋势。我国儿科门诊 80% 为呼吸道感染患儿，其中 30% 左右是反复呼吸道感染。

- 反复呼吸道感染病因复杂。环境污染，先天性疾病，免疫功能缺陷，母亲妊娠期患有代谢性疾病，家族过敏史、窒息史、早产史，营养不良，微量元素和维生素缺乏，家庭常住人口密集，抗生素滥用，户外活动减少，部分呼吸系统疾病如鼻炎、鼻窦炎、扁桃体与腺样体肥大，慢性扁桃体炎，哮喘，先天性肺实质和肺血管发育异常，获得性支气管扩张等均会增加儿童反复呼吸道感染的发病率。

- 国内外反复呼吸道感染的诊断标准和疗效评价不统一。西医学偏向于通过实验室指标（如外周血体液免疫、细胞免疫功能等）来评价疗效，但成本较高。

- 中成药和推拿治疗反复呼吸道感染可能是有效的，但我们没有找到充足的证据证明其有效性，我们对其证据要素进行了采集以供临床研究者判断。

- 中医治疗反复呼吸道感染患儿临床症状及免疫功能改善的证据质量普

遍偏低。

- 推拿治疗反复呼吸道感染临床效果显著,且具有操作性强、价格低廉、安全环保、无不良反应等优点,患儿依从性良好。
- 穴位贴敷疗法能够有效缓解反复呼吸道感染患儿的临床症状,提高其免疫功能,且操作方便、安全性好。穴位贴敷疗法根据治疗时间不同分为"三伏贴"和"三九贴",但目前临床医师依据自己的临床经验在选穴及用药上尚不统一。
- 玉屏风颗粒等中成药联合西药常规对症治疗能够有效改善反复呼吸道感染临床症状,并增强患儿免疫功能。

疾病概况

概念

反复呼吸道感染(recurrent respiratory tract infection,RRTI)是指一年内发生呼吸道感染次数过于频繁,超过一定范围。本病病因复杂,除了与小儿时期本身的呼吸系统解剖生理特点以及免疫功能尚不成熟有关外,微量元素和维生素缺乏,环境污染,被动吸烟,慢性上气道病灶,如鼻炎、鼻窦炎、扁桃体与腺样体肥大、慢性扁桃体炎等也是反复呼吸道感染常见原因[1]。

西医学所讲的反复呼吸道感染相当于中医的"体虚感冒""自汗""久咳"等证。根据反复感染的部位可分为反复上呼吸道感染和反复下呼吸道感染(支气管炎和肺炎)。反复上呼吸道感染或反复支气管炎现无明确的定义或标准,反复肺炎国内外较为一致的标准是 1 年内患 2 次或 2 次以上肺炎或在任一时间内患 3 次或 3 次以上肺炎,每次肺炎的诊断需要有胸部 X 线的证据[2]。

研究结果

从数据库中共检索到相关文献 817 篇,移除重复检索到文献后,剩余 369 篇文献进入下一步筛选过程,包括 34 篇英文文献和 335 篇中文期刊发表论文。经过全文阅读筛选后最终纳入 5 篇文献,包括系统综述 2 篇,随机对照试验 3 篇。

临床问题 1:对反复呼吸道感染患儿的临床改善率

证据级别:Ⅰa 级证据

干预手段 1:玉屏风颗粒,系统综述质量评价结果为(+++)

一项针对中成药玉屏风颗粒联合常规对症治疗儿童反复呼吸道感染的系

统评价研究检索了中国知网、维普网、万方数据库、Sinomed、PubMed、Embase、The Cochrane Library 中已发表的文章,查找所有玉屏风颗粒治疗儿童反复呼吸道感染的临床随机对照试验研究,检索时限截止至 2016 年 5 月[3]。

该研究对检索文献采用如下标准进行筛查。纳入标准:①研究的设计类型:随机对照试验(RCT);②研究对象:反复呼吸道感染儿童患者,不分地区、年龄、民族等;③干预措施:对照组给予抗感染、止咳、解痉、平喘等常规对症治疗;治疗组患者接受玉屏风颗粒及常规对症治疗;④主要结局指标:总有效率;⑤次要结局指标:抗体水平包括 IgA、IgG 和 IgM;T 细胞水平包括 CD3+、CD4+、CD8+、CD4+/CD8+。排除标准:①重复收录的文献;②不能获取全文或仅能获取摘要无法获取全文的文献;③综述类文献;④患者有其他并发症,除玉屏风颗粒和常规对症治疗,有其他联合用药;⑤未将玉屏风颗粒联合常规对症治疗和单纯常规对症治疗进行对比的文献。由 2 位研究者按照纳入与排除标准筛选文献,提取数据和评价纳入研究的方法学质量后,采用 RevMan5.3 软件进行。

共纳入 18 个随机对照试验,纳入试验均有明确的疗程,最长疗程为 16 周,最短疗程为 1 周。18 个 RCT 共纳入 1 845 例患者,953 例使用玉屏风颗粒。

总有效率研究部分共纳入 15 个 RCT。异质性检验中,$\chi^2=10.41$,$P=0.73$,$I^2=0\%$,说明文献无异质性,选择固定效应模型进行合并。Meta 分析结果显示治疗组总有效率高于对照组[$OR=6.38$,95% CI(4.76,8.56),$P<0.000\ 1$]。在抗体水平和 T 细胞水平研究中,5 个 RCT 比较了治疗组和对照组的 IgA 和 IgG 水平,4 个 RCT 比较了治疗组与对照组的 IgM 水平。Meta 分析结果显示治疗组与对照组相比,IgA 和 IgG 的水平[IgA:$MD=0.15$,95% CI(0.03,0.26),$P=0.01$;IgG:$MD=1.11$,95% CI(0.87,1.34),$P<0.000\ 1$]治疗组优于对照组,IgM 水平的差异无统计学意义($P=0.94$)。2 个 RCT 比较了治疗组与对照组的 CD3+ 水平,3 个 RCT 比较了治疗组与对照组的 CD4+ 和 CD8+ 水平,2 个 RCT 比较了治疗组与对照组 CD4+/CD8+ 水平。Meta 分析结果显示治疗组与对照组相比,CD3+、CD4+、CD4+/CD8+ 的差异有统计学意义[CD3+:$MD=10.51$,95% CI(1.58,19.44),$P=0.02$;CD4+:$MD=3.03$,95% CI(1.67,4.40),$P<0.000\ 1$;CD4+/CD8+:$MD=0.32$,95% CI(0.08,0.56),$P=0.01$],CD8+ 的差异无统计学意义($P=0.08$)。

安全性事件:无文献报道有致残、致死等严重不良事件,提示玉屏风颗粒使用安全性较高,纳入研究的不良反应仅有一过性的肝肾功能损伤,而且不能判定与药物肯定有关联,不能排除为感染炎症引起可能。

总结:玉屏风颗粒联合常规对症治疗对缓解反复呼吸道感染患儿的临床症状及增强抵抗力水平效果明显。

评论:本次 Meta 分析纳入的研究在方法学上存在较大缺陷,如随机方法未提及,未描述盲法,这些都可能影响本研究结果的论证强度。另外各个研究玉屏风颗粒的剂量不同,疗程也长短不一。总之,受纳入研究质量限制,本研究结论仍需今后开展更多大样本、多中心的随机对照研究来验证。

干预手段 2:推拿,系统综述质量评价结果为(++)

在一项针对推拿治疗小儿反复呼吸道感染的系统评价研究中[4],检索中国知网、维普网、万方等中文数据库中已发表的文章,搜集推拿治疗小儿反复呼吸道感染的临床随机对照试验。检索时间为 1990—2015 年。

在研究中对检索文献进行筛查。纳入标准:

(1)研究类型:①原始文献必须是涉及推拿治疗小儿反复呼吸道感染的随机对照试验;②原始文献内容中治疗组为推拿疗法或者推拿疗法联合其他疗法,对照组为不含推拿疗法的其他单一疗法或者综合疗法;③原始文献必须是全文完整的一次文献;④原始文献必须设有治疗组和对照组,而不是一般的病例分析报告。

(2)研究对象:研究对象为临床确诊的小儿反复呼吸道感染,具有明确的诊断标准和纳入标准,纳入患者年龄、性别、病例来源、病程均不限。

(3)干预措施:治疗组采用推拿疗法或推拿联合其他疗法,对照组采用非推拿疗法。

(4)疗效指标:临床症状改善积分、痊愈率、有效率。

(5)有无安全性评价、随访、分配隐藏、是否采用盲法都不限。

(6)地区及语言:限于国内发表的中文文献。排除标准:①原始文献未设对照组;②原始文献对照组含推拿疗法;③重复发表的文献;④综述性文献;⑤对照组所选治疗方法疗效不明确;⑥诊断标准不明确或无诊断标准。

最终纳入符合标准的文献作为 Meta 分析对象。采用 Review Manage5.0 专用软件进行统计。

共纳入 11 个临床随机对照试验研究,纳入研究均有明确的疗程,最长疗程为 1 年,最短疗程为 34 天,共计 922 例患儿,其中有 486 例采用推拿治疗。结果显示,11 项研究的同质性检验结果 χ^2=17.32,自由度为 10(P=0.07)。表明 11 项研究具有同质性,故选择固定效应模式进行分析、计算、汇总统计量。合并效应量估计根据文献资料的实际情况,本研究的 Meta 分析采用计数资料二分类型进行统计,纳入各研究原始数据、效应量及合并效应量分析结果为 WMD(加权均数差):3.69,95% CI(2.53,5.39),合并效应检验 z=6.76,P<0.000 01。表明推拿组临床总有效率明显高于对照组。

安全性事件:未报告安全性事件。

总结:Meta 分析示治疗组的总有效率明显优于对照组。

评论:11 篇纳入的 RCT 文献研究方法学质量评价普遍偏低,主要表现在:①所有研究为小样本单中心研究,缺乏大样本多中心研究;②部分文献随机分组方法不合理;③纳入研究的诊断标准及疗效评价标准未采取学界公认的统一的标准;④纳入研究均未观察不良反应事件发生及脱落情况,故推拿疗法治疗小儿反复呼吸道感染的安全性和患者的依从性还有待临床进一步观察;⑤ 11 项研究均未使用分配隐藏及盲法,导致临床疗效没有够的信服力。因此,在以后的临床随机对照试验设计和实施过程中,首先采用医学界统一的公认的病例诊断标准及纳入标准来选择病例,以保证文献研究的质量。其次要开展设计合理、随机方法正确、大样本、多中心、高质量的随机对照试验进一步验证其临床疗效,为推拿治疗小儿反复呼吸道感染提供更加充分准确的循证医学证据,从而更好地指导推拿治疗小儿反复呼吸道感染的临床工作。

临床问题 2 :对反复呼吸道感染患儿临床表现和免疫功能的改善
证据等级 : Ⅱ b 级证据
干预手段 3 :柴黄颗粒,随机对照试验质量评价结果为(++)

毕研龙等[5]在一项临床随机对照试验研究中探讨了柴黄颗粒对小儿反复呼吸道感染的疗效及对细胞、体液免疫水平的影响。研究在南京医科大学附属儿童医院进行。研究选取反复呼吸道感染患儿 120 例,采用随机数表法随机分为观察组和对照组各 60 例,两组患儿均予常规治疗(包括采取低流量吸氧、抗炎、止咳化痰等对症支持措施,利巴韦林颗粒口服),观察组在此基础上予柴黄颗粒口服。柴黄颗粒 2~4 岁患儿 1.5g/ 次,2 次 /d;4~6 岁患儿 3g/ 次,2 次 /d。疗程 2 个月。疗效评价指标:用药治疗结束半年以后,患儿的呼吸道感染次数减少 2/3,发作的症状、体征减轻为显效;用药治疗结束半年以后,患儿的呼吸道感染次数减少 1/2,发作的症状、体征减轻为有效;未到达上述标准为无效。结果显示:观察组显效率为 25%,有效率为 34%,无效率为 1%,总有效率 59%;对照组显效率为 20%,有效率为 33%,无效率为 7%,总有效率 53%。观察组总有效率高于对照组($P<0.05$)。

两组治疗前后患儿血清炎性细胞因子水平、细胞免疫水平及体液免疫水平差异均具有统计学意义($P<0.05$),详见表 1-1~ 表 1-3。未报告安全性事件。

表 1-1　两组患儿血清炎性细胞因子水平的
比较($\bar{x}\pm s$,n=60)　　　　　单位:μg/L

组别	IL-2		IL-6		TNF-α	
	治疗前	治疗 7 天后	治疗前	治疗 7 天后	治疗前	治疗 7 天后
观察组	5.29 ± 1.44	2.68 ± 0.82*	35.76 ± 7.49	18.64 ± 5.50*	9.74 ± 2.57	3.14 ± 1.52*
对照组	5.40 ± 1.62	3.57 ± 1.14	36.03 ± 8.11	22.14 ± 6.29	10.23 ± 3.11	5.02 ± 1.77

注:与对照组治疗后比较,*P<0.05。

表 1-2　两组患儿细胞免疫水平的比较(%,$\bar{x}\pm s$,n=60)

组别	CD3+		CD4+		CD8+	
	治疗前	治疗 2 个月后	治疗前	治疗 2 个月后	治疗前	治疗 2 个月后
观察组	61.41 ± 4.98	73.28 ± 5.04*	33.18 ± 3.20	43.08 ± 4.16*	33.13 ± 2.08	26.29 ± 2.51*
对照组	60.87 ± 5.25	67.49 ± 5.51	33.49 ± 3.62	38.91 ± 4.43	32.28 ± 2.77	28.95 ± 2.84

注:与对照组治疗后比较,*P<0.05。

表 1-3　两组患儿体液免疫水平的比较($\bar{x}\pm s$,n=60)　　　单位:g/L

组别	IgM		IgG		IgA	
	治疗前	治疗 2 个月后	治疗前	治疗 2 个月后	治疗前	治疗 2 个月后
观察组	1.04 ± 0.12	1.35 ± 0.09*	5.76 ± 1.83	9.02 ± 1.95*	1.26 ± 0.22	1.78 ± 0.27*
对照组	1.07 ± 0.14	1.21 ± 0.11	5.65 ± 1.92	7.46 ± 2.11	1.22 ± 0.24	1.50 ± 0.31

注:与对照组治疗后比较,*P<0.05。

干预手段 4：槐杞黄颗粒，随机对照试验质量评价结果为（++）

王侠[6]在一项临床随机对照试验研究中评估了槐杞黄颗粒对反复呼吸道感染患儿的临床疗效及对细胞免疫功能的影响。研究在陕西省人民医院进行。研究选取气虚体质复感患儿 50 例，根据随机数表法随机分为两组，每组 25 例。对照组患儿予常规治疗（包括退热、补液、化痰止咳、抗感染等），观察组在此基础上联合应用槐杞黄颗粒口服。槐杞黄颗粒 3 岁以下者，5g/ 次，饭前开水冲服，每天 2 次；3 岁以上者，10g/ 次，饭前开水冲服，每天 2 次。2 个月为 1 个疗程，总共治疗 3 个疗程。疗效评价指标为治疗结束半年后，呼吸感染次数 ≤ 1 次为显效；呼吸道感染次数显著减少，或感染次数虽未减少，但病情程度明显减轻为有效；呼吸道感染次数、病情无改善或加重为无效。结果显示，观察组显效 16 例，有效 8 例，无效 1 例，总有效率为 96%；对照组显效 9 例，有效 10 例，无效 6 例，总有效率为 76%，观察组总有效率显著高于对照组，差异有统计学意义（$P < 0.05$）。两组治疗前血清 $CD3^+$、$CD4^+$、$CD8^+$ 及 $CD4^+/CD8^+$ 水平比较差异无统计学意义（$P > 0.05$），治疗后观察组血清 $CD3^+$、$CD4^+$ 及 $CD4^+/CD8^+$ 水平较对照组比较差异有统计学意义（$P < 0.05$）。下表为两组患儿治疗前后外周血中 T 淋巴细胞亚群比例，并相应地与治疗组比较差异有统计学意义（$P < 0.05$），详见表 1-4。

表 1-4　两组患儿外周血 T 淋巴细胞亚群的比较（$\bar{x} \pm s$）

组别	时间	$CD3^+$/%	$CD4^+$/%	$CD8^+$/%	$CD4^+/CD8^+$/%
观察组	治疗前	57.24 ± 3.18	28.75 ± 2.32	23.84 ± 1.56	1.14 ± 0.25
（n=25）	治疗后	$63.52 \pm 3.43^{\#*}$	$33.24 \pm 2.26^{\#*}$	22.56 ± 1.91	$1.28 \pm 0.26^{\#*}$
对照组	治疗前	56.34 ± 3.61	28.64 ± 2.44	22.37 ± 1.47	1.15 ± 0.27
（n=25）	治疗后	$60.12 \pm 2.52^{\#}$	30.18 ± 2.36	22.32 ± 1.25	1.20 ± 0.22

注：与本组治疗前相比，$^{\#}P < 0.05$；与对照组比较，$^{*}P < 0.05$。

安全性事件：观察组患儿应用槐杞黄颗粒治疗期间监测肝肾功能正常，有 2 例患儿在服药初期有轻微腹泻，未予停药，后患儿症状自行缓解，未见其他明显不良反应，说明槐杞黄颗粒具有较好的用药安全性。

结论：槐杞黄颗粒能有效提高复感患儿外周血 $CD3^+$、$CD4^+$ 及 $CD4^+/CD8^+$ 水平从而提高患儿抵抗力。

评论：提及盲法，样本量少。

临床问题 3：对反复呼吸道感染患儿的预防作用

证据等级：Ⅱb 级证据

干预手段 5：穴位贴敷，随机对照试验质量评价结果为(++)

刘丽平等[7]在一项临床随机对照试验研究中，评估了穴位贴敷对小儿反复呼吸道感染的疗效及对 T 细胞亚群的影响。研究在郑州市中医院进行。选取反复呼吸道感染患儿 60 例，根据随机数表法随机分为治疗组和对照组，每组 30 例。对照组患儿予匹多莫德颗粒口服，治疗组给予三黄屏风膏穴位贴敷。匹多莫德颗粒 400mg/ 次，2 次 /d，连用 2 周后，改为 1 次 /d，疗程共 2 个月。穴位贴敷选取肺俞、膈俞、膻中为主穴，将三黄屏风膏制成药饼贴敷在以上各穴，2~6 岁贴敷 10h/ 次，7~14 岁贴敷 12h/ 次，贴敷 1 次 /2 周，连贴 3 天，疗程 2 个月。疗效评价指标为治疗结束随访 12 个月期间，呼吸道感染次数和病情符合同年龄组标准为临床痊愈；呼吸道感染次数较治疗前平均减少 2/3 以上为显效；呼吸道感染次数较治疗前平均减少 1/3~2/3 为有效；呼吸道感染次数较治疗前平均减少<1/3 为无效。结果显示，治疗组痊愈 13 例，显效 9 例，有效 6 例，无效 2 例，总有效率为 93.33%；对照组痊愈 9 例，显效 4 例，有效 10 例，无效 7 例，总有效率为 76.67%，治疗组治疗总有效率显著高于对照组，差异有统计学意义（$P<0.05$）。

治疗前两组患儿外周血中 T 细胞亚群水平差异无统计学意义，治疗后治疗组外周血中 $CD3^+$、$CD4^+$、$CD4^+/CD8^+$ 水平升高，$CD8^+$ 水平下降，与对照组比较差异有统计学意义（$P<0.05$），详见表 1-5。本研究未报告安全性事件。

表 1-5　两组治疗前后 T 细胞亚群情况（$\bar{x} \pm s$）

组别	时间	$CD3^+$/%	$CD4^+$/%	$CD8^+$/%	$CD4^+/CD8^+$/%
对照组	治疗前	51.1 ± 5.6	32.1 ± 2.55	28.4 ± 1.89	1.25 ± 0.18
	治疗后	$69.2 \pm 2.58^*$	$47.4 \pm 2.3^*$	$22.4 \pm 1.14^*$	$1.65 \pm 0.19^*$
治疗组	治疗前	49.6 ± 3.94	32.3 ± 4.11	29.0 ± 1.76	1.66 ± 0.11
	治疗后	64.6 ± 3.36	43.6 ± 2.07	21.0 ± 0.70	1.48 ± 0.13

注：治疗后与对照组比较，$^*P<0.05$。

参考文献

［1］江载芳, 申昆玲, 沈颖, 等. 诸福棠实用儿科学 [M]. 8 版. 北京: 人民卫生出版社, 2015: 1288-1290.

［2］黄伟, 龙旭浩, 文红, 等. 沈阳地区学龄前儿童反复呼吸道感染相关因素分析 [J]. 中国中西医结合儿科学, 2010, 2 (6): 483-485.

［3］赵珊珊, 刘阔, 李静. 玉屏风颗粒联合常规对症治疗儿童反复呼吸道感染的 Meta 分析 [J]. 临床与病理杂志, 2016, 36 (10): 1620-1626.

［4］汤伟, 张立勇, 唐乐平, 等. 推拿治疗小儿反复呼吸道感染的 Meta 分析 [J]. 中华中医药杂志, 2016, 31 (10): 4277-4280.

［5］毕研龙, 肖岳. 柴黄颗粒对小儿反复呼吸道感染的疗效及对免疫功能的影响 [J]. 中药材, 2017, 40 (9): 2213-2215.

［6］王侠. 槐杞黄颗粒治疗反复呼吸道感染患儿临床疗效及对细胞免疫功能影响 [J]. 辽宁中医药大学学报, 2016, 18 (10): 202-204.

［7］刘丽平, 杨明, 张岩. 穴位贴敷对小儿反复呼吸道感染的治疗作用及对 T 细胞亚群的影响 [J]. 中国妇幼保健, 2015, 20: 3411-3412.

儿 童 哮 喘

（中医名称：小儿哮喘）

检索日期：2017 年 12 月

作者：赵霞、尤焱南

要 点

- 哮喘是儿科一种反复发作的哮鸣气喘性肺系疾病[1]，发病率逐年上升，影响患儿生活质量。

- 儿童哮喘的临床问题包括：对哮喘患儿临床症状及体征的改善、发作的控制、减少激素的使用，对哮喘患儿肺功能的改善和对哮喘患儿免疫功能的改善。

- 中成药、针灸、穴位贴敷及推拿治疗儿童哮喘是有效的，我们对其证据要素进行了采集以供临床研究者判断。

- 在当前围绕中成药、针灸、穴位贴敷及推拿治疗哮喘的研究中，结局指标包括症状、体征的改善，肺功能中 FEV_1、PEF、FVC 有重要意义，血清 IgE、EOS、IL-4、IL-5、IFN-γ 等指标也包含在其中。

- 目前治疗哮喘的药物包括糖皮质激素、$β_2$ 受体激动剂、白三烯受体拮抗剂等，中成药临床试验常用以上药物做对照组；哮喘的疗效评价标准引用较多的是《中医儿科病证诊断疗效标准（ZY/T 001.4—94）》及《中药新药临床研究指导原则（2002 版）》。

- 关于儿童哮喘的临床研究证据其质量都相对偏低。

- 小青龙合剂（颗粒）、哮喘宁颗粒可在哮喘急性发作期辅助西药治疗，增强平喘功效，副作用小，值得推广。其中，小青龙合剂（颗粒）多用于寒哮证，哮喘宁颗粒多用于热哮证。

• 对于非急性发作期哮喘患儿,西医学采用低剂量 ICS 维持控制,其副作用可能有局部口腔溃疡、声音嘶哑、咽喉痛等,长期使用大剂量激素可能有全身性副作用[2]。非急性发作期患儿可以使用玉屏风口服液(颗粒)、槐杞黄颗粒、喘可治注射液、穴位贴敷、推拿、针灸等增强患儿免疫功能,以达到良好的症状控制,减少急性发作的未来风险、气流限制固定和药物副作用。

疾病概况

1. 概念

哮喘是以慢性气道炎症为特征的异质性疾病,其发病机制复杂。

哮喘作为中医儿科病名,首见于朱丹溪《丹溪心法·喘论》等专著,"哮喘其证有二,不离痰火……",从此有了哮喘的命名,并沿用至今。与哮喘相关的中医病名尚有"齁""哮吼""呷嗽""哮嗽"等。《景岳全书》指出:"喘有夙根,遇寒即发,或遇劳即发者,亦名哮喘。"说明了哮和喘的递进关系,哮是在喘的基础上发展而来。

2. 中医分期及辨证分型

根据 2010 年版《中华人民共和国药典临床用药须知·中药成方制剂卷》,中成药的合理使用包括辨证论治、辨病论治、辨证辨病相结合三部分内容。针对儿童哮喘,分期治疗、辨证论治尤为重要。检索哮喘中成药及评价相关文献时尤其需注意并写明该中成药的使用分期及相关证型。

哮喘中医分期素来争议较大,《中医儿科病证诊断疗效标准》(ZY/T 001.4—94)中将哮喘分为发作期、缓解期,后沿用至今。但很多医家提出三期论治的观点,如汪受传教授[3]认为小儿哮喘当分发作期、迁延期和缓解期,王烈教授[4]、王霞芳教授[5]、王力宁教授[6]提出发作期、缓解期、稳定期,虞坚尔教授[7]主张分为急性发作期、慢性持续期、缓解稳定期,时毓民教授[8]将该病分为三期进行论治,即急性发作期、慢性持续期、缓解期。哮喘分期治疗,尤其是缓解期、稳定期的治疗,体现了中医"未病先防,既病防变"的治未病观念,有利于发挥中医治疗优势。

哮喘辨证分型较常引用以下标准、指南。《中医儿科病证诊断疗效标准》(ZY/T 001.4-94)中儿童哮喘辨证分型如下。①发作期:寒饮停肺证、痰热壅肺证、外寒肺热证、虚实夹杂证;②缓解期:肺气亏虚证、脾气亏虚证、肾气亏虚证。《小儿哮喘中医诊疗指南》(2008 版)中小儿哮喘辨证分型如下。①发作期:寒性哮喘证、热性哮喘证、外寒内热、肺实肾虚证;②缓解期:肺脾气虚证、脾肾阳虚证、肺肾阴虚证。《中医儿科常见病诊疗指南》(ZYYXH/T 251—2012)中辨证分型如下。①发作期:风寒束肺证、痰热阻肺证、外寒内热证、肺实肾虚证;②缓解期:肺脾气虚证、脾肾阳虚证、肺肾阴虚证。另有医家[9]提出迁延期证型:风痰内蕴肺脾气虚证及风痰内蕴肾气亏虚证,强调风痰这一病理因素在哮喘发生、发展中的重要性。

研究结果

临床问题1:对哮喘患儿临床症状及体征的改善及预防、肺功能和免疫功能改善

证据等级:Ⅰa级证据

干预手段1:小青龙合剂(颗粒、汤),系统综述质量评价结果(+++)

在吴治谚等[10]2014年4月的一篇小青龙汤治疗哮喘临床疗效Meta分析中纳入11份文献进行分析。纳入的文献中,参与治疗总人数共782人,其中观察组414人,对照组368人,观察组总有效人数为382人。文献采用总有效率、临床控制率为结局指标,而临床控制标准以症状、肺功能中FEV_1增加量以及PEF昼夜波动率为参考。

Meta分析可得:小青龙汤的观察组其总有效率要高于使用常规哮喘治疗药物的总有效率,综合影响的$z=4.45$,得到$P<0.000\ 01$,表明本次分析有统计学意义,$Total_{合并}=2.74$、95%置信区间为(1.76,4.27);小青龙汤的观察组其临床控制率要高于使用常规哮喘治疗药物的临床控制率,综合影响的$z=1.95$,得到$P=0.05$,表明本次分析有统计学意义,$Total_{合并}=1.54$、95%置信区间为(1.00,2.39)。各种研究围绕图中的中心线基本呈现对称分布,纳入文章发表性偏倚较小。

查阅文献小青龙汤未有严重不良反应,相关文献少。另外,未有剂型对疗效影响的临床疗效评价及相关试验。

结论与主要发现:使用小青龙汤的观察组其总有效率与临床控制率均高于使用常规哮喘药物对照组的总有效率与临床控制率。结论:小青龙汤对哮喘的治疗效果要比常规哮喘药物治疗效果更加优秀。

局限性:①搜索到的文献数较少,满足纳入条件之文献仅有11篇;②所进行的临床试验均较为简单,提供了观察组治愈后的表现,没有提到用药后是否存在不良反应,有何不良反应;③治疗时所使用的小青龙汤存在多种剂型(片剂、散剂、汤剂等),剂型对疗效是否存在影响,需进一步研究证明;④搜索到的295篇文献之中不存在阴性报道,本次调查可能有选择性偏倚。

在进行证据汇总期间,我们纳入了关于小青龙颗粒(汤剂)的具体文献证据共6篇,结果显示,小青龙颗粒(汤剂)单独应用或联合西药治疗可以改善临床症状和体征,改善肺功能和免疫学指标,研究中,不良事件较少。具体详见表2-1。

表 2-1　小青龙颗粒（汤剂）临床研究资料提取表

作者	证据级别	证据质量	研究场所	干预人群	试验组干预措施	对照组干预措施	结局评价标准	随机方法	盲法	试验组例数	对照组例数	有效性结果	安全性结果
张岩等[11]	Ⅱb	2+	河南中医药大学第一附属医院	轻-中度、中医辨证为寒性的哮喘儿童	GINA方案基础上，加用小青龙汤，共7天	GINA方案基础上，布地奈德雾化液，共7天	按《儿童支气管哮喘诊断与防治指南》(2016版)中≥6岁儿童的哮喘症状控制水平分级标准(略)	随机数表法	未报告	82	82	治疗组完全控制率为78.21%，对照组完全控制率为71.43%，两组对比，差别无统计学意义（$P>0.05$）；治疗组在激素不加量使用的基础上能有效改善患儿咳嗽、咳痰、喘憋、鼻煽等临床表现（$P<0.01$），且改善咳嗽、咳痰方面要优于GINA方案升级治疗对照组（$P<0.01$）	未报告

续表

作者	证据级别	证据质量	研究场所	干预人群	试验组干预措施	对照组干预措施	结局评价标准	随机方法	盲法	试验组例数	对照组例数	有效性结果	安全性结果
王春莲等[12]	Ⅱb	1+	吉林省中医药科学院	外寒里饮、寒饮停肺证哮喘儿童	小青龙汤,共20天	沙丁胺醇片,共20天	经治疗,患者气喘、咳嗽等症状彻底消失为治愈,肺啰音消失为治愈;经治疗,患者气喘、咳嗽等症状明显改善,肺啰音基本消失为显效;经治疗,患者气喘、咳嗽等症状有所好转,肺啰音明显改善为有效;经治疗,患者气喘、咳嗽等症状未改善,肺啰音变化为无效;总有效率=治愈率+显效率+有效率	未报告	未报告	30	30	观察组总有效率是86.7%,对照组总有效率是56.7%,两组对比差异有统计学意义($P<0.05$)	未报告

续表

作者	证据级别	证据质量	研究场所	干预人群	试验组干预措施	对照组干预措施	结局评价标准	随机方法	盲法	试验组例数	对照组例数	有效性结果	安全性结果
豆红玉[13]	IIb	1+	山东中医药大学	小儿哮喘急性发作期(寒哮证)	小青龙颗粒口服,疗程为5天	硫酸特布他林雾化液和布地奈德混悬液,疗程为5天	疗效评定标准肺功能疗效评价根据全国儿科哮喘协作组制定的判断标准及症状的变化情况来判定(略)	未报告	未报告	30	30	结果显示:治疗组总有效率96.7%,对照组总有效率96.9%,两组有效性有显著性差异对比没有显著性差异(P>0.05),疗效相当。两组均能有效改善患儿的肺功能和降低外周血嗜酸性粒细胞,对比均没有显著性差异,效果相当(P>0.05)	未报告

续表

作者	证据级别	证据质量	研究场所	干预人群	试验组干预措施	对照组干预措施	结局评价标准	随机方法	盲法	试验组例数	对照组例数	有效性结果	安全性结果
张漆[14]	IIb	1+	湖南中医学院第一附属医院	小儿支气管哮喘急性发作期	小青龙汤加减,配合抗生素、氨茶碱静脉滴注等西医基础治疗,疗程14天	应用抗生素、氨茶碱静滴等西医治疗外,加用琥珀酸氢化可的松、喘康速气雾剂,疗程为14天	疗效评价指标为治疗前后症状体征,时间肺活量(FEV_1)和最大呼气流速(PEF),外周血中嗜酸性粒细胞,免疫球蛋白IgE、IgG、IgA、IgM及T细胞亚群。疗效评定标准,根据国家中医药管理局《中医儿科病证诊断疗效标准》制订(略)	未报告	未报告	33	30	①治疗组总有效率为93.9%,对照组总有效率为80.0%。②治疗组治疗后PEV_1与治疗前比较,差异有统计学意义($P<0.05$)。③在外周血嗜酸性粒细胞计数、血清IgE方面,治疗组与对照组比较有显著性差异($P<0.05$)。④T淋巴细胞亚群变化:治疗组治疗后T细胞亚群$CD3^+$、$CD8^+$比治疗前显著上升($P<0.05$),$CD4^+/CD8^+$明显下降($P<0.05$);与对照组比较,$CD8^+$、$CD4^+/CD8^+$有明显差异($P<0.05$)	治疗期间,对照组出现胃院不适、头晕2例;治疗组无

续表

作者	证据级别	证据质量	研究场所	干预人群	试验组干预措施	对照组干预措施	结局评价标准	随机方法	盲法	试验组例数	对照组例数	有效性结果	安全性结果
宫淑琴[15]	Ⅱb	1+	天津中医药大学第二附属医院	小儿寒饮停肺型哮喘	氨茶碱片基础上加用小青龙汤加减方,疗程5天	氨茶碱片,疗程为5天	疗效评价指标为症状、体征,肺功能(以最高呼气流速PEFR为指标)、外周血嗜酸细胞计数(EOS)、血清IgE、白介素4(IL-4)、白介素5(IL-5)。疗效评定标准:按照《中药新药临床研究指导原则》相关疗效评定标准	未报告	未报告	40	40	两组疗效相近,但"小青龙汤"加减有更明显地改善患儿中医症状、舌脉的作用;并能降低IL-4、IL-5水平,其降低IL-4水平较对照组更加明显	未报告

续表

作者	证据级别	证据质量	研究场所	干预人群	试验组干预措施	对照组干预措施	结局评价标准	随机方法	盲法	试验组例数	对照组例数	有效性结果	安全性结果
卢蓉等[16]	Ⅱb	1+	延安大学附属医院	小儿哮喘急性发作期轻、中度	对照组基础上另给予小青龙汤,疗程1周	沙美特罗替卡松气雾剂,丙酸氟替卡松、沙美特罗,疗程1周	疗效评价指标为肺功能指标用力肺活量(FVC)、1s用力呼气容积(FEV$_1$)、最大通气量(MVV)变化,比较两组免疫指标免疫球蛋白A(IgA)、免疫球蛋白E(IgE)、免疫球蛋白G(IgG),T淋巴细胞CD4$^+$、CD8$^+$、CD4$^+$/CD8$^+$。疗效评定标准:参考《新药(中药)治疗支气管哮喘临床研究指导原则》对疗效进行评价	随机数字表	未报告	35	34	观察组中医证候总有效率为97.1%,显著高于对照组82.4%($P<0.05$);两组治疗后FVC、FEV$_1$、MVV均高于治疗前($P<0.05$),观察组FVC、FEV$_1$、MVV高于对照组,其中FEV$_1$与对照组比较差异有统计学意义($P<0.05$);观察组治疗后IgA、IgG较治疗前及对照组显著升高,IgE较治疗前及对照组降低,差异有统计学意义($P<0.05$),对照组免疫指标无统计学意义($P>0.05$);治疗前后免疫特征变化($P>0.05$);治疗后两组CD4$^+$较治疗前降低,观察组CD4$^+$高于对照组,CD8$^+$低于对照组,CD4$^+$/CD8$^+$低于对照组,差异有统计学意义($P<0.05$)	两组均未见明显不良反应,对照组2例轻微刺痛,观察组1例轻微刺痛,2例暂时性心悸,均未经特殊干预后好转

干预手段 2：喘可治注射液，系统综述质量评价结果为（++++）

在简宝仁等[17]2016年发表的一篇喘可治注射液治疗支气管哮喘疗效的 Meta 分析中，系统评价了喘可治注射液治疗支气管哮喘的临床疗效及安全性，研究评价和综合的方法为 Meta 分析：亚组分析。本次共检索获得文献2 146 篇，通过逐层筛选共纳入文献 7 篇，包括 456 例患者，Meta 分析结果显示，喘可治注射液治疗支气管哮喘的疗效确切，观察组疗效显著优于对照组。

安全性事件：本次纳入文献中 2 篇报告了不良反应情况，一篇观察组 1 例患者出现轻微胃部不适，不影响治疗；另一篇观察组 2 例患者出现口干现象，不影响治疗。2 篇文献均未报道严重不良反应。

结论和主要发现：喘可治在常规治疗基础上用于支气管哮喘的治疗，能够有效提高临床疗效，但该评价受纳入文献质量所限，尚需进一步选择高质量的研究进行证实。

局限性：以临床疗效为结局指标，对所纳入文献进行了倒漏斗分析，结果显示整体图像存在不对称现象，提示可能存在发表偏倚。

不良反应：儿童哮喘的随机试验中没提及不良反应。

干预手段 3：穴位贴敷，系统综述质量评价结果为（+++）

在余艳兰[18]2010年发表的一篇中药穴位敷贴治疗儿童哮喘的 Meta 分析中，最后有 4 篇文献共计 290 名儿童哮喘患儿符合纳入标准而进入研究。其中治疗组 176 例，予中药穴位贴敷；对照组 114 例，予激素治疗或安慰剂。结局指标为有效率。应用固定效应模型进行分析。

结果：中药穴位敷贴组（治疗组）与对照组比较，有效率、显效率、控制率、远期疗效的合并结果均具有统计学意义；分析结果表明，中药穴位敷贴治疗儿童哮喘总有效率的结论比较稳定可靠，未发现明显不良反应。

安全性事件：未报告安全性事件。

结论和主要发现：中药穴位敷贴治疗儿童哮喘有效，施加的干预措施看起来有前途，有利于疾病的改善，但还需要严格设计的、大样本的随机双盲对照试验来进一步验证和支持。

局限性：本次研究纳入的试验方法学质量普遍较低。这些随机对照试验极少描述研究设计、随机化方法及随机方案的隐藏，多数仅述及采用随机分组，未给予足够的信息以判断该试验是否科学合理，同时未使用盲法，存在实施偏倚和测量偏倚的可能。在发表性偏倚方面,漏斗图形不对称,提示本次研究纳入的文献仍存在发表性偏倚。

在何甘霖等[19]2007年的一篇关于中药穴位敷贴治疗儿童哮喘随机对照试验的Meta分析中(系统综述质量评价结果为+++),最后对符合纳入标准的13篇RCT文献共计1 655名儿童进行Meta分析。

研究结果显示:①总有效率:13项研究间异质性较大,用随机效应模型。Meta分析结果显示,两组总有效率的差异有统计学意义[OR=3.60,95% CI(2.13,6.08),P<0.01];若采用固定效应模型,两组总有效率的差异为[OR=3.72,95% CI(2.76,5.00),P<0.05],Meta分析结果改变不明显。剔除5项诊断标准没有采用1998年《儿童哮喘防治常规(试行)》的研究,8个RCT的研究显示,两组总有效率的差异有统计学意义[OR=2.62,95% CI(1.21,5.64),P=0.01];再剔除3项未说明疗效标准来源的研究,5个RCT的研究显示,两组总效率的差异有统计学意义[OR=4.40,95% CI(2.94,7.75),P<0.01];最后剔除2项治疗组的例数小于50的小样本的研究,3个RCT的研究显示,两组总有效率的差异有统计学意义[OR=4.34,95% CI(2.17,8.86),P<0.01]。对13个RCT分别进行上述三步剔除后,Meta分析结果差别不大。敏感性分析结果表明,中药穴位敷贴治疗儿童哮喘总有效率的结论比较稳定可靠,但存在发表偏倚。按用药的不同作用分类进行亚组分析时,敷贴组在对照组的治疗基础上加中药敷贴、对照组服用酮替芬和对照组服用其他中药3个亚组的来源文献均具有同质性,采用固定效应模型进行总有效率的亚组分析,其中前2个亚组有效率的合并效应量差异均有统计学意义(P<0.01),合并OR值分别为4.60(2.75,7.71)、4.80(3.21,7.17);第3个亚组有效率的合并效应量差异没有统计学意义(P>0.05),合并OR值为0.63(0.24,1.61)。按哮喘的分期作分类进行亚组分析,中药穴位敷贴治疗发作期、缓解期儿童哮喘的研究中,敷贴组与对照组相比,差异有统计学意义(P<0.05),合并OR值为4.10(2.48,6.79)、2.99(1.02,8.75)。②总显效率:13项研究间异质性较大,用随机效应模型。Meta分析结果显示,两组总显效率的差异有统计学意义[OR=3.45,95% CI(2.24,5.29),P<0.01];若采用固定效应模型,两组总显效率的差异为[OR=3.64,95% CI(2.79,4.76),P<0.01],Meta分析结果改变不明显。③总控制率:6个研究(468例)报告了控制率。6项研究间异质性较大,采用随机效应模型。Meta分析结果显示:两组总控制率的差异有统计学意义[OR=3.74,95% CI(1.42,9.82),P<0.01];若采用固定效应模型,两组总控制率

的差异 [OR=2.89,95% CI(1.87,4.46), P<0.01]。Meta 结果差别不大。④远期疗效:5 个 RCT 进行了 1~4 年随访,均反映敷贴组远期疗效优于对照组,其中 3 个 RCT(689 例)含远期有效率、远期显效率。远期有效率:3 项研究间异质性较小,采用固定效应模型。Meta 分析结果显示,两组差异有统计学意义 [OR=7.13,95% CI(4.37,11.63), P<0.01]。远期效率:3 项研究间异质性较小,采用固定效应模型。Meta 分析结果显示,两组差异有统计学意义 [OR=8.91,95% CI(4.16,9.08), P<0.01]。

不良反应:13 篇文献中 5 篇未提及不良反应,有 4 篇报道治疗组未发现明显不良反应。1 篇报道有 1%~3% 的患儿皮肤对药物或胶布过敏,给治疗带来一定难度,临床上遇到此种情况,只好停用该法;1 篇报道少数患儿轻度瘙痒(缺准确例数),1 篇报道每次取下药膏时,敷药处局部皮肤会出现潮红,数日后稍有脱屑,无瘢痕;3 篇报道治疗组局部出现红肿、水疱、发痒的例数合计为 39(39/175),1~5d 内痊愈。

在另一篇陈薇等[20]2016 年的“冬病夏治”穴位贴敷疗法治疗儿童哮喘随机对照试验的系统综述中,最终纳入 3 项 RCT。根据该研究的结果,不能确切证明“冬病夏治”穴位贴敷疗法对于儿童哮喘的疗效。

在进行证据汇总期间,我们纳入了关于中药穴位贴敷的文献证据共 2 篇,结果显示,中药穴位贴敷主要包括单独的三伏天贴敷,以及联合三九天贴敷,多用于儿童哮喘缓解期,多以降低未来哮喘发作次数及程度为主要治疗目的。中药穴位贴敷单独应用,或联合西药治疗均可以改善临床症状和体征,降低未来哮喘发作次数和程度。相关文献中,关于不良事件的报告较少。具体详见表 2-2。

干预手段 4 : 玉屏风口服液(颗粒),系统综述质量评价结果(+++)

在刘丽清等[23]2015 年的一项针对中成药玉屏风联合西药治疗哮喘系统评价的研究中,最终纳入 32 篇,包含患者 3 081 名,其中对照组 1 537 名,试验组 1 544 名。

临床疗效方面:有 16 篇文献报道了临床疗效的比较,纳入研究无异质性(P=0.94),故采用固定效应模型。结果显示,试验组有效率优于对照组 [OR=4.25,95% CI(3.06,5.90), P<0.000 01],差异有统计学意义。

肺功能方面:有 6 项研究报道了第 1 秒用力呼气容积(FEV$_1$)的比较,纳入研究存在异质性(P<0.000 01),故采用随机效应模型。结果显示,试验组 FEV$_1$ 改善优于对照组 [MD=5.50,95% CI(1.79,9.21), P=0.004],差异有统计学意义。

表2-2 穴位贴敷临床研究资料提取表

作者	证据级别	证据质量	研究场所	干预人群	试验组干预措施	对照组干预措施	结局评价标准	随机方法	盲法	试验组例数	对照组例数	有效性结果	安全性结果
邓亚宁等[21]	Ⅱb	2+	保定市儿童医院、河北大学医学部	儿童支气管哮喘	三伏贴联合三九贴,一年2次,连续3年	安慰剂	哮喘发作时症状及发作频次	随机数字表	未报告	30	30	①3年后治疗组患儿哮喘临床总有效率为92.9%,对照组为70.4%,治疗组临床效果明显优于对照组(P<0.05)。②治疗后第1年,治疗组哮喘发作次数有所减少,病情程度有所减轻,但与对照组比较,差异无统计学意义(P>0.05);治疗后第2年,治疗组的哮喘发作次数减少,病情程度略优于对照组(P<0.05);治疗后第3年,治疗组哮喘发作次数明显减少,病情程度明显减轻(P<0.05)	未报告

作者	证据级别	证据质量	研究场所	干预人群	试验组干预措施	对照组干预措施	结局评价标准	随机方法	盲法	试验组例数	对照组例数	有效性结果	安全性结果
丁海霞[22]	IIb	1+	甘肃中医药大学附属医院针灸临床中心	小儿哮喘缓解期	布地奈德气雾剂基础上,加用冬病夏治穴位贴敷,疗程30天	布地奈德气雾剂,疗程30天	疗效评价指标为临床疗效和白细胞介素-4(IL-4),肿瘤坏死因子-α(TNF-α)和γ-干扰素(IFN-γ)水平的改善情况	未报告	未报告	40	40	治疗组总有效率为92.5%,明显高于对照组的77.5%,差异有统计学意义($\chi^2=4.414,P=0.036$)。治疗后,2组血清IL-4,TNF-α水平均明显降低,IFN-γ水平明显升高,指标改善幅度大于对照组($P<0.05$)	未报告

5 项研究报道了不良反应的发生率,纳入研究无异质性(P=0.42),故采用固定效应模型。结果显示,试验组的不良反应发生率要低于对照组[OR=0.36,95% CI(0.21,0.61),P=0.000 2],差异有统计学意义。

总结来说,玉屏风联合西药治疗哮喘与单独使用西药相比,总体临床疗效和肺功能改善方面效果更好,不良反应发生率也要低于西药组,差异均具有统计学意义。通过漏斗图对称性判断,发现本文纳入的研究无明显偏倚,敏感分析后,结果稳定。因此,该研究可为今后哮喘的中西药联合治疗决策提供重要的依据。但纳入的文献存在以下几方面问题:①纳入的 RCT 设计欠严谨,其随机化方法、随机方案、盲法的实施以及失访情况未见详细记载,Jadad 评分偏低;②多数研究样本量较小;③缺乏阴性结果,所有的文献均为阳性;④对照组西药常规治疗的方案及用药疗程不一致。以上问题在某种程度上会影响到疗效系统综合评判的可靠性。

另外,多项针对儿童哮喘的随机试验证明[24,25]:检测治疗前后 EOS、血清 IgE、外周血 CD4+、CD8+ 和 CD4+/CD8+ 的变化及炎症细胞因子(IFN-γ、IL-13、IL-17、IL-9、IL-5)等的变化,发现治疗组临床疗效优于对照组(P<0.01),治疗后,治疗组 EOS、IgE、CD4+、CD4+/CD8+、IFN-γ、IL-13、IL-17、IL-9、IL-5 等较对照组显著下降,CD8+ 水平较对照组显著升高。玉屏风颗粒治疗小儿哮喘疗效确切,其作用机制可能与其调节 T 淋巴细胞亚群和降低血清 IgE 水平,改善患儿免疫功能有关。

干预手段 5:推拿,系统综述质量评价结果为(++)

在李岩等[26]2015 年发表的一篇推拿治疗小儿哮喘临床文献研究中,最终纳入 6 篇进行分析,文献报告了 534 病例符合标准并收集到本项研究中。治疗组 311 例在对照组基础上加推拿治疗,对照组 264 例予除推拿的其他方法。结局指标为有效率。结果显示推拿手法对哮喘患儿的总有效率优于对照组[OR=4.55,95% CI(2.22,9.34),z=4.13,P<0.000 1]。未报道安全性事件。

结论和主要发现:推拿疗法能够显著提高小儿哮喘治疗的总有效率。质量低、样本量小、缺乏多中心和随机对照研究的临床报道,使得发表的文献存在偏倚。

局限性:无明确的随机方法,诊断和疗效标准不统一;忽略盲法、随访、失访、退出、剔除病例的分析。

在进行证据汇总期间,我们纳入了关于推拿的文献证据共 2 篇,结果显示,中医推拿可用于哮喘的慢性持续期和缓解期,多以改善临床症状,减少未来哮喘发作次数及程度为主要治疗目的。关于不良事件的报告较少。具体详见表 2-3。

表 2-3 推拿干预儿童哮喘临床研究资料提取表

作者	证据级别	证据质量	研究场所	干预人群	试验组干预措施	对照组干预措施	结局评价标准	随机方法	盲法	试验组例数	对照组例数	有效性结果	安全性结果
田福玲等[27]	IIb	2+	河北联合大学附属医院等5家	儿童哮喘慢性持续期	在对照组治疗的基础上,应用小儿推拿,治疗3个月	丙酸倍氯米松气雾剂,治疗3个月	依据1998年全国儿科哮喘防治协作组制定的《儿童哮喘防治常规》拟定	未报告	未报告	80	80	治疗后两组哮喘发作次数、呼吸道感染次数较治疗前均显著减少($P<0.05$);治疗后治疗组哮喘发作次数、呼吸道感染次数,C-ACT评分和PEF%优于对照组($P<0.05$)。治疗后治疗组 TLR1、TLR2、TLR4 表达荧光强度优于对照组($P<0.05$)。治疗组总有效率90.79%,对照组总有效率77.92%。两组临床总有效率比较差异有统计学意义($P<0.05$)	未报告

作者	证据级别	证据质量	研究场所	干预人群	试验组干预措施	对照组干预措施	结局评价标准	随机方法	盲法	试验组例数	对照组例数	有效性结果	安全性结果
王文亮等[28]	Ⅱb	1+	深圳市儿童医院	小儿支气管哮喘慢性持续期	小儿推拿疗法联合药物雾化,治疗2月	丙酸倍氯米松气雾剂,治疗2月	疗效评定标准以FEV₁、PEF及相关炎症因子(IL-6、IL-33、IL-17)水平确定(略)	未报告	未报告	54	54	总有效率研究组显著高于对照组(P<0.05),IL-6、IL-33、IL-17等炎症因子改善研究组明显优于对照组(P<0.05)	未报告

证据级别：Ⅱb 级证据

干预手段 6：槐杞黄颗粒

吴振起等[29]在一项随机对照临床研究中（Ⅱb 级证据，随机对照试验质量评价结果为 ++），采用槐杞黄颗粒治疗儿童支气管哮喘慢性持续期、临床缓解期及咳嗽变异性哮喘患儿 242 例，观察其疗效。研究于辽宁中医药大学附属医院儿科门诊进行。研究采用随机数表法分为观察组 182 例、对照组 60 例；观察组采用基础治疗配合槐杞黄颗粒口服，对照组按照 GINA 方案均常规吸入糖皮质激素。2 个月后观察两组患儿哮喘控制程度、急性期发作程度、中医证候变化、免疫功能情况。疾病疗效判定标准：临床控制，经服药 2 个月后，6 个月内未复发者；显效，服药 2 个月后，6 个月内发作次数减少 2/3 者；有效，服药 2 个月后，6 个月内发作次数减少 1/3 者；无效，服药后症状未见好转或加重者。中医证候疗效评价标准：临床痊愈，证候积分值减少率>95%；显效，95%≥证候积分值减少率>70%；有效，70%≥证候积分值减少率>30%；无效，30%≥证候积分值减少率。经统计发现，观察组患儿临床总体疗效及中医证候改善方面均优于对照组，差异有统计学意义（P<0.05）。另外，观察组患儿日间症状发作程度较对照组明显减轻，其差异有统计学意义（P<0.05）；而在日间症状发作次数、夜间发作次数及夜间觉醒程度方面与对照组比较差异无统计学意义（P>0.05）。观察组患儿咳嗽症状较对照组明显减轻、急性发作次数较对照组明显减少，其差异均有统计学意义（P<0.05）；而观察组在呼吸急促、肺部听诊方面与对照组比较差异无统计学意义（P>0.05）。观察组患儿在哮喘临床缓解期中医证候改善方面，手足心热、盗汗、低热、便干、自汗较对照组比较，差异有统计学意义（P<0.05）。检测血清免疫球蛋白、T 淋巴细胞亚群可证实槐杞黄颗粒可改善哮喘患儿免疫功能，其治疗前后自身比较差异有统计学意义（P<0.05）。但该研究并没明确表明咳嗽变异性哮喘例数。研究中，未报告安全性事件，未提及盲法。

在进行证据汇总期间，我们纳入了关于槐杞黄颗粒的文献证据共 4 篇，槐杞黄颗粒多与西药联合应用治疗儿童哮喘，其中以非急性期较为多见，以改善临床症状或体征、改善肺功能和免疫功能为主要治疗目的。安全性情况较好。具体详见表 2-4。

表 2-4 槐杞黄颗粒临床研究资料提取表

作者	证据级别	证据质量	研究场所	干预人群	试验组干预措施	对照组干预措施	结局评价标准	随机方法	盲法	试验组例数	对照组例数	有效性结果	安全性结果
梁立华等[30]	IIb	1+	长春市儿童医院	儿童哮喘缓解期	在对照组基础上,口服槐杞黄颗粒,2个月	糖皮质激素,2个月	哮喘发作程度(以日间症状发作次数、夜间症状发作次数、日间症状发作程度、夜间症状发作程度、夜间症状/觉醒程度积分表示)。急性期发作程度(以呼吸急促、咳嗽、肺部喘鸣音、急性发作次数积分表示)。疗效判定标准(略)	未报告	未报告	176	53	观察组哮喘日间症状发作程度、咳嗽症状较对照组明显减轻,急性发作次数明显少于对照组,差异均有统计学意义 $P<0.05$	未报告

续表

作者	证据级别	证据质量	研究场所	干预人群	试验组干预措施	对照组干预措施	结局评价标准	随机方法	盲法	试验组例数	对照组例数	有效性结果	安全性结果
刘海燕等[31]	IIb	1+	西安交通大学第二附属医院	支气管哮喘患儿	在对照组的基础上加服槐杞黄颗粒,3个月	硫酸沙丁胺醇气雾剂,口服孟鲁司特钠片,病情较重者加雾化吸入布地奈德气雾剂,3个月	比较两组治疗前后细胞介素-4(IL-4)、IL-5和γ干扰素(IFN-γ)水平,日间和夜间症状积分,临床疗效及随访3个月的复发率	未报告	未报告	50	50	两组治疗后血清IL-4、IL-5水平均明显降低,IFN-γ水平均明显升高;治疗组血清IL-4、IL-5水平明显低于对照组,IFN-γ水平明显高于对照组,组间差异有统计学意义(P<0.05)。两组治疗后日间和夜间症状积分均明显降低,治疗组明显低于对照组,组间比较差异有统计学意义(P<0.05)。治疗组总有效率(96.0%)明显优于对照组(82.0%),差异有统计学意义(P<0.05)。治疗组复发3例(6.0%),对照组复发12例(24.0%),治疗组复发率明显低于对照组,差异有统计学意义(P<0.05)	未报告

续表

作者	证据级别	证据质量	研究场所	干预人群	试验组干预措施	对照组干预措施	结局评价标准	随机方法	盲法	试验组例数	对照组例数	有效性结果	安全性结果
孙晓敏等[32]	IIb	1+	河南省郑州市儿童医院	哮喘非急性发作期患儿	在对照组基础上加用槐杞黄颗粒,3个月	糖皮质激素,支气管扩张剂及口服三烯受体拮抗剂等常规综合治疗,3个月	观察对淋巴细胞亚群及肿瘤坏死因子-α(TNF-α)的影响	未报告	未报告	30	30	哮喘患儿$CD8^+$、NK细胞水平下降,$CD4^+$、TNF-α水平升高,差异组间有统计学意义($P<0.01$)。经治疗后,$CD4^+$、TNF-α水平下降,$CD8^+$及NK细胞水平升高,组间差异有统计学意义($P<0.01$),试验组优于对照组,差异有统计学意义($P<0.05$)	未报告
张江华[33]	IIb	1+	南昌市第三医院	儿童哮喘	孟鲁司特钠联合槐杞黄颗粒,3个月	孟鲁司特钠,3个月	观察T细胞亚群、血清IgE、肺功能	未报告	未报告	60	60	2组患儿经过治疗后,三项指标好转,尤其是试验组总有效率(95%)与对照组总有效率(73.3%)差异有显著性($P<0.05$)	

临床问题 2：对哮喘患儿肺功能、免疫功能的改善
证据级别：Ⅱb 级证据
干预手段 7：针刺

陈黎等[34]在一篇刺络联合吸入疗法防治小儿哮喘肺脾两虚型临床观察中（Ⅱb 级证据，随机对照试验质量评价结果为 ++），运用刺络联合吸入疗法治疗轻、中度慢性持续期或缓解期小儿支气管哮喘（肺脾两虚型），研究于上海中医药大学附属曙光宝山分院进行。研究采用随机、平行对照法将 86 例患儿分为观察组和对照组各 43 例，对照组吸入舒利迭（沙美特罗替卡松粉吸入剂）150μg，每次 1 吸，2 次 /d，治疗 90 天；观察组在对照组治疗的基础上针刺四缝、少商、耳尖放血，隔日 1 次，治疗 90 天。观察治疗后两组临床症状评分、儿童哮喘控制测试（C-ACT）评分及免疫指标改善情况。

诊断标准：西医学诊断标准按照 2008 版《儿童支气管哮喘诊断与防治指南》中支气管哮喘（轻、中度）的标准，中医诊断参照 1994 版《中医病证诊断疗效标准》中小儿哮喘（缓解期肺脾两虚型）的标准。纳入标准：①年龄 4~12 岁，性别不限；②急性大发作（FEV_1 60%~80% 预计值）控制 ≥ 7 天者；③患儿监护人知情同意；④签署知情同意书者。排除标准：①其他原因引起的喘息（如肺炎、心脏病变等）者；②哮喘急性大发作者；③近 3 个月内参加其他药物临床试验的患者；④正接受其他皮质激素或其他免疫抑制剂治疗者；⑤伴有严重心、肝、肾、造血等系统原发性疾病及原发性免疫缺陷病、先天性呼吸道畸形、小儿结核病。

疗效标准参照 1994 版《中医病证诊断疗效标准》。主症：无计 0 分；轻度计 3 分；中度计 6 分；重度计 9 分。次症：无计 0 分；轻度计 1 分；中度计 2 分；重度计 3 分。C-ACT 评分标准：≤ 20 分为哮喘未控制，1~22 分为部分控制，23 分为控制。

试验结果显示：共脱落 6 例，其中治疗组 3 例，对照组 3 例。治疗 30、60、90 天后症状评分治疗组改善较对照组明显，差异有统计学意义（$P<0.01$）；治疗组 30 天、60 天时 C-ACT 评分高于对照组（$P<0.05$），治疗组 90 天时 C-ACT 评分高于对照组（$P<0.01$）；治疗组 IgE、IgG、IgA 治疗前后及与对照组治疗后比较，差异无统计学意义（$P>0.05$）；治疗组 IgM 治疗前后及与对照组治疗后比较，差异有统计学意义（$P<0.05$）。具体结果详见表 2-5~ 表 2-7。

表 2-5　两组间各时间点哮喘症状量化评分比较($\bar{x} \pm s$)

组别	例数	治疗前	治疗后 30 天	治疗后 60 天	治疗后 90 天
治疗组	40	19.88 ± 4.23	9.30 ± 4.23[*]	7.91 ± 5.35[*]	7.09 ± 3.66[*]
对照组	40	20.49 ± 4.94	14.77 ± 5.84	13.58 ± 5.43	12.44 ± 4.63

注:[*]表示与对照组比较,$P < 0.01$。

表 2-6　两组间各时间点 C-ACT 评分比较($\bar{x} \pm s$)

组别	例数	治疗 0 天	治疗后 30 天	治疗后 60 天	治疗后 90 天
治疗组	40	17.23 ± 1.44	21.73 ± 1.49[*]	22.41 ± 1.46[*]	25.17 ± 1.24[**]
对照组	40	17.30 ± 1.38	20.13 ± 1.51	20.66 ± 1.38	21.69 ± 1.57

注:与对照组比较,[*]表示 $P < 0.05$,[**]表示 $P < 0.01$。

表 2-7　2 组治疗前后免疫指标比较($\bar{x} \pm s$)

组别	例数	时间	IgG/ ($g \cdot L^{-1}$)	IgA/ ($g \cdot L^{-1}$)	IgE/ ($g \cdot L^{-1}$)	IgM/ ($g \cdot L^{-1}$)
治疗组	40	治疗前(0 天)	10.78 ± 2.26	1.28 ± 0.53	809.31 ± 632.74	2.65 ± 0.76
		治疗后(90 天)	11.28 ± 2.16	1.40 ± 0.58	617.76 ± 519.17	1.07 ± 0.46[*]
对照组	40	治疗前(0 天)	11.82 ± 3.20	1.23 ± 0.59	679.65 ± 728.70	2.54 ± 0.64
		治疗后(90 天)	11.69 ± 2.86	1.31 ± 0.60	635.30 ± 578.07	2.48 ± 0.48

注:[*]与对照组比较,$P < 0.01$。

研究中,未报告安全性事件,也未提及随机方法和盲法。

干预手段 8:艾灸,随机对照试验质量评价结果为(++)

在一篇艾灸肺俞穴治疗儿童哮喘冷哮证急性发作的临床观察[35]中,选取符合研究标准的哮喘冷哮证患儿 87 例,采用投硬币法随机分为两组,观察组 42 例和对照组 45 例。研究于铜陵市中医医院进行。对照组根据每个患儿的情况,分别给予低流量吸氧、止咳祛痰、扩张支气管等常规对症治疗,同时雾化吸入布地奈德混悬液,观察组在常规西药治疗的基础上予以艾灸双侧肺俞穴治疗,观察 CRP、IgE、IL-1、IL-6、EOS 水平及肺功能和症状积分的变化,对比两组患儿临床疗效。

西医学诊断标准参考中华医学会儿科分会呼吸学组于 2008 年制定的《儿童支气管哮喘诊断与防治指南》中的相关标准,并且符合轻度及中度标准的患儿。中医诊断标准参照《中医儿科常见病诊疗指南(2012 版)》中关于"小儿哮喘"的相关标准,研究中冷哮证证候参考该指南风寒束肺证执行。纳入标准:①符合以上西医学诊断、严重程度分级及中医诊断为冷哮证的患儿;②年龄 6~14 周岁;③性别不限;④病程小于 24h;⑤患儿及家属同意接受治疗,并由家属保证依从性,签署知情同意书。排除标准:①同时患有心、肝、肾等重要器官及造血系统疾病,且无正规治疗的患儿;②哮喘合并感染者或毛细支气管炎患儿;③对本组研究药物过敏患儿;④晕灸或对艾灸排斥的患儿。

试验结果显示:治疗后观察组 CRP、IgE、IL-6、EOS 等指标水平均明显低于对照组($P<0.05$~0.01);观察组 FEV_1、PEF 水平明显优于对照组($P<0.05$);观察组症状积分明显低于对照组($P<0.05$);观察组显效率(73.81%)明显高于对照组(53.33%,$P<0.05$)。两组患儿治疗期间均未发生明显不良反应。研究中未提及盲法。详见表 2-8~ 表 2-11。

表 2-8 两组患儿治疗前后实验室指标比较($\bar{x} \pm s$)

指标	时间	例数	CRP/ (mg·L^{-1})	IgE/ (mg·L^{-1})	IL-1/ (ng·L^{-1})	IL-6/ (ng·L^{-1})	EOS/ (10^8·μL^{-1})
观察组	治疗前	42	12.71 ± 4.22	1.41 ± 0.83	14.85 ± 1.92	17.72 ± 5.27	0.38 ± 0.12
	治疗后	42	4.42 ± 2.84[##**]	1.15 ± 0.33[##*]	6.51 ± 2.46[##]	7.60 ± 4.05[##*]	0.22 ± 0.06[##*]
对照组	治疗前	45	13.32 ± 4.43	1.38 ± 0.79	15.31 ± 1.85	18.33 ± 4.86	0.39 ± 0.14
	治疗后	45	9.18 ± 3.16[##]	1.29 ± 0.29[##]	6.78 ± 1.65[##]	9.87 ± 5.45[##]	0.27 ± 0.09[##]

注:与治疗前比较,[##]$P<0.01$;两组治疗后比较,[*]$P<0.05$,[**]$P<0.01$。

表 2-9 两组患儿治疗前后肺功能指标比较($\bar{x} \pm s$)

指标	时间	例数	FEV$_1$/L	PEF/(L·s^{-1})
观察组	治疗前	42	1.08 ± 0.54	2.10 ± 0.84
	治疗后	42	1.68 ± 0.24[*#]	2.85 ± 0.90[*#]
对照组	治疗前	45	1.12 ± 0.61	2.08 ± 0.92
	治疗后	45	1.48 ± 0.56[#]	2.42 ± 1.11[#]

注:与治疗前比较,[#]$P<0.05$;两组治疗后比较,[*]$P<0.05$。

表 2-10 两组患儿治疗前后症状积分比较 $(\bar{x} \pm s)$

组别	例数	治疗前	治疗后
观察组	42	4.71 ± 0.92	0.78 ± 0.32[##*]
对照组	45	4.92 ± 0.88	0.95 ± 0.22[##]

注：与治疗前比较，[##]$P<0.01$；两组治疗后比较，[*]$P<0.05$。

表 2-11 两组患儿临床疗效比较

组别	例数	临床控制	显效	有效	无效	显效率 /%	有效率 /%
观察组	42	10	21	10	1	73.81[*]	97.62
对照组	45	7	17	18	3	53.33	93.33

注：两组经 χ^2 检验，$\chi^2_{显效}=3.02$，[*]$P<0.05$。

临床问题 3：对哮喘患儿临床症状及体征的改善、肺功能改善
证据级别：Ⅱb 级证据
干预手段 9：穴位注射

莫珊等[36]在一项随机对照临床研究中（Ⅱb 级证据，随机对照试验质量评价结果为 ++），采用足三里穴位注射治疗儿童哮喘，观察其临床疗效。研究于佛山市中医院进行。将符合 1998 年全国儿科哮喘防治协作组修订的《儿童哮喘防治常规》哮喘缓解期诊断的 48 例哮喘儿童，按随机数表法分为治疗组 26 例和对照组 22 例。所有患儿确诊后按病情分级，予丙酸氟替卡松每日 125~250μg 吸入；咳嗽、喘息症状明显者，临时加用沙丁胺醇 100~200μg 吸入；小于 4 岁的儿童借助"筒式吸入装置"（CWG-Ⅲ储雾器）吸入。治疗组：患儿以足三里穴位注射（维丁胶性钙 0.5~1ml，维生素 B$_{12}$ 0.25ml），隔 5~7 天注射 1 次，3 个月为 1 个疗程；急性发作期暂停穴位注射，按常规解痉、抗感染处理。疗效评价指标为每位家长均为患儿做哮喘日记，根据哮喘日记进行日间及夜间症状评分。结果显示：治疗组日间症状得分、夜间症状得分均低于对照组（$P<0.01$），两者水平有显著性差异。在研究中，未报告安全性事件，也未提及随机方法和盲法。详见表 2-12。

表 2-12 临床症状评分结果 $(\bar{x} \pm s)$

组别	例数	夜间评分	日间评分
治疗组	26	113 ± 23[**]	107 ± 26[**]
对照组	22	172 ± 35	150 ± 28

注：与对照组比较，[**]$P<0.01$。

干预手段 10：哮喘宁颗粒，随机对照试验质量评价结果为（+）

在一项随机对照临床研究[37]中（Ⅱb 级证据，随机对照试验质量评价结果为+），采用哮喘宁颗粒治疗 56 例支气管哮喘患儿，观察其对肺功能的影响。研究于郑州市儿童医院进行。研究随机分为两组，对照组给予激素、吸痰、给氧、补液、抗炎等基础治疗，治疗组在对照组的基础上给予哮喘宁颗粒，5 岁以下儿童 5g/ 次，5~10 岁儿童 10g/ 次，每日 2 次，疗程为 2 周。疗效评价指标为喘憋消失时间、哮鸣音消失时间、第一秒用力呼气量（FEV_1）、最大呼气流量（PEF）和用力肺活量（FVC）。疗效判断标准：显效，支气管哮喘不再发作或者偶尔轻度发作，经激素药物治疗即可缓解；好转，支气管哮喘发作频率与次数减少，发作时间缩短并且容易控制，发作症状有所减轻，仍需应用激素药物或支气管舒张药物；无效，临床症状未得到改善，甚至加重。研究结果显示：对照组显效率 60.71%，有效率 21.43%，总有效率 82.14%；治疗组显效率 82.41%，总有效率达到 100%，两组差异具有统计学意义（$P < 0.05$）。经哮喘宁颗粒治疗后，治疗组 FEV_1、PEF、FVC 显著高于对照组，差异具有统计学意义（$P < 0.05$）。研究中，未报告安全性事件，未提及随机方法和盲法。详见表 2-13。

表 2-13 两组肺功能指标比较

组别	FEV_1/L		PEF/（L·s⁻¹）		FVC/L	
	治疗前	治疗后	治疗前	治疗后	治疗前	治疗后
对照组	1.73 ± 0.35	2.03 ± 0.38	3.82 ± 0.73	4.27 ± 0.81	2.38 ± 0.64	2.77 ± 0.72
治疗组	1.74 ± 0.36	2.38 ± 0.42*	3.80 ± 0.71	4.69 ± 0.87*	2.40 ± 0.63	3.14 ± 0.75*

注：与对照组比较，*$P < 0.05$。

参考文献

[1] 中华中医药学会. 中医儿科常见病诊疗指南 [S]. 北京: 中国中医药出版社, 2012: 22-25.

[2] 周忠辉, 骆仙芳, 王会. 吸入性激素的副作用 [C]// 浙江省中西医结合呼吸病诊治进展暨第六次学术年会论文汇编. 2008: 202-205.

[3] 李翎玉, 汪受传. 汪受传教授分 3 期论治儿童哮喘 [J]. 中华中医药杂志, 2015, 30 (4): 1094-1095.

[4] 马长春, 王延博. 王烈分期辨治小儿哮喘经验 [J]. 上海中医药杂志, 2008, 42 (1): 1-2.

[5] 李华, 王霞芳. 王霞芳治疗小儿哮喘的经验 [J]. 中国中西医结合儿科学, 2009, 1 (2):

144-146.

［6］ 蒙春雪, 王力宁, 姚勇志. 王力宁教授治疗儿童哮喘的经验 [J]. 云南中医中药杂志, 2012, 33 (11): 3-5.

［7］ 明溪, 薛征, 李利清, 等. 虞坚尔"三阶序治法"辨治小儿哮喘经验 [J]. 中医杂志, 2017(6): 467-469.

［8］ 孙雯, 俞建, 时毓民. 时毓民辨治小儿哮喘经验 [J]. 上海中医药杂志, 2008 (11): 19-20.

［9］ 任靖, 汪受传. 汪受传从风痰辨治儿童哮喘迁延期经验 [J]. 中医杂志, 2016, 57 (10): 826-828.

［10］ 吴治谚, 金晓飞, 蒋孟良. 小青龙汤治疗哮喘临床疗效 Meta 分析 [J]. 江西中医药大学学报, 2014, 26 (2): 36-38.

［11］ 张岩, 宋桂华, 史纪等. 小青龙汤治疗 GINA 方案中部分控制哮喘儿童 82 例 [J]. 中医研究, 2017, 30 (4): 4.

［12］ 王春莲, 梁雪. 小青龙汤治疗小儿哮喘疗效观察 [J]. 中国继续医学教育, 2016, 8 (29): 175-176.

［13］ 豆红玉. 小青龙颗粒治疗小儿哮喘急性发作期 (寒哮证) 的临床观察 [D]. 济南: 山东中医药大学, 2015.

［14］ 张涤. 小青龙汤治疗小儿支气管哮喘急性发作期疗效观察 [J]. 中国中医药信息杂志, 2005 (4): 74-75.

［15］ 宫淑琴. 小青龙汤加减治疗小儿寒饮停肺型哮喘临床观察 [J]. 辽宁中医杂志, 2010, 37 (10): 1967-1968.

［16］ 卢蓉, 马科, 李元霞, 等. 小青龙汤对小儿哮喘激素干预的增效作用及免疫调节观察 [J]. 湖南中医药大学学报, 2017, 37 (3): 321-325.

［17］ 简宝仁, 彭锦芸, 宋彬, 等. 喘可治注射液治疗支气管哮喘疗效的 Meta 分析 [J]. 临床合理用药杂志, 2016, 9 (11): 1-2.

［18］ 余艳兰. 中药穴位敷贴治疗儿童哮喘的 Meta 分析 [J]. 中医药导报, 2010, 16 (6): 139-141.

［19］ 何甘霖, 何穗智. 中药穴位敷贴治疗儿童哮喘随机对照试验的 Meta 分析 [J]. 中国中医急症, 2007, 16 (9): 1114-1116.

［20］ 陈薇, 冯雪, 方赛男. "冬病夏治"穴位贴敷疗法治疗儿童哮喘随机对照试验的系统综述 [J]. 重庆医学, 2017, 46 (15): 2094-2097.

［21］ 邓亚宁, 唐敏, 史艳英, 等. 三伏平喘贴联合三九止喘贴穴位敷贴预防小儿哮喘的疗效评价 [J]. 中医药导报, 2017, 23 (1): 82-84.

［22］ 丁海霞. 冬病夏治穴位贴敷治疗小儿哮喘缓解期 40 例临床观察 [J]. 中医儿科杂志, 2017, 13 (5): 43-45.

［23］ 刘丽清, 李美艳, 王爱武. 玉屏风联合西药治疗哮喘的 Meta 分析 [J]. 中国药物评价, 2015, 32 (6): 370-373.

［24］ 沈朝斌, 王华, 雷雷, 等. 玉屏风颗粒对儿童缓解期哮喘免疫相关指标影响的临床研究 [J]. 上海中医药杂志, 2017, 51 (7): 40-43.

［25］ 吴晓丰, 熊小丽, 洪艳. 玉屏风颗粒对小儿支气管哮喘缓解期免疫功能的影响 [J]. 长

春中医药大学学报, 2013, 29 (3): 505-506.

[26] 李岩, 郭洋, 李旗. 推拿治疗小儿哮喘临床文献研究 [J]. 针灸临床杂志, 2015, 31 (09): 58-60.

[27] 田福玲, 李旗, 崔建美, 等. 小儿推拿治疗小儿哮喘慢性持续期的临床观察 [J]. 中华中医药杂志, 2015, 30 (8): 3021-3023.

[28] 王文亮, 李红. 小儿推拿疗法联合药物雾化治疗小儿支气管哮喘慢性持续期临床分析 [J]. 实用中医药杂志, 2017, 33 (4): 389.

[29] 吴振起, 黄伟, 赵雪, 等. 槐杞黄颗粒防治支气管哮喘非急性发作期患儿临床研究 [J]. 中国中西医结合儿科学, 2010, 2 (2): 118-121.

[30] 梁立华, 刘迎新. 槐杞黄颗粒辅助治疗儿童支气管哮喘的疗效观察 [J]. 中国社区医师 (医学专业), 2011, 13 (17): 187-188.

[31] 刘海燕, 杨旭东. 槐杞黄颗粒辅助治疗儿童支气管哮喘的临床疗效及对患儿免疫功能的影响 [J]. 药物评价研究, 2017, 40 (11): 1618-1621.

[32] 孙晓敏, 沈照波. 槐杞黄颗粒对哮喘非急性发作期患儿淋巴细胞亚群及 TNF-α 的影响 [J]. 中国实用医药, 2014, 9 (26): 171-172.

[33] 张江华. 孟鲁司特钠联合槐杞黄颗粒治疗儿童哮喘的评价 [J]. 实用临床医学, 2009, 10 (8): 65-66+68.

[34] 陈黎, 苟小军, 姚俊丽, 等. 刺络联合吸入疗法防治小儿哮喘肺脾两虚型临床观察 [J]. 西部中医药, 2017, 30 (9): 107-109.

[35] 钱海良, 喜悦, 程志昆, 等. 艾灸肺俞穴治疗儿童哮喘冷哮证急性发作的临床观察 [J]. 南京中医药大学学报, 2017, 33 (4): 363-366.

[36] 莫珊, 邓丽莎, 曾莺, 等. 足三里穴位注射治疗儿童哮喘的疗效观察 [J]. 中医药学刊, 2005 (3): 537-550.

[37] 王小稳. 哮喘宁颗粒对支气管哮喘患儿肺功能的影响 [J]. 医药论坛杂志, 2011, 32 (22): 167-168.

第三章 3

高血压性肾损害

检索日期:2018 年 4 月

作者:秦建国、沈一凡、韩琳

要 点

- 高血压肾损害是由长期高血压作用引起的肾脏结构与功能受损的临床综合征,其以肾脏小动脉硬化、血管平滑肌增厚、管腔狭窄以致肾脏缺血缺氧,最终导致肾小球萎缩硬化坏死为主要病变。中医根据其临床表现,多将其归于"眩晕""水肿""尿浊""关格""癃闭"等范畴。

- 良性高血压肾硬化症多见于 50 岁以上的中老年患者,男性多于女性,有长期缓慢的高血压病史。临床症状出现常晚于病理改变,常首先出现远端肾小管功能受损表现(夜尿增多)及轻度蛋白尿,后出现肾小球功能受损。

- 有效控制血压是避免或减轻肾损害的根本措施。

- 长期未能有效控制血压的患者会出现蛋白尿,大部分表现为微量白蛋白尿(30~150mg/d),少数表现为非肾病范围的蛋白尿,肾病范围蛋白尿罕见。高血压性肾损害患者出现微量白蛋白尿提示肾小球毛细血管选择性通透功能受损,是肾小球滤过率高的临床表现。应定期检测尿微量白蛋白。

- 轻到中度原发性高血压早期肾小球滤过率可以正常或升高,严重的高血压或长期高血压则肾小球滤过率下降。

- 高血压性肾损害患者还应注意其他靶器官损伤,如心、脑、眼等。

- 目前中成药对于治疗高血压性肾损害的疗效评价标准不统一,依据西医学理论,主要疗效评价方法有:肾功能、尿微量白蛋白、血压等。

- 中成药延缓高血压性肾损害病情进展可能是有效的,但我们没有找到充足的证据证明其有效性,我们对其证据要素进行了采集以供临床研究者判断。
- 中成药延缓高血压肾损害病情进展的证据质量等级偏低,尚缺乏高等级的证据。
- 西医学在临床上治疗高血压性肾损害首选药物是 ACEI 和 ARB。RAAS 系统阻滞剂既有降压作用,又能非血压依赖性地保护肾脏,还能减少高血压心血管并发症。如血压不达标可联合利尿剂、β 受体阻滞剂或 CCB 类药物。但 RAAS 阻滞剂易致高钾血症,ACEI 和 ARB 在肾功能损害到一定程度(慢性肾脏病 3~5 期)时应用受到限制。

研究结果

临床问题:对肾功能下降的延缓,对蛋白尿的影响,对血压的控制

证据等级: Ⅱb 级证据

干预手段 1:黄芪注射液,随机对照临床研究质量评价(++)

赵峰[1]在一项随机对照研究中,采用黄芪注射液治疗高血压肾损害,观察患者治疗前后的血压、肾功能以及尿蛋白的变化。研究在武汉市普仁医院进行。研究将高血压肾病患者 132 例,用随机数表法随机分为观察组和对照组各 66 例,对照组患者给予常规治疗,厄贝沙坦片 0.15g,日 1 次,晨起口服。观察组在对照组治疗基础上给予黄芪注射液 20ml,日 1 次,静脉滴注,共计 4 周。观察两组患者治疗前后的血压、肾功能以及尿蛋白的变化。观察两组患者临床疗效和不良反应并进行比较。疗效评价标准:临床控制,患者临床症状完全消失,尿常规、肾功能恢复正常,血压稳定在 130/80mmHg 以下;显效,患者水肿等临床症状基本消失,尿常规、肾功能基本恢复正常,但仍有少量异常表现,血压控制在 140/90mmHg 以下;有效,患者临床症状明显减轻,尿常规和肾功能有所改善,血压控制在 150/90mmHg 以下;无效,患者临床症状和实验室指标均无改善,甚至加重。总有效率 = [(临床控制 + 显效 + 有效)/ 总例数] × 100%。结果:观察组临床控制率与总有效率均明显高于对照组,且具有统计学差异($P<0.05$)。两组患者治疗前收缩压、舒张压、血清肌酐、尿素氮、24h 尿蛋白以及尿微量蛋白均无明显差异($P>0.05$),治疗后均有所改善,但观察组改善得更为明显,且具有统计学差异($P<0.05$)。见表 3-1。

表 3-1 两组患者治疗前后高血压、肾功能以及尿蛋白比较($\bar{x} \pm s$)

| 组别 | 例数 | 时间 | 血压 | | 肾功能 | | 尿蛋白 | |
			收缩压 / mmHg	舒张压 / mmHg	血清肌酐 / ($\mu mol \cdot L^{-1}$)	尿素氮 / ($\mu mol \cdot L^{-1}$)	24h 尿蛋 白 /g	尿微量蛋白 / ($mg \cdot L^{-1}$)
对照组	66	治疗前	163.19 ± 10.98	99.41 ± 8.38	124.50 ± 13.77	9.52 ± 3.20	1.49 ± 0.54	117.60 ± 18.44
		治疗后	137.44 ± 10.33	90.86 ± 7.53	141.69 ± 15.71	7.86 ± 2.58	0.67 ± 0.39	59.66 ± 6.35
观察组	66	治疗前	164.28 ± 11.06	98.01 ± 7.65	175.43 ± 21.55	9.44 ± 3.07	1.52 ± 0.37	113.26 ± 16.42
		治疗后	124.93 ± 8.52	85.42 ± 5.11	177.82 ± 20.86	6.15 ± 2.21	0.42 ± 0.18	31.76 ± 5.72

安全性事件：两组患者均无明显不良反应发生。

另外，姚纲炼[2]等在一项随机对照研究中，评估了黄芪注射液对高血压肾损害的疗效和安全性。研究在西安交通大学第二医院进行。研究者将 64 例患者随机分为试验组和对照组各 32 例。对照组给予贝那普利 10mg，每日 1次；非洛地平 5mg，每日一次。试验组在对照组基础上加用黄芪注射液 40ml（加入 5% 葡萄糖注射液 250ml 中）静脉滴注，每日 1 次。两组均治疗 21 天。疗效指标为 24h 尿蛋白。结果显示：试验组和对照组治疗前 24h 尿蛋白定量无显著性差异（$P < 0.05$）。经 3 周治疗后，两组病人 24h 尿蛋白定量均显著降低（黄芪组 $P < 0.01$，常规治疗组 $P < 0.05$）；治疗 3 周时，试验组 24h 尿蛋白定量显著低于对照组（$P < 0.05$）。研究中未报告安全性数据。

干预手段 2：丹红注射液，随机对照临床研究质量评价（+）

王晓英在一项随机对照研究[3]中，采用丹红注射液治疗高血压肾损害，观察动态血压情况及各项肾功能指标。研究在山西中医学院第二中医院进行。研究将 140 例确诊老年高血压性肾损害患者随机分成两组，对照组 60 例，服用硝苯地平 10mg/d、氢氯噻嗪 25mg/d 和替米沙坦 40mg/d。治疗组 80 例，在对照组治疗的基础上加用丹红注射液 40ml（加入 5% 葡萄糖注射液 250ml 中）静脉滴注，日 1 次，2 周为 1 疗程，共 2 个疗程，两个疗程间休息 1 周。疗效评价指标为治疗前后动态血压和肾功能的比较。结果：两组治疗后动态血压情况均较治疗前显著下降（$P < 0.05$ 或 $P < 0.01$），治疗后组间比较，各项指标差异

均有统计学意义（$P<0.05$）；治疗后两组患者肾功能指标均有所改变，与本组治疗前比较，差异有统计学意义（$P<0.05$ 或 $P<0.01$）；治疗后上述各指标两组间比较，差异亦有统计学意义（$P<0.05$）。见表 3-2~ 表 3-3。

表 3-2　两组动态血压情况比较（$\bar{x}\pm s$）　　　　　　　单位：mmHg

组别	例数	时间	24hMSBP	24hMDBP	dSBP	dDBP	nSBP	nDBP
对照组	60	治疗前	152.0 ± 18.5	89.1 ± 10.7	158.6 ± 11.5	103.5 ± 11.0	134.3 ± 12.1	86.3 ± 12.5
		治疗后	127.2 ± 14.7[#]	71.0 ± 4.1[#]	137.8 ± 11.9[#]	75.0 ± 8.5[#]	123.0 ± 8.6[#]	78.8 ± 11.5[#]
治疗组	80	治疗前	151.6 ± 16.5	89.0 ± 10.3	158.9 ± 12.0	103.9 ± 11.8	134.6 ± 12.0	86.5 ± 13.4
		治疗后	123.8 ± 15.0[##*]	67.6 ± 5.1[##*]	130.3 ± 12.2[##*]	70.0 ± 8.5[##*]	116.0 ± 9.0[##*]	69.9 ± 11.8[##*]

注：与本组治疗前比较，[#] 为 $P<0.05$，[##] 为 $P<0.01$；治疗后组间比较，[*] 为 $P<0.05$。24h 平均收缩压（24hMSBP）、24h 平均舒张压（24hMDBP）、日间平均收缩压（dSBP）、日间平均舒张压（dDBP）、夜间平均收缩压（nSBP）、夜间平均舒张压（nDBP）。

表 3-3　两组肾功能指标变化

组别	例数	时间	SCr/（μmol·L^{-1}）	BUN/（mmol·L^{-1}）	Ccr/（ml·min^{-1}）
对照组	60	治疗前	196.0 ± 3.0	9.78 ± 3.8	57.5 ± 4.0
		治疗后	152.4 ± 2.4[#]	8.09 ± 4.2[#]	75.0 ± 5.2[#]
治疗组	80	治疗前	197.5 ± 2.8	9.80 ± 3.9	58.0 ± 3.8
		治疗后	100.8 ± 6.8[##*]	6.15 ± 5.0[##*]	115.0 ± 6.0[##*]

注：与本组治疗前比较，[#]$P<0.05$，[##]$P<0.01$；治疗后组间比较，[*]$P<0.05$。

干预手段 3：丹参多酚酸盐注射液，随机对照临床研究质量评价（+）

王琳琳等[4]在一项随机对照研究中，采用丹参多酚酸盐注射液治疗高血压肾病，观察患者血压、肾功能和尿蛋白变化。研究在河北北方学院附属第一医院进行。研究将确诊的 90 例患者分为对照组和观察组各 45 例。对照组采用缬沙坦口服,80mg/次,q.d.;观察组在对照组治疗基础上同时采用丹参多酚酸盐 100mg 静脉滴注,q.d.。两组均治疗 2 周。观察两组血压、肾功能及尿蛋白变化。疗效评价标准:显效,治疗后,患者临床症状明显减轻或消失,Ccr 增高>10%,Scr 降低>20%;有效,临床症状减轻,Ccr 增高>10%,Scr 降低>10%;无效,以上标准均未达到或临床症状更为严重。结果显示(见表 3-4):治疗后,两组患者收缩压、舒张压、Scr、Cys-C、晨尿蛋白/尿肌酐较治疗前明显下降,且观察组下降更为显著($P<0.05$);观察组临床治疗有效率为 89%,对照组为 69%,具有统计学意义($P<0.05$)

表 3-4 两组患者治疗前后血压及 SCr、Cys-C、
晨尿蛋白/尿肌酐变化情况比较($\bar{x} \pm s$)

组别	例数	收缩压/mmHg		舒张压/mmHg		Scr/(μmol·L⁻¹)		Cys-C/(mg·L⁻¹)		晨尿蛋白/尿肌酐	
		治疗前	治疗后	治疗前	治疗后	治疗前	治疗后	治疗前	治疗后	治疗前	治疗后
对照组	45	163±22	129±18#	108±9	85±15#	228±62	112±23#	5.3±1.3	2.9±0.9*	5.7±2.7	3.9±1.8#
观察组	45	163±21	115±13#*	108±9	76±12#*	228±62	99±16#*	5.2±1.1	1.6±0.5#*	5.8±2.8	1.9±1.1#*

注:与本组治疗前比较,#$P<0.05$;治疗后组间比较,*$P<0.05$。

安全性事件:治疗过程中,对照组患者未见药物不良反应,观察组治疗期间,静脉滴注丹参多酚酸盐时,其中 1 例患者出现头晕、1 例自觉发热,但均在减慢滴注速度后症状自然消失,未对治疗产生任何影响,也无需特殊处理。治疗期间两组未见明显不良反应。

干预手段 4:金水宝,随机对照临床研究质量评价(+)

张成秋等[5]在一项随机对照研究中,采用金水宝胶囊治疗高血压阴阳两虚证患者早期肾损害,观察血清 UA、CysC、β2M、hs-CRP 水平的变化。研究在山东大学齐鲁医院和山东大学校医院进行。研究将 106 例高血压阴阳两虚证患者,随机分为对照组(氯沙坦钾组)53 例、治疗组(金水宝胶囊联合氯沙坦钾组)53 例,经 16 周治疗后,观察患者血清 UA、CysC、β2M、hs-CRP 水平的变化,评价金水宝胶囊联合氯沙坦钾对肾脏的保护作用。结果(见表 3-5):

与本组治疗前比较,两组患者治疗后收缩压均有所下降,差异有统计学意义
($P<0.05$, $P<0.01$),但组间比较差异无统计学意义($P>0.05$),两组舒张压下降
不明显,差异无统计学意义。与本组治疗前比较,两组治疗后 UA、CysC、β2M
及 hs-CRP 均降低,差异有统计学意义($P<0.05$, $P<0.01$),且治疗组 SCr 较治
疗前下降,差异有统计学意义($P<0.05$);与对照组同期比较,治疗组治疗后
CysC、β2M 及 hs-CRP 降低更为显著,差异有统计学意义($P<0.01$)。

表 3-5　两组治疗前后肾功能指标比较($\bar{x} \pm s$)

组别	例数	时间	BUN/(mmol·L⁻¹)	UA/(μmol·L⁻¹)	SCr/(μmol·L⁻¹)	CysC/(mg·L⁻¹)	β2M/(mg·L⁻¹)	hs-CRP/(mg·L⁻¹)
对照组	53	治疗前	5.39 ± 1.24	341.33 ± 92.46	99.32 ± 12.42	1.29 ± 0.48	3.05 ± 1.68	5.43 ± 0.62
		治疗后	5.16 ± 1.35	310.57 ± 79.18#	95.87 ± 14.64	1.09 ± 0.43#	2.23 ± 1.21##	4.29 ± 0.86#
治疗组	53	治疗前	5.26 ± 1.28	350.12 ± 81.63	97.92 ± 15.11	1.27 ± 0.51	3.10 ± 1.52	5.32 ± 0.69
		治疗后	4.87 ± 1.41	287.14 ± 73.52##	89.71 ± 13.56#	0.93 ± 0.54##*	1.97 ± 1.21##*	3.75 ± 0.78##*

注:与本组治疗前比较,#$P<0.05$,##$P<0.01$;与对照组同期比较,*$P<0.01$。

干预手段 5:松龄血脉康,随机对照临床研究质量评价(+)

王令谆[6]在一项随机对照研究中,采用松龄血脉康治疗高血压病早期肾
损害,观察患者血压、心率、肾功能、血 β2M、尿 β2M 以及尿 mAlb 变化。研究
在南京中医药大学附属医院进行。研究将 40 例原发性高血压患者随机分为
治疗组(松龄血脉康和贝那普利联合用药)和对照组(单用贝那普利),治疗 1
个月后,对治疗前后患者血压、心率、肾功能、血 β2M、尿 β2M 及尿 mAlb 进行
比较,并做出综合评价。结果(见表 3-6):治疗 1 个月后,两组患者血压均达
标,心率、肾功能无明显变化($P>0.05$),血 β2M、尿 β2M 及尿 mAlb 显著下降
($P<0.01$),且治疗组较对照组下降幅度更为显著($P<0.01$)。结论:松龄血脉康
联合贝那普利治疗原发性高血压,在有效降压的同时,可显著降低血 β2M、尿
β2M 及尿 mAlb,改善早期肾损害,较单用贝那普利为优。

表 3-6　肾功能变化情况（$\bar{x} \pm s$, n=20）

项目	治疗组			对照组		
	治疗前	治疗后	下降值	治疗前	治疗后	下降值
尿素氮/ (mmol·L⁻¹)	6.16 ± 1.59	5.85 ± 1.53	0.32 ± 0.29	5.59 ± 1.85	5.33 ± 1.66	0.26 ± 0.44
肌酐/ (μmol·L⁻¹)	83.34 ± 17.19	75.91 ± 16.68	7.43 ± 8.08	73.77 ± 17.79	70.14 ± 16.78	3.63 ± 6.39
血 β2M/ (μg·L⁻¹)	2 687.73 ± 976.71	1 318.68 ± 430.32[##]	1 369.05 ± 660.88[**]	2 536.80 ± 564.76	1 613.60 ± 308.90[##]	923.21 ± 409.96
尿 β2M/ (μg·L⁻¹)	2 027.72 ± 946.69	166.21 ± 62.07[##]	1 861.52 ± 971.86[**]	1 777.47 ± 991.18	246.70 ± 112.33[##]	1 530.78 ± 896.99
尿 mAlb/ (mg·L⁻¹)	137.10 ± 21.56	21.75 ± 5.28[#]	115.35 ± 22.12[*]	134.87 ± 19.79	34.25 ± 21.27[*]	100.62 ± 13.61

注：与本组治疗前相比，[##]$P < 0.01$；与对照组相比，[*]$P < 0.05$，[**]$P < 0.01$。

干预手段 6：血必净注射液，随机对照临床研究质量评价（+）

在一项随机对照研究[7]中，采用血必净注射液治疗高血压肾损害，观察患者血压、肾功能、尿微量蛋白、血浆 D- 二聚体、IL-6、TNF-α、血浆纤维蛋白原变化。研究在天津中医药大学第一附属医院进行。研究将符合入选标准的 114 例高血压肾损害患者按随机数表法分为两组，每组 57 例。对照组常规口服马来酸依那普利片 + 氨氯地平阿托伐他汀钙片，治疗组在对照组基础上加用血必净注射液。两组均治疗 6 个月。分别于治疗前后监测患者 24h 动态血压（ABPM）、24h 平均收缩压（SBP）与舒张压（DBP），以及 SBP 与 DBP 变异性；采用免疫比浊法检测尿微量白蛋白（mAlb）、尿 β2 微球蛋白（β2M）、尿微量白蛋白与肌酐比值（ACR）；采用酶联免疫吸附实验检测血浆 D- 二聚体、IL-6、TNF-α 和血浆纤维蛋白原（FIB）。结果治疗后 2 个月、6 个月，治疗组 24h 平均收缩压、24h 平均舒张压、收缩压变异性、舒张压变异性均低于对照组（治疗后 2 个月 t 值分别为 5.256、5.595、5.265、2.564，治疗后 6 个月 t 值分别为 6.251、5.267、4.466、5.264，P 值均 < 0.05）；尿 mAlb、尿 β2M、ACR 均低于对照组（治疗后 2 个月 t 值分别为 5.566、5.282、2.862，治疗后 6 个月 t 值分别为 5.263、6.565、3.642，P 值均 < 0.05）；血浆 D- 二聚体、IL-6、TNF-α 和 FIB 水平低于对照组（治疗后 2 个月 t 值分别为 3.565、5.652、3.985、5.251，治疗后 6 个月 t 值分别为 5.268、4.836、3.622、4.265，P 值均 < 0.05）。结论：血必净注射液结

合常规疗法可减轻高血压肾损害患者的肾损伤,使血压维持在相对稳定状态。见表 3-7、表 3-8。

表 3-7　两组高血压肾病患者治疗前后尿 mAlb、尿 β2M、ACR 水平比较($\bar{x} \pm s$)

组别	mAlb/(mg·24h^{-1})	β2M/(mg·L^{-1})	ACR
治疗组(57 例)			
治疗前	112.5 ± 37.8	4.9 ± 0.7	149.8 ± 41.1
治疗后 2 个月	57.7 ± 22.3[a]	4.1 ± 0.6[a]	100.3 ± 30.9[a]
治疗后 6 个月	34.6 ± 18.4[b]	3.4 ± 0.6[b]	75.2 ± 23.4[b]
F 值	28.622	13.025	34.250
P 值	<0.001	0.001	<0.001
对照组(57 例)			
治疗前	113.2 ± 40.5	4.9 ± 0.8	151.6 ± 44.3
治疗后 2 个月	85.3 ± 27.9	4.6 ± 0.6	131.4 ± 41.8
治疗后 6 个月	52.0 ± 18.9	4.2 ± 0.6	101.1 ± 37.4
F 值	13.254	9.259	26.582
P 值	<0.001	0.013	<0.001

注:与对照组治疗后 2 个月比较,[a]$P<0.05$,与对照组治疗后 6 个月比较,[b]$P<0.05$。

表 3-8　两组高血压肾病患者治疗前后 ABPM 各项指标比较($\bar{x} \pm s$)

组别	24 小时平均 SBP/mmHg	24 小时平均 DBP/mmHg	SBP 变异性	DBP 变异性
治疗组(57 例)				
治疗前	156.4 ± 17.0	97.9 ± 9.1	14.3 ± 2.7	10.9 ± 2.3
治疗后 2 个月	133.1 ± 8.9[a]	80.7 ± 7.9[a]	10.1 ± 2.7[a]	7.4 ± 2.2[a]
治疗后 6 个月	125.8 ± 9.4[b]	77.1 ± 6.5[b]	8.7 ± 2.7[b]	6.9 ± 1.8[b]
F 值	35.024	18.254	23.564	8.697
P 值	<0.001	<0.001	<0.001	0.015

续表

组别	24 小时平均 SBP/mmHg	24 小时平均 DBP/mmHg	SBP 变异性	DBP 变异性
对照组（57 例）				
治疗前	155.8 ± 17.9	97.3 ± 9.6	14.2 ± 2.5	11.1 ± 2.7
治疗后 2 个月	142.8 ± 9.3	83.8 ± 7.5	11.6 ± 2.3	8.9 ± 2.2
治疗后 6 个月	134.8 ± 8.2	80.2 ± 7.3	11.1 ± 2.9	8.5 ± 2.4
F 值	29.685	25.164	8.953	13.254
P 值	<0.001	<0.001	0.012	0.024

注：与对照组治疗后 2 个月比较，[a]$P<0.05$，与对照组治疗后 6 个月比较，[b]$P<0.05$。

参考文献

[1] 赵峰. 黄芪注射液联合厄贝沙坦治疗高血压肾病疗效研究 [J]. 陕西中医, 2017 (1): 51-52.

[2] 姚纲炼, 桂保松, 马力群, 等. 黄芪注射液对降低高血压性肾损害尿蛋白含量的作用 [J]. 陕西医学杂志, 2002, 31 (4): 341-343.

[3] 王晓英. 中西医结合治疗老年高血压性肾损害 80 例疗效观察 [J]. 世界中西医结合杂志, 2010, 5 (11): 966-968.

[4] 王琳琳, 潘星, 卫志锋. 丹参多酚酸盐联合缬沙坦治疗高血压肾病的临床观察 [J]. 山西医药杂志, 2015 (24): 2901-2903.

[5] 张成秋, 殷济清, 辛青, 等. 金水宝胶囊联合氯沙坦钾干预高血压病阴阳两虚证患者早期肾损害的临床观察 [J]. 中国中西医结合杂志, 2013 (6): 731-735.

[6] 王令谆. 中西医结合治疗原发性高血压病早期肾损害的临床观察 [J]. 南京中医药大学学报, 2005 (6): 32-34.

[7] 张亚静, 张辉凯. 血必净注射液结合西医常规疗法治疗高血压肾损害临床研究 [J]. 国际中医中药杂志, 2016 (9): 779-782.

功能性消化不良

（中医病名：痞满、胃脘痛等）

检索日期：2018 年 1 月

作者：李娟娟、王凤云、唐旭东

要 点

功能性消化不良（FD）是指具有餐后饱胀不适、早饱感、上腹痛、上腹烧灼感中的一项或多项的症状，而不能用器质性、系统性或代谢性疾病等来解释产生症状原因的疾病。中医学属于"痞满""胃脘痛""嘈杂""积滞"等范畴。

流行病学调查显示 FD 全球患病率高，在不同人群和地域存在差异。FD 患者多见于女性，在各年龄段均可发病，患病率随年龄增长而增高，在中国发病高峰为 41~50 岁。Meta 分析显示女性、吸烟者、NSAID 使用者和 H.pylori 阳性者的消化不良患病率显著增高。

FD 的危险因素较多，主要包括胃动力异常、内脏高敏感性、精神心理因素、H.pylori 感染、遗传易感性、胃酸分泌过多、饮食及生活方式和急性感染性胃肠炎。其中，焦虑抑郁、不良饮食习惯为 FD 的重要危险因素，而胃动力异常和内脏高敏感性被认为是 FD 症状表现的主要因素，其他因素可通过自身机制或者互相影响对胃动力进行调节，并影响内脏的敏感性来起作用。

在当前关于中成药和针刺治疗 FD 的研究中，疗效指标不统一。依据现代科学理论，治疗有效往往表现为患者临床症状改善、生活质量提高。

中成药和针刺治疗 FD 可能是有效的，我们也找到一些证据证明其有效性，我们对其证据要素进行了采集以供临床研究者判断。

治疗 FD 的金标准：未检索到。治疗 FD 的诊断标准：①临床痊愈，主要症状消失或基本消失，疗效指数 ≥95%；②显效，主要症状明显改善，

70%≤疗效指数<95%;③有效,主要症状明显好转,30%≤疗效指数<70%;④无效,主要症状无明显改善,甚或加重,疗效指数<30%(采用尼莫地平法计算)。

针对 FD 的临床问题,筛选出的文献包含了高等级证据及低等级证据,但文献质量都相对偏低。

针刺治疗 FD 在改善总有效率、症状积分及生活质量方面优于西药,远期疗效明显,不良反应发生率低。针刺选穴以腹部穴位、胃阳明经特定穴为主,足三里、内关穴为使用频次最高的两个穴位。

中成药治疗 FD 在改善总有效率、临床症状方面与西药相当,甚至优于西药,部分可替代西药治疗;对于伴有焦虑、抑郁或 HP 感染者,中成药具有辅助治疗的作用;而中西医结合治疗,与单纯西药治疗相比疗效更稳定,不良反应小,复发率较低。

西医学在临床上治疗 FD 一般采用对症治疗,如促胃肠动力、抑酸、补充消化酶和益生菌、根除 HP 及抗抑郁治疗,但疗效欠佳,并且停药后易复发,一些药物可以引起头痛、周身不适,甚至白细胞减少、血清转氨酶增高等不良反应,其中西沙必利由于产生严重心脏副作用临床已经停用。

疾病概况

功能性消化不良(functional dyspepsia,FD)是指具有餐后饱胀不适、早饱感、上腹痛、上腹烧灼感中的一项或多项的症状,而不能用器质性、系统性或代谢性疾病等来解释产生症状原因的疾病。FD 常以一个症状为主,部分可以两个或两个以上症状重叠出现,也可与肠易激综合征或胃食管反流病的症状同时出现。起病多缓慢,病程长,呈持续性或反复发作,但体征多不明显。按照罗马Ⅳ标准 FD 分为餐后不适综合征(postprandial distress syndrome,PDS)及上腹痛综合征(epigastric pain syndrome,EPS)两个亚型,且可以重叠出现。

中医学属于"痞满""胃脘痛""嗳气""嘈杂"等范畴,其病因多与外感六淫、情志失调、饮食不节及劳倦过度等有关,病位在胃,与肝、脾关系密切,脾胃功能失调致使中焦气机阻滞、升降失常为 FD 的病机关键。巢元方在《诸病源候论》指出"……为寒邪所乘,脏腑之气不宣发于外,停积在里,故令心腹痞满也"。《脾胃论》:"忧气结,中脘腹皮底微痛,心下痞满,不思饮食,虽食不散,常常有痞气。"《景岳全书》中指出:"怒气暴伤,肝气未平而痞皆有呕证。"朱丹溪《丹溪心法》曰:"痞者,与否同,不通泰也,由阴伏阳蓄,气与血不运而成,处心下,位中央……皆土病也。"

研究结果

临床问题 1:对 FD 患者的整体改善

证据等级:Ⅰa 级证据

干预手段 1:针刺,系统综述质量评价结果(++++)

冷雪峰[1]的系统评价中,通过检索 PubMed、Embase、中国生物医学文献数据库、中国知网等(截止至 2013 年 2 月 5 日),收集针刺治疗 FD 的随机对照试验文献。共纳入 15 篇文献,16 个随机对照试验研究,纳入患者 1 211 例,治疗组 588 例,西药对照组 623 例。在研究中,对检索获得文献采用如下标准进行筛查。研究对象纳入标准:患者的年龄、性别、病历来源不限。有明确的诊断标准:符合罗马Ⅱ型、罗马Ⅲ型诊断标准。排除标准:①妊娠或哺乳期妇女;②伴有其他全身性疾病的患者(例如糖尿病等内分泌病);③存在影响胃动力的器质性疾病的患者(例如消化性溃疡、消化道肿瘤、肝胆脾胰病变等);④正在使用与研究无关药物的患者。干预措施:试验组采用针刺疗法或配合药物,对照组采用西药治疗。结局指标:①总体有效率;②症状积分的改善(参考《功能性消化不良中医诊疗规范(草案)》);③胃动素的改变;④生活质量评分指数的改善(参考《尼平消化不良指数》及《SF-36 量表》等);⑤安全性。结果显示:治疗组和对照组在总体有效率上,差异有统计学意义[OR =2.55,95% CI (1.75,3.71)];根据治疗组干预措施的不同,分成单纯针刺治疗组和针刺配合西药治疗组进行亚组分析,2 篇文献只采用了单纯针刺治疗,经异质性分析 I^2 =0%, P =0.62,采用固定效应模型进行 Meta 分析,差异有统计学意义[OR =3.46,95% CI (1.37,8.71)],亚组分析中单纯针刺组在改善总体有效率优于单纯西药治疗[OR =3.46,95% CI (1.73,8.71)];单纯针刺组在改善胃动素方面优于西药组[MD =67.65,95% CI (37.76,97.55)];针刺干预在生活质量改善方面优于单纯西药组;在不良事件的发生率上,针刺组(4.55%)明显少于西药组(20.91%)。

吴晓尉[2]做针灸对比胃肠促动力药治疗功能性消化不良(FD)的系统评价,检索了计算机检索中国知网(CNKI)、中国生物医学文献数据库(CBMdisc)、PubMed、Embase、Cochrane Library 等数据库。在研究中,对检索获得文献采用如下标准进行筛查。纳入标准:①针灸治疗 FD 的随机对照试验;②研究对象符合 FD 罗马Ⅱ或罗马Ⅲ诊断标准;③试验组单独使用针灸治疗,对照组单独使用胃肠促动力药治疗。排除标准:①未设立对照组或两组间均衡性差,无可比性;②纳入研究未采用疗效作为结局指标;③无法获得全文且无详细摘要的文献或无法提取数据的研究。文献筛选和质量评价:由 2 位研究者独立筛选文献、提取资料和评价质量;排除明显不符合纳入标准或符合排除标准的试验,对可能纳入的试验阅读全文,以确定是否最终纳入研究,意见不统一时征求第三方意见;纳入研究和文献质量评价采用改良 Jadad 量表,评分 3 分视为低质量,4~7 分则视为高质量。共纳入 16 篇文献,16 个随机对照试验研究,共纳入患者 1 088 例,试验组 544 例,对照组 544 例。16 个随机对照试验均为低质量,Jadad 评分 2~3 分。结果显示:①针灸治疗 FD 的总有效率显著高于胃肠促动力药[$RR=1.18,95\%\ CI(1.11,1.24),P<0.000\ 01$];②亚组分析:针灸对比多潘立酮,针灸治疗 FD 的有效率显著高于多潘立酮[$RR=1.12,95\%\ CI(1.02,1.22),P=0.02$],针灸对比伊托必利,针灸治疗 FD 的有效率显著高于伊托必利[$RR=1.25,95\%\ CI(1.15,1.36),P<0.000\ 01$]。

另外,在进行文献整理期间,我们对另外 5 篇文献[3~7]进行了整理,结果显示针刺/针灸联合西药或者单独治疗对功能性消化不良有较好的疗效,可以改善临床症状及精神心理状态。见表 4-1。

干预手段 2. 枳术宽中胶囊,系统综述质量评价结果(+++)

陈秒旬等[8]用 Meta 分析评价枳术宽中胶囊治疗 FD 的临床疗效与安全性,试验组为单纯枳术宽中胶囊或者枳术宽中胶囊联合任一种西药,对照组为西药,包括多潘立酮、莫沙必利、西沙必利。纳入随机对照试验或临床对照试验,排除病例对照研究、横断面研究、队列研究等。结局指标:纳入报道了临床症状积分、疗效评估、不良反应的文献,排除没有这些指标的研究。共纳入 12 篇文献,Jadad 评价文献质量为 1~3 分,结果显示:枳术宽中胶囊或枳术宽中胶囊联合西药治疗 FD 的总有效率优于常规西药[$RR=1.15,95\%\ CI(1.07,1.24)$],亚组分析表明:亚组 2、亚组 3(亚组 2 为枳术宽中胶囊联合多潘立酮、亚组 3 为枳术宽中胶囊联合莫沙必利)[$RR=1.18,95\%\ CI(1.11,1.27),P<0.01$],表明枳术宽中胶囊联合西药治疗 FD 总有效率高于常规西药。枳术宽中胶囊未发现严重不良反应。统计中发现不同治疗方案及不同西药,枳术宽中胶囊和西药对于临床症状改善程度不一样,症状积分指标存在较大差异而无法行 Meta 分析。

表 4-1 针刺/针灸临床研究信息提取表

作者	证据级别	证据质量	研究场所	干预人群	试验组干预措施	对照组干预措施	结局评价标准	随机方法	盲法	试验组例数	对照组例数	有效性结果	安全性结果
金玉莲[3]	Ⅱb	4+	中国中医科学院广安门医院	功能性消化不良	主穴:足三里,太溪,配穴:足临泣,内关,神门,隔日1次,一周3~4次,连续治疗1个月	安慰针刺,隔日1次,一周3~4次,连续治疗1个月	疗效评价指标为治疗1个月后消化不良症状的改善,以及治疗结束3个月后随访的症状,钡餐胃动力及血清胃泌素水平	随机数表法	单盲	30	30	①近期疗效:在餐后饱胀,早饱感,上腹痛,主症总积分,总体症状积分,SF-36,SDS,SAS的改善方面,治疗组明显优于对照组(P均<0.01),有显著统计学意义。②近期主症积分改善程度为93.09%(P<0.01);对照组为33.92%(P<0.01);治疗组明显优于对照组(P<0.01),有显著统计学意义	3位病人在治疗后,伴随肢体特定动作时出现"电击、麻刺"样针感

续表

作者	证据级别	证据质量	研究场所	干预人群	试验组干预措施	对照组干预措施	结局评价标准	随机方法	盲法	试验组例数	对照组例数	有效性结果	安全性结果
陈秋萍[4]	Ⅱb	2+	武汉市中医医院	功能性消化不良	疏肝和胃法选穴取中脘(双侧)、内关(双侧)、太冲(双侧)、膻中、平补平泻，留针30min，每日一次，治疗4周	伊托必利片，50mg/次，3次/d，口服，治疗4周	疗效评定标准：①疗效测评采用2006年罗马-Ⅲ功能性消化不良症状积分评定。②健康相关质量生存质量评分(SF-36)测定	随机数字表	未报告	30	30	①症状积分比较：治疗后，两组间症状积分与治疗前比较均有明显下降(P<0.05)；针刺药物组治疗后比较，针刺组症状积分明显低于药物组，有统计学意义(P<0.05)；②临床总有效率比较：针刺组总有效率为96.7%，药物组总有效率为80.3%，针刺组疗效显著优于药物组(P<0.05)；③生存质量方面：治疗后两组患者生存质量较治疗前均有改善(P<0.05)，在躯体疼痛、精神健康、社会功能三方面的改善上，针刺组优于药物组(P<0.05)	未出现明显不良反应

続表

作者	证据级别	证据质量	研究场所	干预人群	试验组干预措施	对照组干预措施	结局评价标准	随机方法	盲法	试验组例数	对照组例数	有效性结果	安全性结果
唐胜修等[5]	IIb	2+	广西壮族自治区人民医院	功能性消化不良	针刺治疗组：取穴：双侧足三里、内庭、太冲，内关、脾俞、胃俞、心俞，及中脘，肝俞，1次/d，治疗30日	多潘立酮，10mg/次，3次/d，餐前0.5h，口服。治疗30日	对腹部不适或疼痛、腹胀、纳差、早饱、恶心或呕吐、嗳气等6个主要症状积分。临床治愈,症状消失,且停止治疗1个月以上无复发;显效,症状积分减少2/3以上;有效,症状积分减少少1/3不足2/3;无效,症状积分无变化或减少不足1/3	随机数字表	未报告	32	30	两组治疗前后症状积分比较,针刺组症状积分显著少于药物组(P<0.05),针刺组临床疗效显著优于药物组(P<0.05),针刺组患者治疗后血浆胃动素(Motilin,MTL)水平显著高于药物组(P<0.05)	未报告

68

续表

作者	证据级别	证据质量	研究场所	干预人群	试验组干预措施	对照组干预措施	结局评价标准	随机方法	盲法	试验组例数	对照组例数	有效性结果	安全性结果
胡晔[6]	IIb	2+	武汉市中西医结合医院	功能性消化不良	取六中脘、天枢(双侧)、足三里(双侧)、内关(双侧),肝气郁结者加膻中、章门,脾气虚者加脾俞、胃俞,肝气犯胃者加期门,湿热滞胃者加内庭、阴陵泉,1次/d,治疗12天	伊托必利片,50mg/次,3次/d,餐前30min口服,治疗12天	观察症状,疗效指数,尼平消化不良指数(NDI),健康相关生活质量(SF-36),血清胃泌素(GAS)的含量。疗效评定标准(略)	随机数字表	未报告	36	36	①综合疗效比较:辨证针刺组总有效率为91.2%,西药组总有效率为66.7%,两组综合疗效比较,差异有统计学意义($P<0.05$),辨证针刺组疗效优于西药组;②症状疗效指数、NDI生活质量、SF-36、血清GAS含量比较上辨证针刺组和西药组较治疗前均明显改善,有显著性差异($P<0.01$),且辨证针刺组疗效明显优于西药组,差异有统计学意义($P<0.05$)	未出现不良反应

续表

作者	证据级别	证据质量	研究场所	干预人群	试验组干预措施	对照组干预措施	结局评价标准	随机方法	盲法	试验组例数	对照组例数	有效性结果	安全性结果
陈建永等[7]	Ⅱb	1+	浙江省中医西医结合医院	功能性消化不良	取足三里、中脘、内关,针刺20min/次,1次/d,治疗7天	对照1组:西沙必利10mg/次,3次/d,饭前30min口服;对照2组:麦滋林-s颗粒0.67g,3次/d,饭前30min口服,治疗7天	对胃脘痛、嗳气、嘈杂、反酸、腹胀、纳呆少食分别作程度和频率评分	未报告	未报告	30	30	治疗组和对照1组、对照2组治疗后症状有明显改善(P<0.01),治疗组及对照1组胃电频率与治疗前比较有明显改善(P<0.05);治疗后治疗组和对照1组血胃动素、B超胃排空与治疗前比较,均有明显改善(P<0.05)	未报告

另外,在进行文献整理期间,我们对另外 2 篇文献[9,10]进行了整理,结果显示枳术宽中胶囊联合西药或者单独治疗对功能性消化不良有较好的疗效,可以改善临床症状及精神心理状态。见表 4-2。

证据等级：Ⅱb 级证据

干预手段 3. 胃苏颗粒,随机对照试验质量评价结果(++)

张婷婷等[11]在一项随机对照临床研究中,采用胃苏颗粒联合莫沙必利治疗 FD,观察 FD 患者的临床疗效及复发率。研究于福建省漳州市中医院脾胃病科门诊进行,将 80 例肝胃不和型 FD 患者按随机数表法随机分成治疗组和对照组,每组各 40 例。治疗组应用胃苏颗粒联合枸橼酸莫沙必利治疗,对照组应用枸橼酸莫沙必利治疗。胃苏颗粒冲服,1 袋 / 次,3 次 /d;枸橼酸莫沙必利口服,5mg/ 次,3 次 /d。疗程 4 周。疗效评价指标为治疗第 2 周、治疗 4 周后餐后饱胀不适、早饱感、上腹部疼痛、上腹烧灼感等主要症状单项评分及综合疗效。结果显示,治疗组治疗后综合疗效积分 2.40 ± 1.62,对照组综合疗效积分 4.59 ± 1.73,两组比较差异有统计学意义($P<0.01$);治疗组有效率 87.5%,对照组有效率 67.5%,两组比较差异有统计学意义($P<0.01$);两组治疗后 3 个月随访,治疗组 40 例病例中有 6 例复发,复发率为 15%,对照组 40 例病例中有 15 例复发,复发率为 37.5%。两组的复发率比较,经 χ^2 检验,$P<0.05$,对照组复发率明显高于治疗组。见表 4-3。

安全性事件:未发现药物不良反应。

另外,汪章平[12]在一项随机对照临床研究中,采用胃苏颗粒联合雷贝拉唑治疗 FD 的疗效。研究于广州军区武汉总医院进行,将 96 例肝胃不和型功能性消化不良按随机数表法随机分成治疗组、对照组 1 和对照组 2,每组各 32 例。治疗组应用胃苏颗粒联合雷贝拉唑治疗;对照 1 组采用雷贝拉唑钠肠溶片和多潘立酮片(10mg/ 次,3 次 /d);对照 2 组采用雷贝拉唑钠肠溶片(20mg/ 次,1 次 /d)治疗。各组均治疗 4 周。评价指标为治疗前后临床症状积分、生活质量评分及胃电图胃电紊乱百分比、餐后 / 餐前功率比、主频不稳定系数各项指标变化。

表 4-2 枳术宽中胶囊临床研究信息提取表

作者	证据级别	证据质量	研究场所	干预人群	试验组干预措施	对照组干预措施	结局评价标准	随机方法	盲法	试验组例数	对照组例数	有效性结果	安全性结果
袁芳等[9]	IIb	1+	贵州省人民医院	功能性消化不良	在对照组治疗基础上加用枳术宽中胶囊,3片/次,3次/d,口服,治疗21日	多潘立酮,10mg/次,3次/d,口服,治疗21日	疗效评价指标为治疗前后恶心呕吐、食欲下降、上腹不适、嗳气、胃灼热,反酸等临床症状的改善情况及胃电图	未报告	未报告	40	40	①治疗前后症积分比较:两组恶心呕吐、食欲下降、上腹不适、嗳气、胃灼热,反酸等临床症状积分明显降低($P<0.05$),治疗组改善较对照组明显($P<0.05$);②临床疗效比较:痊愈率治疗组75.00%,对照组62.50%,两组差异显著($P<0.05$);总有效率治疗组95.00%,对照组85.00%,两组差异显著($P<0.05$);③治疗前后胃电图变化比较:治疗组治疗后胃电图各项指标改善均比对照组改善明显($P<0.05$)	未见明显不良反应

续表

作者	证据级别	证据质量	研究场所	干预人群	试验组干预措施	对照组干预措施	结局评价标准	随机方法	盲法	试验组例数	对照组例数	有效性结果	安全性结果
邓琴等[10]	Ⅲb	4+	武汉大学人民医院	功能性消化不良	中药枳术宽中胶囊,3粒,3次/d,治疗4周	多潘立酮片10mg/次,3次/d,治疗4周	症状积分评估,汉密尔顿抑郁量表17项(HAMD-17)	未报告	未报告	97	105	①治疗组及对照组2周末消化不良症状改善总有效率分别为83.00%、73.68%,两组间差异无统计学意义($P>0.05$);4周末总有效率分别为98.00%、92.98%,两组间差异无统计学意义($P>0.05$);②治疗组及对照组4周末心理精神状态改善总有效率分别为96.00%、78.95%,两组间差异有统计学意义($\chi^2=11.54$,$P<0.01$)	未见明显不良反应

表 4-3　两组治疗前后综合疗效的积分比较($\bar{x}\pm s$)

组别	例数	治疗前	治疗后
治疗组	40	7.56 ± 3.10	2.40 ± 1.62[###]
对照组	40	8.21 ± 2.52	4.59 ± 1.73[##]

注:与对照组比较,*$P<0.05$;与治疗前比较,#$P<0.01$;##$P<0.01$。

结果显示：①治疗 4 周后治疗组总症状积分明显低于两组对照组,单项上腹饱胀不适、早饱、嗳气及上腹痛症状积分较两组对照组明显降低,治疗组上腹痛及嗳气症状改善尤为明显,差异均有统计学意义($P<0.05$),余症状疗效组间差异无统计学意义($P>0.05$)。在总有效率、总显效率方面,治疗组及对照 1 组均高于对照 2 组,但前两者之间相较差异无统计学意义($P>0.05$),而治疗组痊愈率高于两组对照组,差异有统计学意义($P<0.05$)。②治疗 4 周后,治疗组在情感职能、躯体疼痛及精神健康三方面的生活质量评分较治疗前有所改善,差异有统计学意义($P<0.05$);组间比较差异无统计学意义($P>0.05$)。③治疗 4 周后,治疗组与对照 1 组胃电节律紊乱百分比及主频不稳定系数较治疗前明显降低,差异有统计学意义($P<0.05$),而两组间比较,治疗组下降更为明显,差异有统计学意义($P<0.05$)。治疗组与对照 1 组餐后 / 餐前功率比较治疗前有所增高,差异有统计学意义($P<0.05$);两组间比较,差异无统计学意义($P>0.05$)。治疗过程中 3 组患者中均未出现明显药物不良反应,治疗前后各项辅助检查未见明显异常。

临床问题 2. 对 FD 患者临床症状和实验室检查情况的改善
证据等级：Ⅰa 级证据
干预手段 4：六味安消胶囊,系统综述质量评价结果(+++)

贝美惠[13]评估了六味安消胶囊治疗 FD 的疗效及安全性。试验组予单纯使用六味安消胶囊或六味安消胶囊联合西药治疗;对照组使用安慰剂或常规西药。主要结局指标为有效率和症状积分改善情况,次要结局指标为生活质量、不良事件、胃肠蠕动率、胃排空、胃肠激素等。共纳入 24 个 RCT 研究,GRADE 质量等级评价文献质量为低、中质量,共纳入受试者 2 573 例,其中试验组 1 352 例,对照组 1 221 例。结果显示：单纯使用六味安消胶囊或六味安消胶囊联合西药治疗 FD 的总有效率均优于单纯使用西药治疗[$RR=1.16$,$95\% CI(1.06,1.27)$,$I^2=73\%$]和[$RR=1.22$,$95\% CI(1.14,1.32)$],对改善 FD 上腹痛、早饱、促胃排空率方面,六味安消胶囊优于西药治疗[$RR=1.18$,$95\% CI(1.06,1.31)$];[$RR=1.17$,$95\% CI(1.04,1.32)$];[$WMD=2.16$,$95\% CI(0.26,4.07)$],未出现严重不良反应。

另外,在进行文献整理期间,我们对另外 4 文献[14-17]进行了整理,结果显示六味安消胶囊联合西药或者单独治疗功能性消化不良有较好的疗效,可以改善临床症状(表 4-4)。

表 4-4　六味安消胶囊临床研究信息提取表

作者	证据级别	证据质量	研究场所	干预人群	试验组干预措施	对照组干预措施	结局评价标准	随机方法	盲法	试验组例数	对照组例数	有效性结果	安全性结果
余剑华等[14]	Ⅱb	2+	西安市中心医院	功能性消化不良	六味安消胶囊,2粒/次,3次/d,每餐后口服,治疗2周	莫沙必利,5mg/次,3次/d,每餐前口服,治疗2周	FD疗效标准:临床症状基本消失,总症状积分为0为临床治愈;大部分症状消失,部分症状减轻,总积分≤原积分20%为显效;临床症状减轻,原积分20%<总积分≤原积分60%,为有效;临床症状改善不明显,>原积分60%或加重为无效	未报告	未报告	24	22	治疗组(六味安消组)和对照组(莫沙必利组)总有效率分别为91.67%与90.91%,两组间无显著差异(P>0.05)	治疗组(六味安消组)稀便2例,对照组(莫沙必利组)稀便1例

续表

作者	证据级别	证据质量	研究场所	干预人群	试验组干预措施	对照组干预措施	结局评价标准	随机方法	盲法	试验组例数	对照组例数	有效性结果	安全性结果
李云桥等[15]	IIb	2+	华中科技大学同济医学院附属协和医院	功能性消化不良	六味安消胶囊3粒/次,3次/d,餐后口服,治疗2周	莫沙必利5mg/次,3次/d,每于餐前口服,治疗2周	(1)症状疗效判断标准:①痊愈,治疗后症状完全消失;②显效,治疗后症状改善2个等级但没完全消失;③有效,治疗后症状改善1个等级但没完全消失;④无效,治疗后症状加重或无变化。 (2)胃排空改善判断标准:①显效,治疗后5h胃内钡条残留率<50%;②有效,治疗后5h,50%<胃内钡条残留率<75%;③无效,治疗后5h胃内钡条残留率>75%	未报告	未报告	15	15	(1)症状疗效比较:两组均可明显改善上腹胀、早饱、腹痛、食欲不振及嗳气等功能性消化不良症状,与治疗前相比,有显著性差异(P<0.05);组内比较:两组治疗前后症状总积分,有显著性差异(P<0.05);组间比较:治疗组上腹胀、早饱、腹痛、食欲不振及嗳气等症状的有效率分别为61.27%、67.24%、56.84%、65%、58.26%,对照组的有效率分别为63.15%、60.33%、68.25%、55.7%、53.6%,两组治疗前后症状总积分及症状有效率比较,均无显著性差异(P>0.05)。(2)胃排空比较:两组均可改善胃排空率,改善胃排空延迟患者的胃排空残留,均无显著性差异(P>0.05)	未发现不良反应

续表

作者	证据级别	证据质量	研究场所	干预人群	试验组干预措施	对照组干预措施	结局评价标准	随机方法	盲法	试验组例数	对照组例数	有效性结果	安全性结果
张保房等[16]	IIb	4+	湖北荆门市第一人民医院	功能性消化不良	中药六味安消胶囊4粒/次,3次/d,餐前0.5h口服,治疗4周	西沙必利组子西沙必利片5mg/次,3次/d,餐前0.5h口服,治疗4周	显效,治疗后比治疗前总分减少2/3以上;有效,减少1/3以上;无效,减少不足1/3;单一症状评价:症状完全消失为完全缓解,部分消失为部分缓解,无变化为无效	未报告	未报告	107	84	①各亚型临床疗效比较:两组治疗总有效率无显著性差异(P>0.05),在FD溃疡型,两组治疗总有效率分别为90.9%及62.5%(P<0.05),其余各型无显著性差异(P>0.05)。②治疗前后各症状缓解情况:六味安消组对局限性上腹部疼痛缓解率明显优于西沙必利组(P<0.05),其余各症状缓解率无显著性差异(P>0.05)	六味安消组:腹泻6例,便秘12例,中下腹疼痛5例,头痛1例。西沙必利组:腹泻5例,便秘9例,中下腹疼痛3例,头痛3例。两组副作用相比,无显著性差异(P>0.05)

作者	证据级别	证据质量	研究场所	干预人群	试验组干预措施	对照组干预措施	结局评价标准	随机方法	盲法	试验组例数	对照组例数	有效性结果	安全性结果
陶红军等[17]	IIb	2+	马鞍山市人民医院	功能性消化不良	六味安消胶囊3粒/次,3次/d,餐后15~30min口服,治疗2周	莫沙必利片5mg/次,3次/d,餐前15~30min口服,治疗2周	症状程度分级:以上腹痛,上腹不适,腹胀,早饱,恶心,呕吐,食欲不振8个症状程度分级。疗效评定标准:患者主诉症状完全消失为痊愈,症状级别改善2级以上为显效,症状级别改善1级为进步,症状未改善或加重为无效	就诊顺序	未报告	50	50	①治疗后临床症状缓解情况:两组治疗后各症状改善(除呕吐外)比较均P<0.01,治疗组优于对照组比较有效率总有效率84.0%,对照组治疗前后组内比较有效率总有效率82.0%,两组有效率无显著性意义(P>0.05);③两组5hGE率比较:治疗组为(26.79±5.28)%,(51.98±6.26)%,(25.80±6.12)%,(49.56±7.59)%,两组5hGE率比较治疗前后均P<0.05	治疗组发生不良反应3例(6%),均为用药后出现大便次数增多,对照组发生不良反应4例(8%),2例轻度腹泻,1例轻度腹痛,头痛,眩晕,1例失眠,另1例均未经特殊处理好转

干预手段 5. 四磨汤口服液,系统综述质量评价结果(++++)

Yunxia H 等[18]做 Meta 分析评估四磨汤口服液治疗 FD 的疗效和副作用,纳入 27 篇 RCT 文献,受试者 2 713 例,其中试验组 1 383 例,为单纯四磨汤口服液或者四磨汤口服液联合任一种西药,对照组 1 330 例,为常规西药或安慰剂,FD 诊断标准符合罗马Ⅰ、Ⅱ、Ⅲ或Ⅳ标准,主要结局指标为临床有效率,次要结局指标为胃排空、复发率、安全性。结果显示:四磨汤口服液的临床总有效率高于对照组[$RR=1.14$;95% $CI(1.09,1.20)$;$P<0.000\ 01$],通过对年龄和药物进行亚组分析后仍能改善临床总有效率,但在排除参与者和研究人员盲法中的高偏倚风险后,结果显示没有显著差异[$RR=1.14$;95% $CI(0.97,1.35)$;$P=0.12$]。三项研究测量了胃排空,其中两项研究报告试验组和对照组之间无显著差异,一项研究表明四磨汤口服液减少胃排空时间。在复发率和不良反应方面,两组无明显差异。由于纳入的临床研究异质性高,质量低,偏倚风险高,样本量小,需要进一步大规模标准化和严格设计的研究验证。

李玉洁[19]的一项随机、双盲、双模拟、阳性对照研究中,观察四磨汤对肝脾气滞型功能性消化不良(FD)患者的临床疗效及血清中生长抑素(SS)、P 物质(SP)的影响。研究于张家界市中医院门诊进行,将符合功能性胃肠病的罗马Ⅲ诊断标准的 PDS 的 84 例肝脾气滞型 FD 患者按分层区组随机及随机数表法分为治疗组(四磨汤 + 模拟多潘立酮组),阳性对照组(模拟四磨汤 + 多潘立酮组),每组各 42 例。给药方式:四磨汤口服液及模拟四磨汤口服液 20ml/ 次,3 次 /d,多潘立酮片及模拟多潘立酮片 10mg/ 次,3 次 /d,均在饭后半小时口服。疗程均为 14 天。疗效评价指标为主要症状、次要症状变化情况,中医证候疗效,各症状的疗效,ELISA 法检测血清中 SS、SP 的含量变化。疗效评定标准:参照《中药新药临床研究指导原则》制定。各症状疗效评定标准:临床控制,疗程结束后症状消失;显效,疗程结束后症状分级减少 2 级;有效,疗程结束后症状分级减少 1 级;无效,达不到上述标准者。结果显示:①治疗前,两组一般情况如性别、年龄、病程、病情程度等方面无显著差异($P>0.05$);中医证候总积分、各症状积分相比无明显差异($P>0.05$);血清 SS、SP 含量亦差异无统计学意义($P>0.05$)。②经治疗后,两组疾病疗效相比差异无统计学意义($P>0.05$);治疗组中医证候总积分减少,与对照组比较差异有统计学意义($P<0.05$)。③各症状疗效比较,胃脘痞满、餐后饱胀、食量减少、嗳气反酸、恶心呕吐本组前后积分有差异($P<0.05$),但两组之间积分及各疗效两组比较无

明显差异（$P>0.05$）；胁肋胀满，太息，大便不畅本组前后积分、治疗后两组积分及各疗效两组比较差异均有统计学意义（$P<0.05$）。④治疗组患者血清中 SS 含量降低，SP 含量上升，但与对照组相比差异无统计学意义（$P>0.05$）。⑤两组脱落病例比较差异无统计学意义（$P>0.05$），两组均未见明显药物不良反应，脱落病例均为患者主动退出或者失访。参见表 4-5~ 表 4-8。

表 4-5　治疗前后总积分比较（$\bar{x} \pm s$）

组别	治疗前	治疗后
治疗组	18.87 ± 1.298	$5.92 \pm 0.825^{*}$
对照组	$18.61 \pm 1.224^{\triangle}$	$8.34 \pm 0.819^{\# \triangledown}$

注：治疗前两组比较，$^{\triangle}P>0.05$；治疗组前后，$^{*}P<0.05$；对照组前后，$^{\#}P<0.05$；治疗后两组比较，$^{\triangledown}P<0.05$。

表 4-6　部分症状积分比较（$\bar{x} \pm s$）

症状	治疗组		对照组	
	治疗前	治疗后	治疗前	治疗后
胁肋胀满	3.90 ± 0.274	$0.77 \pm 0.189^{*}$	$3.95 \pm 0.257^{\triangle}$	$2.29 \pm 0.216^{\triangledown \#}$
喜太息	1.92 ± 0.139	$0.31 \pm 0.083^{*}$	$1.73 \pm 0.160^{\triangle}$	$1.07 \pm 0.118^{\triangledown \#}$
大便不畅	1.59 ± 0.146	$0.26 \pm 0.088^{*}$	$1.41 \pm 0.152^{\triangle}$	$0.80 \pm 0.122^{\triangledown \#}$

注：治疗前两组比较，$^{\triangle}P>0.05$；治疗组前后，$^{*}P<0.05$；对照组前后，$^{\#}P<0.05$；治疗后两组比较，$^{\triangledown}P<0.05$。

表 4-7　部分症状疗效比较

症状	例数		临床控制		显效		有效		无效	
	治疗组	对照组	治疗组	对照组	治疗组	对照组	治疗组	对照组	治疗组	对照组
胁肋胀满	39	41	26	7	6	3	6	19	1	12
喜太息	38	36	27	4	7	4	3	11	1	17
大便不畅	35	33	27	8	2	2	5	8	1	15

注：与对照组相比 $P<0.05$。

表 4-8 治疗前后 SS、SP 比较($\bar{x} \pm s$)

血清含量	治疗组		对照组	
	治疗前	治疗后	治疗前	治疗后
SS/($\mu g \cdot L^{-1}$)	9.07 ± 0.187	$6.60 \pm 0.240^{*}$	$9.00 \pm 0.163^{\triangle}$	$6.60 \pm 0.226^{\nabla \#}$
SP/($pmol \cdot L^{-1}$)	88.47 ± 1.813	$149.15 \pm 2.942^{*}$	$91.95 \pm 1.661^{\triangle}$	$150.43 \pm 2.820^{\nabla \#}$

注:治疗前两组比较,$^{\triangle} P > 0.05$;治疗组前后,$^{*} P < 0.05$;对照组前后,$^{\#} P < 0.05$;治疗后两组比较,$^{\nabla} P > 0.05$。

肖政华等[20]的随机、双盲、双模拟、对照研究中,观察四磨汤治疗功能性消化不良患者的临床疗效。研究于贵阳中医学院第一附属医院进行,将符合"功能性消化不良罗马Ⅲ诊断标准"中的餐后不适综合征诊断标准的 60 例患者按随机数表法随机分为两组,每组各 30 例。治疗组予四磨汤 + 模拟多潘立酮,对照组予模拟四磨汤 + 多潘立酮。给药方法:四磨汤及模拟四磨汤 20ml/ 次,3 次 /d,多潘立酮片及模拟多潘立酮片,10mg/ 次,3 次 /d,均在饭后半小时口服。疗程均为 2 周。疗效评价指标为治疗前后总体疗效、症状总积分及中医主要症状分级疗效。中医症状分级量化标准,参照《中药新药临床研究指导原则》制定,所有症状分为轻、中、重 3 级:轻,症状轻,不影响工作生活;中,症状较重,已影响工作生活,尚能忍受;重,症状严重,严重影响工作生活,难以忍受。症状总积分:按照诊断标准,主症分别记 2、4、6 分,次症分别记 1、2、3 分,无症状记 0 分,各项症状得分累加即为该患者的症状总积分。程度分级标准,按计分标准计算各项积分:轻度,症状积分 <11 分;中度,症状积分 11~22 分;重度,症状积分 >22 分。临床总体疗效评价,参照《中药新药临床研究指导原则》制定:临床痊愈,症状、体征消失或基本消失,证候积分减少 ≥95%;显效,症状、体征明显改善,证候积分减少 ≥70%;有效,症状、体征均有好转,证候积分减少 ≥30%;无效,症状、体征均无明显改善,甚或加重,证候积分 <30%。计算公式(尼莫地平法)为:证候疗效 = [(治疗前总积分 – 治疗后总积分)/ 治疗前总积分]×100%。结果显示:①临床总体疗效比较,治疗组总显效率优于对照组($P < 0.05$),但两者总有效率无显著性差异($P > 0.05$);②治疗前后主要症状总积分比较,治疗后两组积分均较治疗前显著下降($P < 0.01$),且治疗组优于对照组($P < 0.05$);③两组中医症状分级疗效比较,经秩和检验,两组治疗前症状分级无明显差异($P > 0.05$),具有可比性,两组治疗前后比较,$P < 0.05$,说明两组对症状的均有明显改善;两组治疗后比较,对嗳气反酸、心烦易怒、喜叹

息、便秘的症状改善方面,治疗组优于对照组($P<0.05$),其余症状改善两组无明显差异性($P>0.05$)。两组患者治疗前后血、尿常规,肝肾功能,心电图均无异常,治疗中未发现药物明显不良反应。参见表4-9。

表4-9　两组治疗前后症状总积分比较($\bar{x} \pm s$)

组别	例数	治疗前	治疗后
治疗组	30	19.10 ± 5.17	$3.73 \pm 2.75^{\#*}$
对照组	30	19.47 ± 5.41	$6.87 \pm 4.97^{\#}$

注:与本组治疗前比较,$^{\#}P<0.01$,与对照组比较,$^{*}P<0.05$。

另外,在进行文献整理期间,我们对另外两篇文献[21,22]进行了整理,结果显示四磨汤口服液联合西药或者单独治疗对功能性消化不良有较好的疗效,可以改善临床症状及实验室检查情况。参见表4-10。

干预措施6. 达立通颗粒,系统综述质量评价结果(+++)

尹茜等[23]评估了达立通颗粒治疗FD的疗效及安全性,FD西医学诊断符合罗马Ⅲ标准或其他类似标准,中医诊断符合痞满证中医诊断标准及中医辨证为肝胃郁热证者。结局指标:临床症状疗效、痞满证疗效和胃排空疗效。试验组予以达立通颗粒,对照组予以西沙必利或莫沙必利。共纳入6篇文献,文献质量A级2篇,B级1篇,C级3篇。共纳入受试者1 042例,其中试验组678例,对照组364例。结果显示:达立通颗粒与阳性药物(西沙必利或莫沙必利)相比,在临床症状、痞满证疗效和胃排空治愈率方面差异无统计学意义,RR及95% CI分别为1.45(0.99,2.12)、1.14(0.96,1.34)、1.03(0.86,1.23),不良反应发生率分别为1.51%和1.72%,RR和95% CI为0.96(0.39,2.40),多为轻微腹部不适或腹部隐痛。

王蕾等[24]的一项随机、双盲、双模拟、阳性药平行对照临床研究中,观察达立通颗粒治疗痞满证(功能性消化不良)的疗效。研究于四川大学华西医院进行,将符合本研究的纳入与排除标准的120例痞满证(功能性消化不良)患者,按3∶1生成随机数字表随机分为达立通颗粒组(治疗组)90例和西沙必利组(对照组)30例。治疗组口服达立通颗粒,6g/次,3次/d,同时服用西沙必利片模拟剂,5mg/次,3次/d;对照组口服西沙必利片,5mg/次,3次/d,同时服用达立通颗粒模拟剂,6g/次,3次/d,均餐前半小时服用。疗程均为2周。

表 4-10 四磨汤口服液临床研究信息提取表

作者	证据级别	证据质量	研究场所	干预人群	试验组干预措施	对照组干预措施	结局评价标准	随机方法	盲法	试验组例数	对照组例数	有效性结果	安全性结果
徐肇金[21]	Ⅱb	2+	湖北省中医医院	功能性消化不良	四磨汤口服液20ml/次,3次/d,口服,治疗7天	模拟口服液,均20ml/次,3次/d,口服,治疗7天	疗效评价指标为症状积分,疗效评定,经B超胃排空时间测定	未报告	单模拟	50	50	①总体疗效比较:治疗组的总有效率为88%,对照组仅为36%,经统计学比较差异有显著性($P<0.01$);②主要症状疗效比较:治疗后治疗组的主要症状总积分为3.50 ± 0.92,而对照组则为8.50 ± 1.16,两者经统计学比较有显著性差异($P<0.05$);③治疗组治疗前后各主要症状积分比较:治疗组各主要症状均有显著下降($P<0.05$),其中以院腹胀满、嗳气、恶心欲吸四项症状的改善最为明显($P<0.01$);④胃排空功能测定:经B超胃排空组治疗时间明显,与对照组治疗时间比较,治疗组半排空时间($P<0.05$),治疗前相比也有明显缩短($P<0.01$)	有4例出现轻微口干症状,饮水后即可缓解,1例同病在疗程结束后出现便秘,大便干结,不久自行缓解。治疗组病例在服药后肠鸣音活跃,矢气体多,但身体不适,治疗前后各项安全性指标均未出现明显异常

续表

作者	证据级别	证据质量	研究场所	干预人群	试验组干预措施	对照组干预措施	结局评价标准	随机方法	盲法	试验组例数	对照组例数	有效性结果	安全性结果
蔡光先等[22]	IIb	2+	湖南省中医药研究院附属医院等	肝脾不和型功能性消化不良	四磨汤口服液20ml/次,3次/d口服,模拟多潘立酮片10mg,3次/d,口服,治疗2周	模拟四磨汤口服液,20ml/次,3次/d口服,多潘立酮片,10mg,3次/d,口服,治疗2周	疗效评价指标以症状体征评分、胃排空功能、症状和血浆P物质、胃动素的水平	未报告	双盲双模拟	101	100	治疗组和对照组对肝脾不和型功能性消化不良临床总有效率分别为80.2%和71.4%,胃排空总有效率为61.5%和63.4%,能显著提高患者血清P物质和胃动素水平,两组差异无显著性($P>0.05$),但四磨汤口服液对上腹疼痛、早饱等症状改善优于多潘立酮片($P<0.05$)	治疗过程中两组病人均无严重不良事件发生。对照组3例有恶心、头晕,但均未做处理,坚持完成治疗,治疗组未见不良反应

主要观察指标:中医证候积分指标、中医证候疗效、痞满证疗效和胃排空疗效、胃排空检查、不良反应。结果显示:①中医证候疗效、痞满证疗效:意向性治疗(ITT)人群治疗组和对照组比较,其差异无统计学意义($P>0.05$);②舌象及脉象变化:PP 人群两组患者舌象及脉象治后较治前均有明显好转($P<0.05$),但其组间比较无统计学意义($P>0.05$);③胃排空疗效:PP 人群两组比较差异无统计学意义($P>0.05$)。

安全性事件:治疗组 90 例患者,有 87 例安全性评价为 1 级,3 例为 2 级;对照组 30 例患者,29 例安全性评价为 1 级,1 例为 2 级。其中,治疗组 1 例患者于服药后 1d 出现上腹部隐痛、不适,持续 3d,未经处理自行缓解;1 例患者于服药后 2d 出现中腹部不适,排便后 3~4h 未经处理自行消失,不良反应发生率为 2.22%。对照组有 1 例患者服药 3d 后出现腹部隐痛、肠鸣、腹泻水样便,无黏液脓血,3~4 次 /d,持续 12d,未经处理自行缓解,不良反应发生率为 3.4%。而在实验室指标变化方面,治疗组和对照组患者在治疗后,有部分患者的实验室指标有轻度波动。其中,比较令人注意的是,治疗组有 1 例患者治疗前尿素氮轻度异常(9.20mmol/L),治疗后仍有轻微升高(14.21mmol/L),对照组有 1 例患者治疗前尿素氮轻度异常(8.31mmol/L),治疗后有轻微升高(9.79mmol/L);对照组有 1 例患者治疗前血白细胞轻度异常(3.88×10^9/L),治疗后仍低于正常(3.42×10^9/L)。

证据等级:Ⅱb 级证据
干预手段 7. 三九胃泰颗粒,随机对照临床研究质量评价结果(++)

孙菁等[25]在一项多中心、随机对照、双盲、双模拟研究中,采用三九胃泰颗粒与奥美拉唑肠溶胶囊联用治疗 FD,观察 FD 患者症状的改善和安全性影响。研究于上海交通大学医学院附属瑞金医院、上海交通大学医学院附属仁济医院、北京军区总医院、北京大学第一医院、南方医科大学南方医院、浙江大学医学院附属第一医院、浙江大学医学院附属第二医院、安徽医科大学第一附属医院、中国医科大学附属盛京医院共九家医院进行,将 405 例 FD 患者随机分为三九胃泰组、奥美拉唑组和联合用药组,每组各 135 例,三九胃泰组给予三九胃泰颗粒 + 奥美拉唑模拟剂;奥美拉唑组给予三九胃泰;联合用药组三九胃泰颗粒 + 奥美拉唑;三九胃泰颗粒开水冲服,20g/ 次,2 次 /d;奥美拉唑肠溶胶囊口服,20mg/ 次,1 次 /d(早餐前 0.5h 服用)。疗程 14 天。模拟剂应用法用量同各相对应药物。疗效评价指标为症状总积分改善百分率、FD 相关症状较基线值的改善情况、安全性。结果显示：联合用药组的总有效率为83.7%（103/123），三九胃泰组的总有效率为69.2%（90/130）、奥美拉唑组的总有效率为65.6%（86/131）。联合用药组的总有效率高于三九胃泰组和奥美拉唑组（$\chi^2 = 7.3543$和10.9033，$P = 0.0067$和0.0010），三九胃泰组与奥美拉唑组比较差异无统计学意义（$P > 0.05$）。

安全性事件：试验期间共有14例受试者发生了不良反应，临床表现为头晕、嗜睡、胃灼热、腹痛、ALT升高等，其中轻度12例，中度2例，不良反应发生率为3.60%（14/389）。三九胃泰组、奥美拉唑组、联合用药组的不良反应发生率分别为3.8%（5/131）、3.0%（4/132）、4.0%（5/126），差异无统计学意义（$P > 0.05$）。

张震[26]在另外一项随机对照临床研究中，采用三九胃泰颗粒治疗FD，评价FD患者治疗前后生存质量的改善。研究于武汉市中西医结合医院进行，将60例中医诊断为痞满的FD患者按患者就诊顺序随机分为治疗组和对照组，每组各30例。治疗组采用三九胃泰颗粒（无糖型）治疗，对照组采用多潘立酮治疗。三九胃泰颗粒（无糖型）冲服，2.5g/次，2次/d；多潘立酮片10mg/次，3次/d。疗程均为4周。疗效评价指标为治疗前后主要症状单项积分、中医证候积分表，FDDQL汉化量表、安全性指标。结果显示：两组在中医症状总疗效、症状总积分及FDDQL汉化量表差异无统计学意义。但治疗组在HRQOL相关量表的饮食、健康感觉这两个领域表现出显著的统计学差异（$P < 0.05$）。此次研究过程中，两组均未出现不良反应的报告。

干预手段8. 藿香正气软胶囊，随机对照试验质量评价结果（++++）

苑珍珍在一项随机、双盲双模拟、平行对照研究[27]中，采用藿香正气软胶囊治疗FD，观察FD患者临床疗效和不良反应。研究于天津市南开医院进行，将130例中医辨证属于湿阻中焦证的FD患者按随机数字表随机分为对照组与试验组，每组各65例。对照组予多潘立酮片＋藿香正气软胶囊模拟药；试验组予藿香正气软胶囊＋多潘立酮模拟片。多潘立酮片口服，10mg/次，3次/d；藿香正气软胶囊口服，0.45g/次，3次/d，疗程为4周。观察指标为治疗前后症状评分和^{13}C-辛酸呼气试验法、不透X线标志物法两种胃排空检测。结果显示：试验组总有效率95.24%，显效率49.21%；对照组总有效率83.87%，显效率29.03%，试验组总有效率明显高于对照组，主要症状腹胀、早饱、食欲不振。试验组较对照组平均积分明显降低（$P < 0.05$），口黏腻/口臭两

组平均积分无明显差异,两种胃排空检测均提示试验组胃排空改善情况高于对照组。研究中,试验组出现 2 例不良反应,1 例为腹泻,1 例为上腹部不适,症状轻微,未经治疗,均自行痊愈;对照组出现 3 例不良反应,1 例腹泻,2 例为上腹部不适,症状轻微,未经治疗,亦自行痊愈。

干预手段 9. 气滞胃痛颗粒,随机对照试验质量评价结果(+)

苏青等[28]在一项随机、双盲、安慰剂对照研究中,采用气滞胃痛颗粒治疗 FD,评价 PDS 患者、EPS 患者的疗效及安全性。研究于华中科技大学协和医院进行,将 40 例 FD 患者中 PDS 患者(PDS 组,餐后不适综合征,下同)20例、EPS 患者(EPS 组,上腹痛综合征,下同)20 例利用 SAS 软件按 1:1 比例将 PDS 组、EPS 组患者均分为气滞胃痛颗粒亚组(分别简称为 A1 亚组、A2 亚组)、安慰剂亚组(分别简称为 B1 亚组、B2 亚组),每组各 10 例。A1 亚组、A2 亚组采用气滞胃痛颗粒治疗,B1 亚组、B2 亚组采用与气滞胃痛颗粒外形相同的空白安慰剂治疗。气滞胃痛颗粒口服,1 袋/次,3 次/d;安慰剂口服,1 袋/次,3 次/d。疗程均为 4 周。疗效评价指标为治疗后第 2、4、6 周主要症状(上腹痛、上腹部烧灼感、餐后饱胀不适及早饱感)积分、中医证候总分的比较。结果显示:PDS 组患者治疗第 6 周时,气滞胃痛颗粒亚组主要症状综合疗效高于安慰剂亚组,差异有统计学意义($P<0.05$);气滞胃痛颗粒亚组治疗 4 周后主要症状缓解显效率以及治疗 6 周后完全缓解率均高于安慰剂亚组,差异有统计学意义($P<0.05$);气滞胃痛颗粒亚组治疗第 4 周、第 6 周时主要症状积分均下降,与同组治疗前比较、与安慰剂亚组治疗后比较,差异均有统计学意义($P<0.05$)。EPS 组患者,气滞胃痛颗粒亚组治疗后总体疗效、症状改善率以及症状积分同安慰剂亚组比较,差异无统计学意义($P>0.05$)。纳入研究的所有功能性消化不良患者治疗 4 周后,气滞胃痛颗粒亚组与安慰剂亚组中医证候总分差异均无统计学意义($P>0.05$)。研究中,所有患者均未出现严重不良事件。

干预手段 10. 蒲元和胃胶囊,随机对照试验质量评价结果(+)

蒋康[29]的一项单盲、随机、对照的临床试验中,观察不同分型 FD 患者对蒲元和胃胶囊和经验治疗药物的治疗反应,评价蒲元和胃胶囊治疗 FD 的疗效。研究于山东大学齐鲁医院消化内科进行,将符合功能性消化不良罗马Ⅲ标准及标准白光内镜下未见明显病变的 198 例 FD 患者,按随机数表法分

为蒲元和胃组 101 例（PDS59 例，EPS42 例）和经验治疗组 97 例（PDS50 例，
EPS47 例）［最终纳入 191 例，蒲元和胃组 101 例（PDS58 例，EPS39 例）和经
验治疗组 97 例（PDS50 例，EPS44 例）］。蒲元和胃组 PDS 和 EPS 患者均给予
蒲元和胃胶囊（0.25g/ 粒），1g/ 次，3 次 /d。经验治疗组 PDS 患者给予莫沙必利
分散片（5mg/ 片），5mg/ 次，3 次 /d；EPS 患者给予奥美拉唑肠溶片（10mg/ 片），
20mg/ 次，2 次 /d。疗程均为 4 周。疗效评价指标为主要症状评分（MSS）、
健康调查简表（SF-36）评分、利兹消化不良问卷（LDQ）评分。结果显示：治
疗 4 周后，蒲元和胃胶囊和莫沙必利都可显著改善 PDS 患者的餐后饱胀症状
（$P<0.05$），但是两种药物之间未见明显差异（$P=0.457$）。蒲元和胃胶囊还可显
著改善早饱和上腹痛症状。蒲元和胃胶囊和奥美拉唑均可改善 EPS 患者的
上腹痛症状（均为 $P<0.05$），但两药间未见明显统计学差异（$P=0.169$）。蒲元
和胃胶囊似乎还对 EPS 患者餐后饱胀有所作用，但效果并不明显（$P=0.055$）。
蒲元和胃胶囊和莫沙必利可降低 PDS 患者的 LDQ 评分（$P=0.037$），但两药之
间未见明显差异（$P=0.779$）。蒲元和胃胶囊与奥美拉唑可降低 EPS 患者 LDQ
评分（$P=0.029$），两组间也未见显著差异（$P=0.445$）。服用蒲元和胃胶囊的
PDS 和 EPS 患者相比，LDQ 评分降低幅度未见明显差异（$P=0.576$）。对 PDS
而言，蒲元和胃胶囊治疗 4 周后，在一般健康状况、精力和精神健康 3 个维度
的得分有显著提高；而莫沙必利治疗后仅在生理功能和躯体疼痛两个维度上
有提高（均为 $P<0.05$）。对 EPS 患者而言，蒲元和胃胶囊可提高一般健康状况
和精神健康 2 个维度的得分；而奥美拉唑可提高躯体疼痛和情感职能 2 个维
度的得分（均为 $P<0.05$）。见表 4-11~ 表 4-14。

表 4-11　主要症状评分（$\bar{x} \pm s$）

症状	时间	PDS		EPS	
		蒲元和胃胶囊	莫沙必利	蒲元和胃胶囊	奥美拉唑
餐后饱胀不适	治疗前	5.47 ± 1.51	5.28 ± 1.83	3.21 ± 1.82	3.07 ± 1.82
	治疗后	5.00 ± 1.35	4.56 ± 1.36	2.62 ± 1.37	2.89 ± 1.19
	P	0.003	0.022	0.055	0.595
早饱	治疗前	5.04 ± 1.85	4.26 ± 2.56	2.95 ± 1.65	3.27 ± 1.66
	治疗后	4.55 ± 1.44	3.70 ± 2.32	3.05 ± 2.04	3.18 ± 2.03
	P	0.030	0.096	0.781	0.812

续表

症状	时间	PDS		EPS	
		蒲元和胃胶囊	莫沙必利	蒲元和胃胶囊	奥美拉唑
上腹痛	治疗前	3.07 ± 2.29	2.82 ± 1.95	4.87 ± 1.13	4.95 ± 1.75
	治疗后	2.60 ± 1.87	2.90 ± 2.14	4.51 ± 0.97	4.05 ± 1.58
	P	0.046	0.741	0.021	0.012
上腹烧灼感	治疗前	2.40 ± 2.00	2.80 ± 2.06	4.64 ± 1.35	4.75 ± 1.92
	治疗后	2.25 ± 1.58	3.24 ± 1.92	4.49 ± 1.40	3.98 ± 2.14
	P	0.549	0.183	0.446	0.041

表 4-12 不同分型 FD 患者 LDQ 评分 $(\bar{x} \pm s)$

时间	PDS			EPS		
	蒲元和胃胶囊	莫沙必利	P^{***}	蒲元和胃胶囊	奥美拉唑	P^{***}
治疗前	7.53 ± 2.56	7.86 ± 2.74	0.520	7.41 ± 2.38	7.57 ± 1.92	0.710
第 2 周末	7.34 ± 2.47	7.02 ± 2.61	0.521	7.12 ± 1.91	7.18 ± 1.77	0.900
第 4 周末	6.66 ± 2.80	6.90 ± 2.50	0.628	6.51 ± 1.85	6.86 ± 1.72	0.409
P^{*}	0.037		$F=0.493$	0.029		$F=0.126$
P^{**}	0.779		$P^{\#}=0.611$	0.445		$P^{\#}=0.881$

注:P^{*} 为服用药物前后总的统计量比较;P^{**} 为蒲元和胃胶囊与经验治疗药物治疗前后组间统计量比较;P^{***} 为各个时间点两种药物统计量比较;F,$P^{\#}$ 为治疗药物与治疗时间的交互效应统计量。

表 4-13 蒲元和胃组 LDQ 评分 $(\bar{x} \pm s)$

	治疗前	第 2 周末	第 4 周末	P
PDS	7.53 ± 2.56	7.34 ± 2.47	6.66 ± 2.80	$P^{*}=0.034$
EPS	7.41 ± 2.38	7.13 ± 1.91	6.51 ± 1.85	$P^{***}=0.576$
P^{***}	0.803	0.644	0.775	$F=0.392$,$P^{\#}0.427$

注:P^{*} 为药物治疗前后总的统计量比较;P^{**} 为治疗前后 PDS 和 EPS 之间统计量比较;P^{***} 为各个时间点 PDS 和 EPS 统计量之间比较;F,$P^{\#}$ 为 FD 类型与时间的交互效应统计量。

表 4-14　蒲元和胃组 LDQ 评分与 HP 感染的关系($\bar{x} \pm s$)

	治疗前	第 2 周末	第 4 周末	P
Hp(+)	9.04 ± 2.73	8.72 ± 2.23	8.40 ± 2.63	$P^* = 0.027$
Hp(−)	8.81 ± 2.61	7.75 ± 2.29	6.44 ± 1.93	$P^{**} = 0.022$
P^{***}	0.772	0.218	0.014	$F = 1.233, P^{\#} = 0.295$

注:P^* 为药物治疗前后总的统计量比较;P^{**} 为 HP(+)与 HP(−)之间治疗前后统计量比较;P^{***} 为各个时间点两药物统计量之间比较;$F, P^{\#}$ 为 HP 是否感染与治疗时间的交互效应统计量。

安全性事件:治疗过程中,蒲元和胃组和经验治疗组分别有 19(19.6%)例和 15(16.0%)例患者报告不良反应事件,两组间未见明显统计学差异($P = 0.573$)。两组均未见严重不良反应,蒲元和胃组不良反应主要包括恶心 6 例,腹泻 3 例,腹胀 3 例,腹部不适 3 例,头疼 2 例,眩晕 1 例,荨麻疹 1 例。经验治疗组不良反应包括腹泻 4 例,恶心 3 例,口干 3 例,腹痛 2 例,头疼 2 例,倦怠 1 例。

干预手段 11. 芄龙胶囊,随机对照试验质量评价结果(++)

王颖[30]的随机对照研究中,观察芄龙胶囊联合多潘立酮治疗功能性消化不良肝胃郁热型的临床疗效及对胃排空的影响。研究于天津市中西医结合医院消化科门诊进行,参照中医、西医学两个诊断标准,将符合功能性消化不良肝胃郁热型的患者 90 例随机分成芄龙胶囊组、多潘立酮组、联合给药组,每组 30 例,分别于餐前半小时口服。给药方案:芄龙胶囊组,芄龙胶囊 2 粒 / 次,3 次 /d;多潘立酮组,多潘立酮 2 粒 / 次,3 次 /d;联合给药组,芄龙胶囊 2 粒 + 多潘立酮 2 粒 / 次,3 次 /d。疗程 2 周。疗效评价指标为胃脘饱胀、脘部烧灼、口干口苦等症状积分,计算疗效指数及临床有效率,^{13}C- 辛酸呼气试验测定胃固体排空情况。治疗结束后随访 8 周,观察患者有无复发及不良反应。结果显示:①治疗后 3 组中胃脘饱胀、胃脘烧灼等各症状积分较前均下降,与治疗前相比差异有统计学意义($P < 0.05$)。②3 组治疗后症状总积分较治疗前均有不同程度下降,与治疗前相比差异有统计学意义($P < 0.05$)。3 组间比较,联合给药组改善程度优于芄龙胶囊组、多潘立酮组两组($P < 0.05$),芄龙胶囊组、多潘立酮组两组间差异无统计学意义($P > 0.05$)。③3 组治疗后,总有效例数分别为 22、21、28,总有效率分别为 73.3%、70% 和 93.3%。总有效例数相比,联合给药组优于其他两组($P<0.05$),芪龙胶囊组、多潘立酮组两组间差异无统计学意义($P>0.05$)。④胃固体排空试验显示,治疗后 3 组胃排空时间较治疗前均有明显改善($P<0.05$),3 组间比较差异无统计学意义($P>0.05$)。⑤治疗期间,芪龙胶囊组有两位患者出现轻微腹痛,联合给药组有 4 位患者出现轻微腹痛、腹泻(2 次 /d),症状在用药结束后消失。在 8 周的随访过程中,仅多潘立酮组有 1 位患者出现进食后胃脘饱胀症状,其余组无复发病例。见表 4-15~表 4-18。

表 4-15　3 组治疗前后临床疗效评价

组别	例数	显效	有效	无效	总有效率
芪龙胶囊组	30	15	7	8	73.3%
多潘立酮组	30	14	7	9	70.0%
联合给药组	30	19	9	2	93.3%

注:总有效率 =[(显效例数 + 有效例数)/ 总例数]×100%。3 组间总有效例数(显效 + 有效)两两相比,芪龙胶囊组、多潘立酮组两组差异无统计学意义,$\chi^2=0.093$,$P>0.05$;芪龙胶囊组和联合给药组两组差异有统计学意义,$\chi^2=4.20$,$P<0.05$,联合给药组优于芪龙胶囊组;多潘立酮组、联合给药组两组间差异有统计学意义,$\chi^2=5.455$,$P<0.05$,联合给药组优于多潘立酮组。

表 4-16　3 组治疗前后各症状积分比较($\bar{x}\pm s$)

症状	积分			P 值
	芪龙胶囊组	多潘立酮组	联合给药组	
胃脘饱胀	1.53 ± 1.55	1.93 ± 1.62	1.47 ± 1.17	0.41
胃脘烧灼	1.47 ± 1.48	1.93 ± 1.34	1.40 ± 1.30	0.27
口干口苦	1.60 ± 1.33	2.07 ± 1.53	1.47 ± 1.28	0.22
嗳气	1.10 ± 0.80	0.83 ± 0.65	0.67 ± 0.76	0.80
反酸	0.90 ± 0.71	0.80 ± 0.71	0.43 ± 0.50	0.02
纳呆	0.57 ± 0.57	0.57 ± 0.68	0.47 ± 0.51	0.75
便秘	0.63 ± 0.67	0.27 ± 0.52	0.33 ± 0.48	0.03

注:便秘、反酸症状积分相比,有统计学意义,联合给药组优于芪龙胶囊组、多潘立酮组,P 值均<0.05。其余症状比较,差异无统计学意义,$P>0.05$。

表 4-17　3 组治疗前后症状改善总积分（$\bar{x} \pm s$）

组别	例数	治疗前	治疗后	t
芄龙胶囊组	30	18.97 ± 3.53	7.77 ± 4.58	14.50
多潘立酮组	30	19.50 ± 2.98	8.40 ± 4.85	14.61
联合给药组	30	19.33 ± 3.63	5.57 ± 3.62	32.58

注：治疗后患者症状积分较前均有所改善，P 均 <0.05。且 3 组间治疗后症状积分相比，差异有统计学意义，$F=5.509$，$P<0.05$；联合给药组改善更为明显，优于芄龙胶囊组（$F=13.77$，$P<0.05$）及多潘立酮组（$F=11.2$，$P<0.05$）；芄龙胶囊组、多潘立酮组两组间无明显差异（$P>0.05$）。

表 4-18　3 组治疗前后 ^{13}C- 辛酸呼气试验变化（$\bar{x} \pm s$）min

组别	例数	治疗前 $T_{1/2}$/B	治疗后 $T_{1/2}$/B	t
芄龙胶囊组	30	198.9 ± 17.43	143.9 ± 15.06	25.18
多潘立酮组	30	198.50 ± 16.47	135.8 ± 11.57	26.26
联合给药组	30	199.7 ± 15.64	140.7 ± 3.62	32.72

注：治疗后胃半排空时间均较前有所改善，$P<0.05$。3 组间比较差异无统计学意义，$F=2.639$，$P>0.05$。

安全性事件：在整个治疗过程中，90 例 FD 患者依从性良好。芄龙胶囊组有 2 位患者出现轻微腹痛，芄龙胶囊联合多潘立酮组有 4 位患者出现轻微腹痛、腹泻（2 次 /d），患者均能忍受，未出现中止用药情况，治疗剂量亦未作调整，予对症治疗。腹痛腹泻症状在用药结束后消失。在 8 周的随访过程中，仅多潘立酮组有 1 位患者出现进食后胃脘饱胀症状，其余组无复发病例。

鱼涛等[31] 的一项开放、多中心临床病例系列研究中，观察芄龙胶囊治疗肝胃郁热型功能性消化不良的安全性与有效性。将 44 个临床研究机构随机入组的 2 290 例肝胃郁热型 FD 患者作为研究对象，均服用芄龙胶囊，160mg/ 次，3 次 /d，餐前半小时服用。疗程 28 日。疗程 1 周。疗效评价指标为治疗前后症状积分、胃排空不透光标志物检测和各项安全性指标。结果显示：①中医症状疗效，全分析数据（FAS）集显愈率 56.96%，总有效率 91.14%；符合方案的数据（PPS）集显愈率 58.29%，总有效率 95.36%。②胃排空疗效，临床总有效率 FAS 集 36.3%，PPS 集 35.81%；治疗前排出支数 <11 支人群（治疗前异常），胃排空总有效率为 FAS 集 17.71%，PPS 集 15.72%。

本次临床试验中，在 2 286 例患者中对芄龙胶囊的安全性进行了评价，其中95例共发生122次不良事件,发生率为4.16%。有58例共发生66次与研究药物无关的不良事件,发生率为2.54%;有17例发生导致脱落的不良事件,发生率为0.74%。其中41例共发生56次与研究药物有关的不良事件,发生率为1.79%。在与研究药物有关的不良事件中,轻度35例(1.53%),中度6例(0.26%)。中度主要表现为腹痛4例、头晕2例、恶心和腹痛各1例,以消化道症状多见,且以自觉症状为主,未发生严重不良事件。与研究药物有关的不良反应中,根据国际医学科学组织委员会(CIOMS)推荐的药物不良反应的发生频率,均为偶见(≥0.10%,<1%)或罕见(≥0.01%,<0.1%),发生频率最高的为腹痛(0.52%)、腹泻(0.39%)、恶心(0.26%)、头晕(0.31%)。

另外,在进行文献整理期间,我们对另外两篇文献[32,33]进行了整理,结果显示芃龙胶囊联合西药或者单独治疗对功能性消化不良有较好的疗效,可以改善临床症状。见表4-19。

干预手段12. 参苓白术颗粒,随机对照试验质量评价结果(+)

王芳等[34]的一项随机对照研究中,观察参苓白术颗粒治疗FD脾虚证的临床疗效及对患者血浆胃动素(MTL)的影响。研究于江西中医学院附属医院进行,将符合FD罗马Ⅲ标准和纳入标准的72例患者随机分为参苓白术颗粒治疗组48例及西药多潘立酮对照组24例,4周为1个疗程。疗效评判标准:参照2002年中国医药科技出版社出版的《中药新药治疗痞满证的临床研究指导原则》制定。结果表明:参苓白术颗粒治疗功能性消化不良(脾胃虚弱证)总有效率为88.89%,愈显率为73.33%,优于多潘立酮对照组,尤其在缓解脘腹胀满、食少纳呆、疲倦乏力症状方面作用明显;治疗后两组血浆MTL浓度均较治疗前显著升高($P<0.05$)。见表4-20。

临床问题3. 对FD患者伴焦虑抑郁状态的改善
证据等级:Ⅱb级证据
干预手段13. 舒肝解郁胶囊,随机对照试验质量评价结果(+)

席一榕等[35]采用随机对照方法观察抗抑郁中药联合促动力剂治疗功能性消化不良(FD)的疗效及安全性。研究于郑州市第十人民医院进行,将符合FD罗马Ⅲ诊断标准的86例患者随机分为两组,治疗组46例应用舒肝解郁胶囊、莫沙必利。对照组40例单给莫沙必利。两组疗程均为6周。采用临床症状评分、HAMD、HAMA评分评定疗效。结果显示:治疗6周后,治疗组临床

表 4-19 先龙胶囊临床研究信息提取表

作者	证据级别	证据质量	研究场所	干预人群	试验组干预措施	对照组干预措施	结局评价标准	随机方法	盲法	试验组例数	对照组例数	有效性结果	安全性结果
张亚瑞等[32]	Ⅱb	2+	天津市人民医院	肝胃郁热证功能性消化不良	口服先龙胶囊2粒/次,3次/d,治疗4周	口服多潘立酮10mg/次,3次/d,治疗4周	中医症状积分,并测定胃排空率	随机数字表法	未报告	48	46	服药4周后,治疗组胃排空率较治疗前显著提高($P<0.01$),对照组比较差异无统计学意义($P>0.05$);治疗组与对照组比较,中医症状临床疗效差异有统计学意义($P<0.05$)	治疗组3例出现腹泻,药物减量后缓解,对照组治疗中7例出现一过性腹部不适,后自行缓解
许永攀等[33]	Ⅱb	1+	陕西中医学院附属医院	肝胃郁热证功能性消化不良	在对照组治疗基础上同时予先龙胶囊2粒/次,3次/d,治疗4周	马来酸曲美布汀片,200mg/次,3次/d,饭前30min口服,治疗4周	临床症状积分,胃排空积分	未报告	未报告	61	60	①中医症状治疗组治愈率92%,对照组治愈率51%,总有效率30%,总有效率80%;治疗组疗效明显优于对照组($P<0.01$或$P<0.05$)。②症状积分比较:治疗组胃脘灼热及口干口苦症状改善情况优于对照组(P均<0.01$)。③治疗后2组胃排空积分均明显降低($P$均<0.05$),但2组比较差异无统计学意义	治疗组有2例患者出现轻微腹泻,恶心(1~2次/d),对照组3例出现轻微腹痛,腹泻(2次/d),但均能忍受,未曾出现中止用药情况

表 4-20 两组综合疗效分析

组别	例数	痊愈	显效	有效	无效	愈显率	总有效率	P
治疗组	45	14	19	7	5	73.33%	88.89%	
对照组	22	5	7	4	6	54.54%	72.73%	0.040

注：两组愈显率比较，$P<0.05$，有统计学差异。

症状评分、HAMA、HAMD 评分均较治疗前明显降低（$P<0.01$），治疗组临床治愈率为 63.04%、总显效率为 84.78%，均显著高于对照组的 20.00%、50.00%，差异有统计学意义（$P<0.01$）。研究中治疗组出现胃肠不适 2 例，口干 2 例，头昏 1 例，不良反应发生率为 10.87%（5/46）；对照组出现口干 1 例，腹泻 1 例，头昏 1 例，不良反应发生率为 7.5%（3/40）。不良反应多发生在治疗初期，而且症状较轻微，随着治疗的进行逐渐减轻或消失。治疗后复查心电图，复测血糖、血脂、肝功能、肾功能均无明显异常。

参考文献

［1］冷雪峰. 针刺治疗功能性消化不良的系统评价 [D]. 沈阳: 辽宁中医药大学, 2013.

［2］吴晓尉, 季洪赞, 许莲娥, 等. 针灸对比胃肠促动力药治疗功能性消化不良的 Meta 分析 [J]. 中国中西医结合消化杂志, 2015, 23 (2): 100-104.

［3］金玉莲. 针刺治疗功能性消化不良的疗效观察及机理探讨 [D]. 北京: 北京中医药大学, 2011.

［4］陈秋萍. 疏肝和胃法针刺治疗功能性消化不良的临床研究 [D]. 武汉: 湖北中医药大学, 2013.

［5］唐胜修, 徐祖豪, 唐萍, 等. 针刺治疗功能性消化不良的对照研究 [J]. 四川中医, 2006 (4): 101-102.

［6］胡晔. 针刺辨证治疗功能性消化不良疗效观察及其对血清胃泌素影响 [D]. 武汉: 湖北中医药大学, 2012.

［7］陈建永, 潘锋, 徐建军, 等. 针刺对功能性消化不良胃动力的影响 [J]. 中国中西医结合杂志, 2005 (10): 880-882.

［8］陈秒旬, 林海雄, 陈瑞芳. 枳术宽中胶囊治疗功能性消化不良临床观察的系统评价与 Meta 分析 [J]. 中国中医药现代远程教育, 2017, 15 (22): 154-158.

［9］袁芳, 黄国美. 枳术宽中胶囊治疗功能性消化不良 [J]. 中国实验方剂学杂志, 2012, 18 (17): 286-288.

［10］邓琴, 陈明锴. 枳术宽中胶囊治疗功能性消化不良的疗效观察 [J]. 中国医师杂志, 2013, 15 (9): 1278-1280.

［11］张婷婷, 周文博, 林震群. 胃苏颗粒联合莫沙必利治疗肝胃不和型功能性消化不良的

临床观察 [J]. 海峡药学, 2016, 28 (12): 120-122.

［12］ 汪章平. 胃苏颗粒治疗餐后不适综合征肝胃不和型的疗效观察 [D]. 武汉: 湖北中医药大学, 2016.

［13］ 贝美惠. 六味安消胶囊治疗功能性消化不良的疗效性及安全性的系统评价 [D]. 南宁: 广西医科大学, 2015.

［14］ 余剑华, 张沥, 江梅. 六味安消和莫沙必利治疗功能性消化不良临床对比观察 [J]. 实用医技杂志, 2004 (4): 457-458.

［15］ 李云桥, 熊汉华, 侯晓华. 六味安消胶囊治疗功能性消化不良的临床研究 [J]. 中国医院用药评价与分析, 2003 (3): 169-171.

［16］ 张保房. 六味安消胶囊治疗功能性消化不良临床观察 [J]. 中国中西医结合脾胃杂志, 2000 (6): 344-346.

［17］ 陶红军, 刘富强, 宋汉明, 等. 六味安消胶囊治疗功能性消化不良 50 例 [J]. 中国中西医结合消化杂志, 2003 (6): 374-375.

［18］ HU Y X, BAI Y, HUA Z Y, et al. Effect of Chinese patent medicine Si-Mo-Tang oral liquid for functional dyspepsia: A systematic review and meta-analysis of randomized controlled trials [J]. PLoS One, 2017, 12 (2): e171878.

［19］ 李玉洁. 四磨汤治疗功能性消化不良的 Meta 分析及对肝脾气滞证功能性消化不良患者的临床疗效观察 [D]. 长沙: 湖南中医药大学, 2012.

［20］ 肖政华, 刘柏炎, 蔡光先, 等. 四磨汤治疗功能性消化不良患者 60 例的疗效观察 [J]. 贵阳中医学院学报, 2012, 34 (2): 14-16.

［21］ 徐肇金. 四磨汤口服液治疗运动障碍型功能性消化不良临床研究 [D]. 武汉: 湖北中医药大学, 2005.

［22］ 蔡光先, 卜献春. 四磨汤治疗功能性消化不良肝脾不和证的疗效及对血浆 P 物质、胃动素的影响 [J]. 中华中医药杂志, 2010, 25 (6): 856-859.

［23］ 尹茜, 吴斌, 余文韬, 等. 达立通颗粒治疗功能性消化不良的 Meta 分析 [J]. 中国药业, 2011, 20 (19): 17-20.

［24］ 王蕾, 李廷谦, 张瑞明, 等. 达立通颗粒治疗痞满证 (功能性消化不良) 的随机对照双盲实验 [J]. 中国循证医学杂志, 2004 (4): 239-243.

［25］ 孙菁, 房静远, 盛剑秋, 等. 三九胃泰颗粒与奥美拉唑联用治疗功能性消化不良疗效和安全性的多中心、随机、双盲、双模拟、平行对照临床试验 [J]. 中华消化杂志, 2013, 33 (4): 269-273.

［26］ 张震. 三九胃泰颗粒治疗功能性消化不良的临床观察 [D]. 武汉: 湖北中医药大学, 2014.

［27］ 苑珍珍. 藿香正气软胶囊治疗功能性消化不良的临床疗效观察 [D]. 天津: 天津医科大学, 2011.

［28］ 苏青, 涂蕾, 贾小红, 等. 气滞胃痛颗粒治疗功能性消化不良患者随机、双盲、安慰剂对照临床研究 [J]. 临床消化病杂志, 2016, 28 (4): 216-219.

［29］ 蒋康. 功能性消化不良的共聚焦显微内镜表现及对药物治疗反应的研究 [D]. 济南: 山东大学, 2015.

［30］ 王颖. 尤龙胶囊联合多潘立酮治疗功能性消化不良 [D]. 天津: 天津医科大学, 2011.

［31］ 鱼涛, 李芳, 曹卓昀. 尤龙胶囊治疗肝胃郁热型功能性消化不良临床研究 [J]. 中国中西医结合消化杂志, 2012, 20 (3): 106-109.

［32］ 张亚瑞, 刘艳迪, 洪志飞, 等. 尤龙胶囊治疗肝胃郁热型功能性消化不良疗效观察 [J]. 临床医学, 2011, 31 (2): 118-119.

［33］ 许永攀, 王捷虹, 汶明琦. 尤龙胶囊联合西药治疗功能性消化不良肝胃郁热证疗效观察 [J]. 现代中西医结合杂志, 2014, 23 (35): 3895-3897.

［34］ 王芳, 甘淳. 参苓白术颗粒治疗功能性消化不良脾虚证及对胃动素调节作用研究 [J]. 实用中西医结合临床, 2011, 11 (4): 18-19.

［35］ 席一榕, 树鸣霞, 郭付松, 等. 舒肝解郁胶囊联合莫沙必利治疗功能性消化不良疗效评价 [J]. 中国当代医药, 2012, 19 (26): 88-89.

咳嗽变异性哮喘

(中医病名:风咳、痉咳)

检索日期:2017 年 12 月

作者:刘剑、庞广赫、张纾难

要 点

- 咳嗽变异性哮喘(CVA)属于特殊类型的哮喘,以咳嗽为其特点,临床表现为咳嗽,干咳,少痰,不易咳出;咳嗽时大都表现呛咳、阵咳、咳时很剧烈,难以抑制,所谓呈挛急性、刺激性咳嗽,多于入睡时或晨起时发作较明显,伴有咽痒,痒即促发咳嗽,相当于中医"风咳""痉咳""久咳""顽咳"等症。

- CVA 是慢性咳嗽的最常见病因,国内多中心调查结果显示约占慢性咳嗽原因的三分之一。

- 在当前围绕中成药和针刺(含穴位贴敷)治疗 CVA 的研究中,疗效指标不统一。治疗成功往往表现为更快速和有效地缓解咳嗽症状,避免复发,避免发展为典型哮喘。

- 苏黄止咳胶囊治疗 CVA 风邪犯肺、肺失宣降证,疗效较为确切。其他中成药、针刺和穴位贴敷可能是有效的,但我们没有找到充足的证据证明其有效性,我们对其证据要素进行了采集以供临床研究者判断。

- CVA 疗效判断的金标准:未检索到。咳嗽变异性哮喘疗效判断标准(以咳嗽程度为疗效判定指标),临床治愈,咳嗽症状完全缓解,主症分值为零;显效,主症分值同时下降两个等级;有效,主症分值同时下降 1 个等级,或 1 个主症下降两个等级,1 个下降 1 个等级;无效,咳嗽减轻不明显或咳嗽加重。

- CVA 临床症状改善的证据包含了高等级证据及低等级的证据,但其质量都相对偏低。
- 苏黄止咳胶囊治疗 CVA 的证据较充分,且研究质量较高,有以风邪犯肺、肺失宣降证为范围,亦有只以西医学诊断 CVA 为范围,均有效果。而涉及三拗片、寒喘祖帕颗粒,均只有一篇文献,且三拗片是用于咳嗽变异性哮喘风寒束肺证,而寒喘祖帕颗粒均未提及相关证型。
- CVA 西医学治疗原则与哮喘相同,大多数患者吸入小剂量糖皮质激素加 β 受体激动剂即可,很少需要口服糖皮质激素治疗。治疗时间不少于 6~8 周。虽然大部分患者可在短时间内见效,但停止用药后,咳嗽又会出现。而中医药治疗起效时间亦不输于西医学治疗,且对其停药后的复发亦有一定的效果。

疾病概况

咳嗽变异性哮喘(cough variant asthma,CVA)是以咳嗽作为唯一或主要症状,无喘息、气急等典型哮喘的症状或体征,同时具有可变气流受限客观检查中的任一条,除外其他疾病所引起的咳嗽。

西医学所讲的 CVA 相当于中医的"咳嗽""痉咳""风咳""久咳""顽咳"等。《诸病源候论》中提到:"十种咳嗽,风咳为首……一曰风咳,欲语因咳,言不得竟是也。"《备急千金要方》中提到"十咳之证以何为异……欲语因咳言不得音谓之风咳"。《症因脉治》中提到"伤风咳嗽,即咳嗽的一种,又称风咳"等。

研究结果

临床问题 1:对 CVA 患者咳嗽症状的缓解与控制

证据等级:Ⅰa 级证据

干预手段 1:苏黄止咳胶囊,系统综述质量评价结果(+++)

马锦地等[1]在一项针对中成药苏黄止咳胶囊治疗咳嗽变异性哮喘的临床疗效和安全性进行系统评价的研究中,检索中国期刊全文数据库、万方医学网数据库、维普资讯中文科技期刊数据库、中国生物医学文献数据库(CBMdisc)、PubMed 数据库、the Cochrane Library 中已发表的文章,查找所有苏黄止咳胶囊治疗咳嗽变异性哮喘的随机对照试验,数据库检索时间为 2008 年到

2014 年。

　　在研究中,对检索获得文献采用如下标准进行筛查。纳入研究的标准包括以下几点。①研究类型:随机对照试验;②研究对象:明确诊断为 CVA 的患者,诊断须符合全国儿科哮喘防治组 1998 年修订的《中国儿童哮喘防治常规(试行)》有关 CVA 标准;③干预措施:原始文献治疗组应用苏黄止咳胶囊进行治疗;对照组接受其他药物、安慰剂或空白对照,治疗时间 ≥ 7d,疗程、剂量、给药途径不限;④结局指标:以咳嗽总疗效为主要测量指标;次要测量指标不限;⑤各文献研究方法相似。排除标准为:①原始文献治疗组应用苏黄止咳胶囊联合其他药物治疗;②研究对象年龄<18 周岁的文献;③重复发表的文献,仅取 1 篇;多中心临床试验的同一研究以不同中心为单位发表的文献仅取 1 篇;④报道临床疗效有效率为 100% 的文献。由 2 位评价员按照纳入与排除标准独立筛选文献、提取资料和评价纳入研究的方法学质量后(用 Jadad质量计分),采用 RevMan5.1 软件进行 Meta 分析。

　　共纳入 6 个随机对照试验,其中一个随机对照研究以中成药为对照药,除此之外的 5 个 RCT 共纳入 318 例患者,172 例使用苏黄止咳胶囊。结果显示,苏黄止咳胶囊治疗咳嗽变异性哮喘安全、有效。

　　在纳入的 6 个 RCT 研究中,有 4 个报告了不良反应发生情况。治疗组只有 1 例轻微胃肠道反应,与对照组相比苏黄止咳胶囊在临床试验中不良反应轻微。对苏黄止咳胶囊治疗 CVA 的不良反应发生率进行 Meta 分析,异质性检验 $P=0.59$,$I^2=0\%$,应用固定效应模型进行分析。结果显示,OR 合并 $=0.13$,$95\%CI$ 为 $(0.03,0.52)$,差异具有统计学意义($P=0.004$),提示苏黄止咳胶囊治疗CVA 不良反应发生率小于对照组。

　　本研究存在局限性,纳入符合标准的 RCT6 个,大多数文献仅述及采用随机分组,而未描述随机化方法及随机方案的隐藏,且多数研究未应用盲法,仅有 1 篇文献描述应用双盲,但未描述具体方法和如何揭盲(但此篇文献以中成药为对照)。总体上方法学质量较低,存在的偏倚风险较大。纳入文献的质量不高,且都是小样本的随机对照试验。

　　在进行证据汇总期间,我们纳入了关于苏黄止咳胶囊的具体文献证据共2 篇[2,3],结果显示,苏黄止咳胶囊单独应用或联合西药治疗可以改善咳嗽变异性哮喘患者临床症状、体征和免疫学指标,研究中,不良事件较少。具体详见表 5-1。

表5-1 苏黄止咳胶囊临床研究资料提取表

作者	证据级别	证据质量	研究场所	干预人群	试验组干预措施	对照组干预措施	结局评价标准	随机方法	盲法	试验组例数	对照组例数	有效性结果	安全性结果
李庆通[2]	IIb	3+	广东中山市三乡医院	咳嗽变异性哮喘	在对照组基础上加用苏黄止咳胶囊口服,1日3次,1次1.35g,治疗1月	布地奈德气雾剂,1日800μg,分4次使用;氨茶碱缓释片口服,0.2g,1日3次;异丙托溴铵气雾剂雾化吸入,1日3次,1次40μg。治疗1月	肺功能各指标变化情况	未报告	未报告	30	30	观察组和对照组患者用药后肺功能均有所恢复,但是对照组患者的恢复程度显著低于观察组患者,且两组比较差异具有统计学意义($P<0.05$)	未报告
葛阳涛[3]	IIb	2+	中日友好医院,北京中医医院,宣武中医医院	咳嗽变异性哮喘	苏黄止咳胶囊,每日3次,每次3粒,共28天	沙美特罗替卡松气雾剂,每日吸入2次,每次1吸,治疗28天	临床咳嗽疗效,中医症状疗效,患者疗效自评及安全性指标结果	临床咳嗽SAS6.12	未报告	40	20	治疗后咳嗽总疗效对比发现,治疗组显效率57.5%,总有效率为87.5%;对照组结果为63.2%和78.9%,两组间未发现显著差异($P>0.05$)。患者疗效自评:中医证候积分:两观察组治疗后	试验组不良事件的发生率为2.5%(1例);患者在服药后出现恶

作者	证据级别	证据质量	研究场所	干预人群	试验组干预措施	对照组干预措施	结局评价标准	随机方法	盲法	试验组例数	对照组例数	有效性结果	安全性结果
葛阳涛[3]												均较治疗前明显下降($P<0.05$),但两组对比,经治疗后患者治疗后对比,无显著差异($P>0.05$);两组治疗前后血清学检验指标对比经统计学处理,无显著差异($P>0.05$);治疗前每一位入组患者均有阳性结果的支气管激发试验检查,治疗后试验组与对照组转阴率分别为25%和31.6%,两组之间治疗后激发试验检查结果阴性率对比经统计学处理,无显著差异($P>0.05$);疗效性指标观察血清嗜酸性粒细胞计数及血清IgE水平,治疗前后对比差异无统计学意义($P>0.05$)	恶心,蕴蕴欲吐

干预手段2：三拗片，随机对照试验质量评价结果为（++）

张文江等[4]在一项随机对照临床研究中，采用孟鲁司特钠联合三拗片治疗咳嗽变异性哮喘，研究在中国中医科学院西苑医院进行。研究者将89例患者分为两组，应用随机数表法分为治疗组45例（失访3例，最终为42例），对照组44例（失访4例，最终为40例）。对照组应用孟鲁司特钠片（10mg/次，每晚1次）治疗，治疗组应用孟鲁司特钠片联合三拗片（每次2片，每日3次）治疗，两组疗程均为14天。测定并比较治疗前后中医证候和主要症状的变化。治疗组改善CVA患者中医证候有效率［（90.48%，38/42）、咳嗽程度总有效率（85.71%，36/42）、频度总有效率（90.48%，38/42）、咳痰总有效率（85.71%，36/42）、咽痒总有效率（80.95%，34/42）、恶寒总有效率（76.19%，32/42）］的临床疗效均优于对照组［70.00%（28/40）、62.50%（25/40）、70.00%（28/40）、55.00%（22/40）、52.50%（21/40）、25.00%（10/40）］，差异有统计学意义（χ^2值分别为14.046、14.046、13.923、23.104、17.729、17.729，$P<0.05$或$P<0.01$）。治疗期间未发生明显不良反应，治疗组出现轻微口干3例，但可耐受，疗程结束后消失。

干预手段3：针刺治疗，随机对照试验质量评价结果为（+）

吕金穗等[5]在一项随机对照临床研究中，评价针刺对咳嗽变异性哮喘的疗效。研究在广州医学院第三附属医院进行。研究将120例受试者随机分为治疗组和对照组各60例。对照组采用布地奈德吸入剂100μg，早晚各1次；沙丁胺醇气雾剂2喷，早晚各1次；氨茶碱片0.1g，每日3次，口服；孟鲁斯特钠片10mg，每晚1次，口服。治疗组采用针刺治疗（主穴：脾俞、肺俞、足三里、章门、夹脊穴、大椎。辨证加减：痰热壅肺者，加鱼际、尺泽；肺脾气虚者，加中脘、太渊；脾肾阳虚者，加太溪、至阳、肾俞。同时配合温灸夹脊穴，每日1次）。疗程均为8周。研究中，显效指症状完全缓解或较治疗前明显减轻；有效指症状有所减轻；无效指症状无改善或加重。结果显示：治疗结束时两组疗效差异无统计学意义（U=1.72，$P>0.05$），总有效率比较差异无统计学意义（$\chi^2=1.29$，$P>0.05$）。研究中未报告安全性事件。

干预手段4：三伏天穴位贴敷，随机对照试验质量评价结果为（+）

在李淑玲等[6]报告一项随机对照临床研究中，采用三伏天外用中药穴位贴敷治疗咳嗽变异性哮喘，研究在长春中医药大学附属医院进行。研究将120

例患者随机分为两组,治疗组 62 例,对照组 58 例。治疗组三伏天外用中药穴位贴敷,将苏子、白前、贝母、莱菔子、桑白皮、款冬花、沉香和甘草各等份粉碎成粉末,加蜂蜜调匀成糊状,制成直径 2cm,厚 2mm 的中药糊状饼,均匀涂敷于医用无菌胶布上,分别于中国农历一伏、二伏、三伏的前 7 天的 5~9 时敷于人体天突穴、双侧肺俞穴、定喘穴、丰隆穴、肾俞穴,留置 4 小时后揭下;对照组口服复方甘草片,3 粒 / 次,2 次 /d 口服,连续服药 21 天。疗效判定标准:治愈为咳嗽及临床症状消失,并在 2 周以上未发作者;好转为咳嗽减轻,痰量减少;无效为症状无明显改变。结果治疗组痊愈 3 例,显效 9 例,有效 44 例,无效 6 例,总有效率 90.32%。对照组显效为 3 例,有效 39 例,无效为 16 例,总有效率 72.4%。安全性事件:未报告安全性事件。

临床问题 2:对 CVA 患者咳嗽复发率的改善
证据等级:Ⅱb 级证据
干预手段 5:三九和三伏穴位贴敷,随机对照试验质量评价结果为(++)

在隋艾凤等[7]报告的一项随机对照临床研究中,研究在辽宁中医药大学附属医院进行,将 98 例咳嗽变异性哮喘受试者分为治疗组和对照组各 48 例。采用自拟"敷贴二方"(白芥子、细辛、延胡索、甘遂、麝香、生姜等组成,穴位取双侧肺俞穴、双侧定喘穴、双侧膏肓穴、膻中穴和天突穴,三伏和三九第一天各贴敷一次)联合沙美特罗替卡松气雾剂(50/250μg)治疗。对照组采用沙美特罗替卡松气雾剂(50/250μg)每日 2 次吸入;连续贴敷 3 年为 1 个疗程。两组病例年发作次数情况比较如表 5-2。两组患者年发作次数均逐年下降,治疗组优于对照组,$P<0.05$,具有显著性差异。研究未报道安全性事件。

表 5-2　患者年发病次数

组别	时间	0 次	1 次	2 次	3 次	≥4 次
治疗组	治疗前	1	10	15	16	6
	治疗后	27#*	13#*	5#*	2#*	1#*
对照组	治疗前	1	9	16	16	6
	治疗后	18#	11#	8	6#	5#

注:与本组治疗前比较,*$P<0.05$;与对照组比较,#$P<0.05$。

参考文献

［1］马锦地, 谢洋, 李建生. 苏黄止咳胶囊治疗咳嗽变异性哮喘的 Meta 分析 [J]. 中医学报, 2015, 30 (4): 477-480.

［2］李庆通. 苏黄止咳胶囊辅助治疗咳嗽变异性哮喘的临床研究 [J]. 海峡药学, 2016, 28 (2): 212-213.

［3］葛阳涛. 苏黄止咳胶囊治疗咳嗽变异性哮喘 (风咳) 60 例临床观察 [D]. 北京: 北京中医药大学, 2015.

［4］张文江, 樊长征, 郑靖铁. 孟鲁司特钠联合三拗片治疗咳嗽变异性哮喘效果观察 [J]. 中国综合临床, 2015, 31 (7): 624-626.

［5］吕金穗, 宁飞. 针刺治疗咳嗽变异性哮喘疗效观察 [J]. 中国中医药信息杂志, 2011, 18 (8): 71-72.

［6］李淑玲, 杨丽华, 马春. 三伏天外用中药穴位贴敷治疗老年咳嗽变异性哮喘的疗效 [J]. 中国老年学杂志, 2014, 34 (24): 7103-7104.

［7］隋艾凤, 隋月皎, 赵克明. 中药穴位贴敷治疗咳嗽变异性哮喘临床观察 [J]. 辽宁中医药大学学报, 2015, 17 (5): 102-104.

第六章 6

类风湿关节炎

（中医病名：痹证）

检索日期：2018 年 3 月

作者：马桂琴、马迪、王承德

要 点

- 类风湿关节炎（RA）为慢性滑膜炎、血管翳形成及血管炎在关节内外形成的全身性自身免疫性疾病。属中医"痹证""痹病""尪痹""风湿""历节""鹤膝风"等范畴。

- 类风湿关节炎的诊断标准是 1987 年美国风湿病协会（ARA）修订分类标准：①晨僵至少持续 1 小时；②3 个或 3 个以上关节区的关节炎（双侧近端指间关节、掌指关节、腕、肘、膝、踝关节和跖趾关节）；③腕、掌指关节或近端指间关节至少 1 个关节肿胀；④对称性关节炎；⑤皮下类风湿结节；⑥类风湿因子阳性（效价 ≥ 1 : 32）；⑦手 X 线片改变：腕及手指的典型性改变为骨质疏松或骨侵蚀改变。上述 7 项中满足 4 项或 4 项以上即可诊断为类风湿关节炎，其中 1~4 项至少持续 6 周。诊断时要注意不能只根据手指或其他关节的疼痛就诊断为类风湿关节炎。本病是一滑膜炎，因此多表现为持续性关节肿胀，以近端手指关节的梭形肿胀为特征。

- 临床上治疗类风湿关节炎一般予非甾体类消炎药缓解疼痛和炎症，尽早使用慢作用抗风湿药如甲氨蝶呤、柳氮磺吡啶、来氟米特等，并倡导联合用药。对缓解 RA 患者的病情活动多应用糖皮质激素，但都有较大的副作用。中药在临床上治疗类风湿关节炎上市药种类较多，但是副作用也依然存在，如雷公藤多苷片是临床广泛应用的中药单味药，因其具有性腺抑制的不良反应,故有生育要求的患者应慎用。

- 根据对类风湿关节炎临床症状改善的证据来说,包含了高等级证据及低等级的证据,但其质量都相对偏低。
- 既往对类风湿关节炎的疗效指标大多结合症状、体征,采用类风湿因子水平、血沉水平、C 反应蛋白水平以及 X 线检查,但多年的临床和实验研究表明,95% 的 RA 病人于症状出现 6~12 个月后出现 X 线平片上的改变[1]。故目前多采用对早期诊断有意义的实验室指标,如抗核周因子抗体、抗角蛋白抗体、抗环瓜氨酸抗体等。

疾病概念

类风湿关节炎(rheumatoid arthritis,RA)类风湿关节炎是一种全身性自身免疫性疾病,以关节疼痛、肿胀、畸形为主要临床表现,最终导致关节功能丧失,同时可造成心、肺、肾等多脏器、多系统损害。基本病理改变为慢性滑膜炎和血管翳形成,关节外表现则多与血管炎有关,其中慢性滑膜炎多侵及下层的软骨和骨,造成关节破坏。

类风湿关节炎属中医"痹证""痹病""尪痹""风湿""历节""鹤膝风"等范畴。《素问·痹论》曰:"所谓痹者,各以其时,重感于风寒湿之气也。"焦树德教授自 20 世纪 50 年代开始对本病研究,取仲景先师"身体尪羸"的尪字,把具有关节肿大、僵化、难以屈伸、骨质受损的痹病,命名为"尪痹"。

研究结果

临床问题 1. 对类风湿关节炎患者临床主要症状的改善

证据等级:Ⅱb 级证据

干预手段 1:火针,随机对照试验质量评价结果为(++)

谭立明[2]在一项随机对照临床研究中,采用火针治疗类风湿关节炎,观察类风湿关节炎患者的临床疗效。研究于秦皇岛市骨科医院进行,将 84 例类风湿关节炎患者按随机数表法随机分为治疗组和对照组,治疗组 45 例,对照组 39 例。治疗组采用火针刺阿是穴、师氏颈腰夹脊穴、局部循经取穴及辨证取穴原则;对照组采用西药治疗,青霉胺口服,0.25g/ 次,3 次 /d,环磷酰胺 25mg/ 次,2 次 /d,布洛芬 0.2g/ 次,3 次 /d,10d/ 疗程,共治疗 3 个疗程。疗效评价指标为主要临床症状、主要实验室指标(ESR、抗"O"、RF)改善情况。结果显示,治疗前两组性别、年龄及病程、分期情况等差异无统计学意义($P>0.05$);治疗后,治疗组临床治愈 17 例,显效 11 例,好转 13 例,无效 4 例,总有效率为 91.11%;对照组临床治愈 7 例,显效 10 例,好转 11 例,无效 11 例,总有效率为 71.79%;两组综合疗效比较,有明显差异(u_c=2.606 0,P=0.016 8),且两组 95% 的可信区间不重叠。对有效病例随访 1 年结果表明,治疗组较对照组发生复发的危险性明显降低,治疗组每治疗 4 例有效患者,可较对照组减少 1 例复发病例。本研究未报告安全性事件。见表 6-1、表 6-2。

表 6-1　两组临床疗效比较

组别	临床治愈	显效	好转	无效	总有效率（%,95% *CI*,%）	OR（95% *CI*）	NNT（95% *CI*）
治疗组（45 例）	17	11	13	4	91.11[a]（89.76,98.91）	0.25（0.05,1.28）	5（4.73,5.71）
对照组（39 例）	7	10	11	11	71.79（57.67,85.91）		

注:与对照组比较（采用校正秩和检验）,u_c=2.4060,[a]P=0.0168<0.05。

表 6-2　两组复发率比较

组别	例数	复发例数	复发率（%,95% *CI*,%）	OR（95% *CI*）	NNT（95% *CI*）
治疗组	41	8	19.51[a]（7.38,31.64）	0.32（0.11,0.95）	4.28（2.21,64.52）
对照组	28	12	42.86（24.53,61.19）		

注:与对照组比较,χ^2=4050,[a]P=0.0381<0.05。

干预手段 2:雷公藤片,随机对照试验质量评价结果为(+)

杨竹[3]在一项随机对照临床研究中,采用雷公藤片治疗类风湿关节炎,观察类风湿关节炎患者的临床疗效及安全性。研究于重庆市第九人民医院进行,将146 例类风湿关节炎患者随机分为两组,治疗组 74 例,对照组 72 例。治疗组采用雷公藤片,2 片(33μg/片)/次,3 次/d;对照组予甲氨蝶呤口服,每周 1 次,每次10mg,两组疗程均为 3 个月。疗效评价指标为晨僵时间、关节压痛数、关节肿胀数。结果显示,两组治疗后晨僵时间、关节压痛数、关节肿胀数均较治疗前明显减少($P<0.01$),且治疗后观察组减少更明显($P<0.05$ 或 $P<0.01$)。见表 6-3。

表 6-3　两组患者主要症状改善情况比较($\bar{x} \pm s$)

组别	晨僵时间 /min		关节压痛数		关节肿胀数	
	治疗前	治疗后	治疗前	治疗后	治疗前	治疗后
观察组	117.4 ± 97.5	34.5 ± 26.3	16.5 ± 5.9	9.8 ± 7.6	15.2 ± 7.1	8.4 ± 7.6
对照组	108.7 ± 99.5	60.2 ± 49.5	16.5 ± 6.2	11.2 ± 8.8	14.8 ± 8.1	10.9 ± 9.6

治疗期间,观察组有 6 例患者出现胃肠道反应,不良反应发生率为 8.11%。对照组出现胃肠道症状 8 例,月经紊乱 5 例,头晕 2 例,不良反应发生率为 20.83%。两组不良反应发生率比较有显著性差异(χ^2=4.80,$P<0.05$)。

干预手段 3：正清风痛宁片,随机对照试验质量评价结果为(+)

程玉莲[4]在一项随机对照临床研究中,采用正清风痛宁片治疗类风湿关节炎,观察类风湿关节炎患者治疗前后及组间疗效比较。研究于河南省固始县人民医院进行,将 145 例类风湿关节炎患者随机分为观察组和对照组。观察组 80 例,对照组 65 例。观察组采用口服正清风痛宁片进行治疗,用法用量为治疗前 3 天,60mg/ 次,1 次 /d,之后每次用量不变,但服用次数改为 2 次 /d;对照组采用治疗类风湿关节炎的传统药物甲氨蝶呤行肌内注射治疗,用法用量为治疗头周 7.5mg/ 次,1 次 / 周,治疗第一周改为 10mg/ 次,1 次 / 周,第一周过后均采用 15mg/ 次,1 次 / 周。疗程 3 个月,于 1 个疗程结束后进行临床疗效考察。疗效评价指标为晨僵时间、肿胀与压痛关节数目。结果显示,治疗总有效率为 82.6%,与对照组 70.8% 比较具统计学意义($P<0.05$),观察组与对照组治疗后有关晨僵时间、肿胀关节数目以及压痛关节数目较治疗前均显著减少($P<0.05$),且观察组较少程度显著大于对照组($P<0.05$)。本研究未报告安全性事件。见表 6-4。

表 6-4　两组患者治疗前后临床症状比较($\bar{x} \pm s$)

症状描述	观察组(80)		对照组(65)	
	治疗前	治疗后	治疗前	治疗后
晨僵时间	127.43 ± 72.14	41.07 ± 30.12	121.11 ± 67.24	79.15 ± 46.28
肿胀关节数目	21.44 ± 6.28	7.43 ± 5.26	19.16 ± 8.87	10.62 ± 4.13
压痛关节数目	20.37 ± 15.03	11.51 ± 9.31	21.14 ± 13.38	15.21 ± 12.27

证据等级：Ⅲb级证据

干预手段4：痹祺胶囊，非随机对照试验质量评价结果为（++）

　　饶莉等[5]在一项非随机对照临床研究中，采用痹祺胶囊治疗类风湿关节炎，观察类风湿关节炎患者的临床效果。研究于唐山市工人医院进行，将97例中医辨证为寒湿痹阻证、肾阳虚衰证、瘀血痹阻证、气血亏虚证的类风湿关节炎患者分为观察组、对照组，观察组49例，对照组48例。对照组采用纯西医疗法，静脉滴注托珠单抗，8mg/kg，每4周静脉滴注1次；观察组在对照组基础上口服痹祺胶囊0.3g/次，2次/d，疗程3个月。疗效评价指标为晨僵时间、关节压痛数、关节肿胀数。结果显示，治疗前两组患者晨僵时间、关节肿胀数、关节压痛数等指标差异无统计学意义（$P > 0.05$）。治疗后两组上述指标均较治疗前显著改善（$P < 0.05$）。本研究未报告安全性事件。见表6-5。

表6-5　两组患者治疗前后临床症状缓解情况比较（$\bar{x} \pm s$）

组别	时间	晨僵时间/h	关节压痛数	关节肿胀数
观察组（49例）	治疗前	2.98 ± 0.84	12.5 ± 2.4	12.8 ± 3.2
	治疗后	1.42 ± 0.51	4.5 ± 1.8	4.8 ± 2.1
对照组（48例）	治疗前	2.94 ± 0.81	12.7 ± 1.9	13.2 ± 2.7
	治疗后	1.85 ± 0.47	6.8 ± 1.6	7.6 ± 2.5

临床问题2. 对类风湿关节炎患者临床主要症状及临床实验室指标的改善

证据级别：Ⅱb级证据

干预手段5：七味通痹口服液，随机对照试验质量评价结果为（+++）

　　徐蕾等[6]在一项随机对照临床研究中，采用七味通痹口服液治疗类风湿关节炎，观察类风湿关节炎患者的临床疗效。研究于南京中医药大学第三附属医院进行，将60例中医辨证为肝肾不足、风湿阻络证的类风湿关节炎患者随机分为治疗组和对照组，每组30例。治疗组口服甲氨蝶呤、硫酸羟氯喹，加用七味通痹口服液。对照组口服甲氨蝶呤、硫酸羟氯喹，加用塞来昔布。药物用法：甲氨蝶呤口服，10mg/次，1次/周；硫酸羟氯喹口服，0.1g/次，2次/d；七味通痹口服液（10ml/支）口服，10ml/次，3次/d；塞来昔布口服，0.2g/次，2次/d。疗程均为8周。疗效评价指标为关节疼痛积分、关节红肿积分、活动受限积分、VAS 评分、血沉、C- 反应蛋白、类风湿因子(RF)、免疫球蛋白 IgG、免疫球蛋白 IgA、免疫球蛋白 IgM。结果显示,治疗前,两组性别、年龄、病程等比较均无显著性差异($P>0.05$);治疗后,总有效率治疗组为 86.67%,对照组为 73.33%,$P<0.05$;治疗组在血沉、C- 反应蛋白、免疫球蛋白 IgG、关节疼痛积分、关节红肿积分、活动障碍、VAS 评分等方面优于对照组($P<0.05$)。见表 6-6~表 6-8。

表 6-6 两组中医证候疗效分布比较

组别	例数	痊愈	显效	有效	无效	总有效率
试验组	30	7	7	12	4	86.67%
对照组	30	4	6	12	8	73.33%

注:两组经 χ^2 检验,$\chi^2=1.667$,$P>0.05$。

两组治疗中均未出现血、尿、粪常规及肝、肾功能的改变。用药后安全性实验室指标检测结果表明无异常情况。

干预手段 6:关通舒胶囊,随机对照试验质量评价结果为(++)

高延征等[7]在一项随机对照临床研究中,采用关通舒胶囊治疗风寒湿痹型类风湿关节炎,观察类风湿关节炎患者的临床疗效。研究于河南省人民医院进行,将 200 例中医辨证为风寒湿痹证的类风湿关节炎患者随机分为治疗组和对照组(符合研究要求者 186 例)。治疗组采用口服塞来昔布(西乐葆)胶囊 + 关通舒胶囊,对照组只口服塞来昔布(西乐葆)胶囊。关通舒胶囊(由功劳木、飞龙掌血、血满草等药材组成的胶囊剂)口服,0.8g/ 次,3 次 /d,塞来昔布(西乐葆)胶囊口服,0.2g/ 次,2 次 /d,疗程 15 天。疗效评价指标为临床表现(关节、肌肉、筋骨等疼痛,肿胀程度)、关节功能活动情况、全身症状(寒热喜恶、周身困倦、饮食等),血沉(ESR)、C- 反应蛋白(CRP)、类风湿因子(RF)。结果显示:①在改善关节疼痛,关节肿胀,寒热喜恶方面,两组比较差异有统计学意义($P<0.05$),治疗组疗效优于对照组;②在改善功能活动方面,两组差异无统计学意义($P>0.05$);③在改善 RF 阳性率及 CRP 方面,两组比较差异有统计学意义($P<0.05$),治疗组优于对照组;④在改善血沉(ESR)方面,两组差异无统计学意义($P>0.05$)。见表 6-9~表 6-10。

表 6-7　两组主要理化指标变化情况比较 ($\bar{x} \pm s$, n=30)

项目	组别	治疗前	治疗后	t	P	前后差值	组间 t	组间 P
血沉 / ($mm \cdot h^{-1}$)	对照组	40.70 ± 27.07	37.57 ± 28.33	1.106	0.278	15.514 ± 2.832	2.056	0.049
	试验组	40.83 ± 25.85	28.90 ± 23.51	4.200	0	11.933 ± 15.563		
IgG/ ($g \cdot L^{-1}$)	对照组	14.72 ± 2.34	14.03 ± 2.97	1.226	0.230	0.693 ± 3.094	3.575	0.001
	试验组	14.56 ± 4.10	11.37 ± 2.93	8.169	0	3.191 ± 2.140		
IgA/ ($g \cdot L^{-1}$)	对照组	2.53 ± 0.90	2.58 ± 0.85	0.464	0.646	-0.051 ± 0.601	0.207	0.837
	试验组	2.28 ± 0.82	2.28 ± 1.15	0.018	0.986	-0.004 ± 1.199		
IgM/ ($g \cdot L^{-1}$)	对照组	2.36 ± 4.18	2.17 ± 3.20	0.883	0.384	1.142 ± 4.278	1.164	0.254
	试验组	2.28 ± 4.26	1.14 ± 0.78	1.462	0.154	0.190 ± 1.180		
RF/ ($U \cdot ml^{-1}$)	对照组	299.20 ± 306.05	196.83 ± 220.73	1.536	0.126	102.370 ± 128.450	0.971	0.332
	试验组	300.60 ± 286.05	92.00 ± 76.79	0.474	0.639	208.600 ± 231.500		
CRP/ ($mg \cdot L^{-1}$)	对照组	51.49 ± 42.80	30.98 ± 24.31	1.810	0.072	27.730 ± 18.950	2.452	0.015
	试验组	50.57 ± 66.54	15.04 ± 13.13	2.570	0.011	43.100 ± 53.410		

表 6-8　两组中医主症、体征变化情况（积分）比较（$\bar{x} \pm s$，n=30）

项目	组别	治疗前	治疗后	t	P	差值	组间 t	组间 P
关节疼痛积分	对照组	2.50 ± 1.23	2.40 ± 0.62	0.474	0.639	0.500 ± 1.225	5.400	0
	试验组	2.87 ± 0.73	1.10 ± 0.89	13.292	0	1.770 ± 0.728		
关节红肿积分	对照组	1.27 ± 0.64	1.03 ± 0.49	2.536	0.017	0.230 ± 0.504	6.012	0
	试验组	1.20 ± 0.81	0.30 ± 0.54	10.256	0	0.900 ± 0.481		
活动受限积分	对照组	1.27 ± 0.69	0.70 ± 0.79	4.958	0	0.570 ± 0.626	3.181	0.003
	试验组	1.53 ± 0.68	0.47 ± 0.63	16.000	0	1.067 ± 0.365		
VAS评分	对照组	68.67 ± 14.37	42.00 ± 5.00	12.302	0	43.000 ± 19.146	2.792	0.009
	试验组	69.00 ± 18.07	41.00 ± 19.67	9.274	0	28.000 ± 16.536		

表 6-9　两组治疗前后症状疗效比较(例)

主要症状	治疗组(n=96)					对照组(n=90)				
	治愈	显效	有效	无效	总有效率	治愈	显效	有效	无效	总有效率
关节疼痛	20	25	45	6	93.8%*	22	20	38	10	88.9%
关节肿胀	22	13	50	11	88.5%*	11	15	36	28	68.9%
寒热	24	15	49	8	91.7%*	23	13	40	14	84.4%
功能活动	20	10	44	22	77.1%	18	16	31	25	72.2%

注:与对照组比较,$^*P<0.05$。

表 6-10　两组治疗前后实验指标值变化比较($\bar{x}\pm s$)

组别	ESR $[\bar{x}\pm s,(mm\cdot h^{-1})]$		RF 阳性率		CRP $[\bar{x}\pm s,(mg\cdot L^{-1})]$	
	治疗前	治疗后	治疗前	治疗后	治疗前	治疗后
治疗组(96 例)	50.8±18.6	22.4±11.4#	74.3%	30.8%*#	26.2±10.4	10.5±5.3*#
对照组(90 例)	52.4±17.3	28.1±13.5#	75.2%	64.1%*#	27.3±11.1	23.6±6.3*#

注:与对照组比较,$^*P<0.05$;与本组前后比较,$^#P<0.05$。

本研究未报告安全性事件。

干预手段 7:尪痹片,随机对照试验质量评价结果为(++)

杨敏等[8]在一项随机对照临床研究中,采用"尪痹片"治疗类风湿关节炎,观察类风湿关节炎患者的临床疗效。研究于陕西省人民医院中医科进行,将 40 例中医辨证为肝肾阴虚、瘀血痹阻证的类风湿关节炎患者按随机数表法分为治疗组和对照 1 组、对照 2 组,分别为 20 例、10 例、10 例。治疗组予口服尪痹片(成分包括熟地黄、生地黄、知母、淫羊藿、续断、狗脊、羊骨、伸筋草、红花、白芍、桂枝、独活、防风、威灵仙、皂角刺、附子),4 片 / 次,3 次 /d。对照Ⅰ组予口服甲氨蝶呤(MTX),10mg/ 次,1 次 / 周。对照Ⅱ组予口服尪痹片,4 片 / 次,3 次 /d,甲氨蝶呤(MTX),10mg/ 次,1 次 / 周。疗程 8 周。疗效评价指标为中医症状、体征积分,症状、体征积分以及血沉(ESR)、C- 反应蛋白(CRP)。结果显示,治疗前三组在性别、年龄、病程方面,具有可比性($P>0.05$)。治疗后:①中医证候疗效及西医症状体征疗效方面:治疗组及对照Ⅱ组较对照Ⅰ组效果更加显著($P<0.05$),对照Ⅱ组明显优于治疗组($P<0.05$);②实验室指标方面:治疗组及对照Ⅱ组治疗前后血沉有显著改善,有统计学意义($P<0.05$),对照Ⅰ组

治疗前后血沉比较无统计学意义($P>0.05$),治疗组及对照Ⅱ组优于对照Ⅰ组($P<0.01$);C- 反应蛋白比较,对照Ⅱ组、对照Ⅰ组改善程度优于治疗组的趋势,但各组治疗前后均无统计学意义($P>0.05$)。见表 6-11。

表 6-11　3 组治疗前后实验室指标比较($\bar{x}\pm s$)

组别	时间	ESR$(mm\cdot h^{-1})$	CRP$(mg\cdot L^{-1})$
治疗组 (N=20)	治疗前	47.00 ± 25.12	1.76 ± 1.57
	治疗后	27.56 ± 22.06**	2.41 ± 3.61
对照Ⅰ组 (N=10)	治疗前	49.43 ± 25.38	6.53 ± 8.97
	治疗后	39.86 ± 29.16*△	3.61 ± 7.72
对照Ⅱ组 (N=10)	治疗前	40.75 ± 28.50	18.40 ± 19.37
	治疗后	20.10 ± 16.66**#	4.59 ± 9.94

注:** 表示各组治疗前后比较,$P<0.05$;△表示治疗组与对照Ⅰ组相比,$P<0.01$;# 对照Ⅰ组与对照Ⅱ组相比,$P<0.01$。

三组患者治疗过程中,对照Ⅰ组 6 例,对照Ⅱ组 4 例出现轻度的胃脘区不适,未处理自行消失。

参考文献

［1］C G Peterfy. MRI in rheumatoid arthritis: current status and future directions [J]. The Journal of rheumatology, 2001, 28 (9): 1134-1142.

［2］谭立明. 火针治疗类风湿关节炎 45 例 [J]. 中医药导报, 2010, 16 (4): 68-69.

［3］杨竹. 雷公藤片治疗类风湿关节炎 74 例 [J]. 中国药业, 2011, 20 (14): 76-77.

［4］程玉莲. 正清风痛宁片治疗 80 例类风湿关节炎临床疗效分析 [J]. 中国卫生产业, 2013, 10 (1): 83.

［5］饶莉, 石哲群, 杨静. 痹祺胶囊联合托珠单抗治疗类风湿关节炎的临床疗效观察 [J]. 中药材, 2015, 38 (4): 866-868.

［6］徐蕾, 陈月月, 徐长松, 等. 七味通痹口服液治疗类风湿关节炎 30 例 [J]. 南京中医药大学学报, 2012, 28 (6): 586-588.

［7］高延征, 余正红, 高坤. 关通舒胶囊治疗风寒湿痹型类风湿关节炎临床研究 [J]. 中医药学报, 2013, 41 (4): 142-144.

［8］杨敏, 吉海旺, 曹小菊, 等. 尪痹片治疗类风湿关节炎 (肝肾阴虚、瘀血痹阻证) 临床研究 [J]. 现代中医药, 2009, 29 (3): 21-23.

第七章 7

慢性前列腺炎

（中医病名：白浊、白淫、精浊）

检索日期：2018 年 5 月

作者：曾庆琪、刘嘉、董盼攀

要 点

- 前列腺炎发病机制尚未十分明确，相当于中医的"白浊""白淫""精浊"等症。

- 慢性前列腺炎是成年男性的常见疾病，占泌尿外科门诊患者的8%~25%。流行病学调查显示慢性前列腺炎与季节、饮食、性活动、泌尿生殖道炎症、良性前列腺增生等有关。

- 在当前，中成药和针刺治疗慢性前列腺炎可能是有效的，但我们没有找到充足的证据证明其有效性，我们对其证据要素进行了采集以供临床研究者判断。

- 慢性前列腺炎的治疗主要以改善症状、提高生活质量和促进相关功能恢复为目的，其诊断金标准未检索到。由于慢性前列腺炎的客观指标相对缺乏并存在诸多争议，推荐 NIH-CPSI 进行症状评估，主要包括 3 部分内容，有 9 个问题（0~43 分）。第一部分评估疼痛部位、频率和严重程度，由问题 1~4 组成（0~21 分）；第二部分为排尿症状，评估排尿不尽感和尿频的严重程度，由问题 5~6 组成（0~10 分）；第三部分评估对生活质量的影响，由问题 7~9 组成（0~12 分）。

- 根据对 NIH-CPSI 改善及中医证候积分改善的证据来说，包括了高等级证据及低等级证据，质量亦有高有低。

- 西医学在临床上治疗慢性前列腺炎一般采用抗生素、α- 受体阻滞剂、非甾体抗炎镇痛药、M-受体阻滞剂等,但长期应用可能导致不良反应,如眩晕、直立性低血压、胃肠道出血、过敏等。中成药在临床上治疗慢性前列腺炎上市药种类繁多,相对副作用较少,针灸也是现在比较推荐使用且副作用较少的方法之一。

概　念

慢性前列腺炎 / 慢性盆腔疼痛综合征(chronic prostatitis/chronic pelvic syndromes, CP/CPPS)是指在非细菌感染因素作用下,患者出现盆腔区域疼痛或不适、排尿异常等症状为特征的疾病。CP/CPPS 属于 Ⅲ 型前列腺炎,该型又分为 Ⅲ A(炎症性)和 Ⅲ B(非炎症性)两种亚型[1]。

本病属于中医学"精浊""白淫""白浊"等范畴。《素问·痿论》篇曰:"思想无穷,所愿不得,意淫于外,入房太甚,宗筋弛纵,发为筋痿,及为白淫。"《诸病源候论》云:"劳伤于肾,肾气虚冷故也。肾主水而开窍在阴,阴为溲便之道,胞冷肾损,故小便白而浊也。"《景岳全书》:"有浊在精者,必由相火妄动,淫欲逆精,以致精离其位,不能闭藏,则源流相继,淫溢而下,热移膀胱则溺孔涩痛,精浊并至,此皆白浊之因热证也。及其久也,则有脾气下陷,土不制湿,而水道不清者,有相火已杀,心肾不交,精浊不固,而遗浊不止者。"

研究结果

从各数据库建库开始截止至 2018 年 4 月底,从 5 个数据库中共检索到相关 6 995 文献,移除重复文献后,共计 3 647 篇进入下一步筛选过程,阅读文题及摘要后剔除文献,剩余 115 篇。经过全文阅读筛选后,最后共纳入 5 篇文献。

临床问题 1:对慢性前列腺炎患者 NIH-CPSI 评分的改善

证据等级:Ⅰa 级证据

干预手段 1:针灸(针刺、电针刺或温针灸),系统综述质量评价结果(+++)

唐园[2]等在一项针对针灸治疗慢性前列腺炎的临床疗效及安全性进行系统评价的研究中,检索 PubMed、Embase、The Cochrane Library、CBM、CNKI、VIP 及 WanFang Data,查找所有针对针灸治疗慢性前列腺炎的随机对照试验,文种限中、英文,检索时限均为从建库至 2015 年 9 月。

在研究中,对检索获得文献采用如下标准进行筛查。纳入研究的标准为:

①所有针对针灸治疗 CP 的随机对照试验,文种限中、英文;②符合美国国立卫生研究院(National Institutesof Health,NIH)ⅢA 或ⅢB 型前列腺炎诊断标准的患者;排除伴有血尿、肾癌、膀胱癌、前列腺癌等肿瘤病史、泌尿男性生殖系结核、尿路感染及前列腺特异性抗原(prostate-specific antigen,PSA)>4ng/ml 的患者;③干预措施,试验组采用针灸治疗(针刺或电针刺或温针灸),对照组采用安慰剂(假针刺)或空白对照或常规药物治疗,常规药物治疗包括抗生素、植物制剂、α- 受体阻滞剂、M- 受体阻滞剂、非甾体类药;排除针灸联合其他治疗方式的研究;④结局指标:主要指标为有效率[有效标准:症状改善或消失,前列腺液检查好转或恢复正常,NIH-CPSI 较基线值减少≥30% 或减少≥6 分及 NIH 慢性前列腺炎症状评分(NIH chronic prostatitis symptom index,NIH-CPSI)改善情况],次要指标为不良反应。排除标准为:①会议摘要、综述等;②可用数据不全者;③重复发表的研究。2 名研究者独立筛选文献,提取治疗,完成质量评价,在评价过程中要交叉核对,意见不一致时需要协商解决。使用 Cochrane 协作网开发的 RevMan5.3 完成 Meta 分析。

共纳入 16 个随机对照试验,合计 1 200 例患者。试验组处理措施为针灸、温针灸、电针,对照组处理措施为空白、假针刺、普适泰、坦洛新、左氧氟沙星、布洛芬、特拉唑嗪。

2 个研究报告了针刺与假针刺治疗 CP 的有效率及 NIH-CSPI 症状评分改善情况,结果提示针刺治疗 CP 的疗效优于假针刺[RR=1.78,95% CI(1.28,2.46),P=0.000 5],针刺组治疗 CP 改善 NIH-CPSI 症状评分优于假针刺组[MD=5.21,95% CI(2.98,7.45),P<0.000 01]。14 个研究报告了针灸与常规药物治疗 CP 的有效率,结果提示针灸组治疗 CP 的疗效优于常规药物组[RR=1.27,95% CI(1.19,1.36),P<0.000 01],3 个研究报告显示针灸治疗 CP 患者改善 NIH-CPSI 症状评分优于常规药物治疗[MD=3.92,95% CI(1.55,6.29),P=0.001]。仅有 1 个研究报告了针刺组与空白对照组治疗 CP 患者的有效率,结果显示针刺组治疗 CP 的有效率优于空白对照组[RR=3.57,95% CI(1.45,8.80),P=0.006]。在 NIH-CPSI 症状评分方面,针刺组也优于空白对照组[MD=6.00,95% CI(3.50,8.50),P<0.000 01]。

在纳入的 16 个 RCT 中,针灸治疗 CP 的不良反应报道较少,只有 3 个研究报道了不良反应,不良反应均较轻,主要包括针刺点疼痛、晕针、针刺点皮下血肿,所有不良反应经治疗或休息后很快好转,无严重不良反应发生。

本研究的局限性:①入选的 16 个研究中有 9 个研究没有说明详细的随机

分配方法,15 个研究没有说明怎样进行分配隐藏,提示纳入研究质量一般;②只入选已经发表的研究,也许存在潜在的发表偏倚;③因纳入研究的针灸类型(针刺、电针刺、温针灸)、所选穴位及手法各不相同,我们无法进行亚组分析以及确定最佳的治疗方案;④目前尚无治疗 CP 有效常用的客观指标,以美国国立卫生研究所(NIH)推荐的 NIH 慢性前列腺炎症状评分(NIH-CPSI)为主观指标,在我国的文化背景下,可能因患者的"期望效应"夸大针灸的治疗效果,存在发表偏倚。

证据等级:Ⅱb 级

干预手段 2:癃清片,随机对照试验质量评价结果(+++)

高筱松等[3]在一项多中心双盲安慰剂随机对照试验中,入组 480 例患者,360 例采用癃清片治疗慢性前列腺炎,对照组 120 例为安慰剂。研究在中国中医科学院广安门医院、湖北省中医院、湖南中医药大学第一附属医院、河南中医学院第一附属医院、中日友好医院和天津医科大学总医院进行。两组口服癃清片(或安慰剂)每次 6 片,每天 2 次。共治疗 4 周。主要疗效评价指标为 NIH-CPSI 评分和中医证候评分。痊愈为证候总积分减少率在 90% 以上;显效为证候总积分减少率在 70%~89%;有效为证候积分减少率在 30%~69%,无效为证候积分减少率不足 30%。结果显示,治疗组 NIH-CSPI 评分和中医证候积分降幅均大于对照组,组间比较差异有统计学意义($P<0.05$)。见表 7-1。

表 7-1　两组治疗前后 NIH-CPSI 评分、中医证候评分比较($\bar{x} \pm s$)

项目	治疗组		对照组	
	治疗前	治疗后	治疗前	治疗后
NIH-CPSI	22.35 ± 4.47	11.91 ± 5.04*	21.84 ± 3.97	17.66 ± 4.92
中医证候评分	19.38 ± 4.06	9.87 ± 3.95*	19.31 ± 3.22	14.43 ± 4.14

本试验共发生不良事件 15 例,与药物可能相关的不良事件 3 例,治疗组 2 例,对照组 1 例,主要为胃部不适或恶心,治疗组和对照组各 1 例因不良事件退出。

干预手段 3:前列解毒胶囊随机对照试验,质量评价结果(++)

徐建春等[4]在一项随机双盲对照临床研究中,入组 80 例慢性前列腺炎患者,40 例采用前列解毒胶囊联合芦氟沙星治疗,40 例采用安慰剂联合芦氟沙星治疗。前列解毒胶囊(包括安慰剂):口服,每次 4 粒,每日 2 次,早餐后及晚餐后半小时各用 1 次;芦氟沙星胶囊:口服,每次 0.2g,每日 1 次,晚餐后半小时服用,疗程 4 周。采用 NIH-CPSI 评分 /EPS 中的 WBC 计数来评估其疗效。两组综合疗效的评定采用以下标准:①治愈,临床症状消失;EPS 中 WBC<10个 /HP。②显效,NIH-CPSI 评分下降 ≥ 15 分;WBC 较前减少 10 个以上 /HP。③好转,临床症状减轻,NIH-CPSI 评分下降 ≥ 10 分;WBC 计数较前明显减少。④无效,临床症状好转不明显,NIH-CPSI 评分下降<5 分、无改变或者上升;WBC 计数无改变或增加。结果显示:试验组治愈率为 31.6%(12/38),有效率为 86.8%(33/38);对照组治愈率为 17.1%(6/35),有效率为 60.0%(21/35),经秩和检验 $P<0.05$。试验组在治愈率和有效率方面均高于对照组。见表 7-2。

表 7-2　试验组和对照组治疗前后各项指标的变化($\bar{x} \pm s$)

项目	试验组(n=38)		对照组(n=35)	
	治疗前	治疗后	治疗前	治疗后
NIH-CPSI				
总评分	20.82 ± 4.13	12.61 ± 2.41[#*]	20.77 ± 3.96	17.40 ± 3.54[#]
疼痛评分	9.05 ± 2.39	4.63 ± 1.42[#*]	8.43 ± 2.10	6.51 ± 1.67[#]
泌尿系评分	4.21 ± 2.62	2.21 ± 1.54[**]	4.68 ± 2.45	3.77 ± 2.16
生活质量评分	7.55 ± 1.54	5.76 ± 1.22[**]	7.65 ± 1.49	7.11 ± 1.55
EPS-WBC	25.12 ± 8.53	11.37 ± 6.86[#]	23.63 ± 9.8	11.57 ± 6.03[#]

注:与治疗前比较,[#]$P<0.05$;与对照组比较,[*]$P<0.05$。

安全性事件:未报告安全性事件。

干预手段 4:宁泌泰胶囊,随机对照试验质量评价结果(++)

梅雪峰等[5]在一项随机对照临床研究中,采用宁泌泰胶囊联合左氧氟沙星治疗 39 例慢性前列腺炎患者,设置单用左氧氟沙星 39 例为对照组。宁泌泰胶囊每次口服 3 粒,每天 3 次,左氧氟沙星片每次口服 0.2g,每天 2 次。疗程 4 周。疗效评价指标为 NIH-CPSI 评分较前减少 ≥ 90%,痊愈;60% ≤ NIH-CSPI 评分较前减少<90%,显效;30% ≤ NIH-CSPI 评分较前减少<60%,有效;NIH-CSPI 评分较前减少<30%,无效。结果显示,治疗组总有效率 67.57%,对

照组总有效率 52.63%，经治疗后治疗组 NIH-CSPI 总评分低于对照组，差异具有统计学意义（$P<0.05$）。见表 7-3。

表 7-3　两组治疗前后 NIH-CPSI 评分比较（$\bar{x} \pm s$）

组别	例数	时间	疼痛症状	排尿症状	生活质量	总评分
治疗组	37	治疗前	16.31 ± 3.95	7.66 ± 1.99	8.36 ± 1.68	32.22 ± 2.41
		治疗后	8.56 ± 4.32	2.60 ± 1.46	3.74 ± 1.66	14.90 ± 2.36
对照组	38	治疗前	15.32 ± 3.91	7.23 ± 1.73	7.93 ± 1.79	30.48 ± 2.52
		治疗后	9.87 ± 3.89	3.51 ± 1.50	4.58 ± 1.60	17.91 ± 2.11

研究中，两组患者血常规、尿常规、心电图等检查改变无临床意义。

临床问题 2：对慢性前列炎患者中医证候评分的改善情况

证据等级：Ⅱb 级证据

干预手段 5：前列通瘀胶囊，随机对照试验质量评价结果（++）

彭玉平[6]在一项随机对照临床研究中，采用前列通胶囊联合普适泰治疗慢性前列腺炎患者 20 例，设置单用普适泰 20 例为对照组。研究在广州中医药大学第一附属医院进行。前列舒通胶囊每次 5 粒，每天 3 次；普适泰每次 1 片，每日 2 次。疗程 4 周。疗效评价指标为两组中医证候疗效。痊愈：证候、体征较治疗前评分减少 90% 以上；显效：证候、体征较治疗前评分减少 60%~89%；有效：证候、体征较治疗前评分减少 30%~59%；无效：证候、体征较治疗前评分减少<30%。结果显示治疗组痊愈率为 15%，对照组为 5%；治疗组显效率为 45%，对照组为 20%；治疗组总有效率为 95%，对照组为 80%。两组显效率比较差异有显著意义（$P<0.05$）。本研究未报告安全性事件。

参考文献

[1] 张敏建. 中西医结合男科学 [M]. 北京: 科学出版社, 2017.

[2] 唐园. 针灸治疗慢性前列腺炎疗效及安全性的系统评价 [D]. 重庆: 重庆医科大学, 2016.

[3] 高筱松, 高文喜, 贺菊乔, 等. 癃清片治疗慢性前列腺炎多中心双盲安慰剂对照试验研究 [J]. 中国男科学杂志, 2010 (9): 29-33.

[4] 徐建春, 卢启明, 付立杰, 等. 前列解毒胶囊联合芦氟沙星治疗慢性前列腺炎的随机双盲对照临床观察 [J]. 中华男科学杂志, 2010, 16 (2): 183-186.

［5］梅雪峰, 夏雨果, 田英, 等. 宁泌泰胶囊联合盐酸左氧氟沙星片治疗Ⅲ型慢性前列腺炎疗效分析 [J]. 新中医, 2017 (6): 84-86.

［6］彭玉平. 前列通瘀胶囊联合舍尼通治疗Ⅲ型前列腺炎 (湿热挟瘀型) 的临床研究 [D]. 广州: 广州中医药大学, 2011.

第八章 8

慢性阻塞性肺疾病

（中医病名：肺胀）

检索日期：至 2018 年 1 月 30 日

作者：韩桂玲、张纾难、肖锶瑶、王蓓蕾

要 点

- 慢性阻塞性肺疾病（COPD）急性发作次数增多，运动耐量下降，会严重影响患者的生存质量，相当于中医的"肺胀"。

- COPD 患者的生存质量与 COPD 患者急性发作频率及运动耐量呈正相关。COPD 多见于老年吸烟患者，男性多见。

- 在当前围绕中成药和针刺治疗 COPD 的研究中，疗效主要依据呼吸困难评分（mMRC）、CAT 评分、肺功能变化来评估。

- 中成药和针刺治疗 COPD 是可能有效的，但我们没有找到充足的证据证明其有效性，我们对其证据要素进行了采集以供临床研究者判断。

- 治疗 COPD 的金标准未检索到。临床上通常参照《中药新药临床研究指导原则》中的慢性支气管炎证候疗效判定标准。

- 根据对 COPD 临床症状改善的证据来说，包含了高等级证据及低等级证据，但其质量都相对偏低。

- 目前对于 COPD 稳定期的治疗，西医学往往根据其病情评估结果，选用沙美特罗替卡松、布地奈德福莫特罗、噻托溴铵吸入剂等吸入性药物，虽然吸入性药物可以改善患者的肺功能，且长期应用引起的副作用较小，但对于重度阻塞性通气功能障碍的患者，配合性差，吸入药物滞留于咽喉的多，尤其是吸入用糖皮质激素，容易引起口腔溃疡、咽炎、声音嘶哑等。中医治疗 COPD，副作用相对较少，可以多途径、多方面打断

COPD 的病程链，从而缓解病情，减少急性发作的频率，改善生存治疗。

疾病概况

慢性阻塞性肺疾病（chronic obstructive pulmonary disease，COPD）其特征是持续存在的呼吸道症状和气流受限，通常由有害颗粒或气体暴露引起的气道和肺泡异常而导致。

COPD 归属中医"肺胀"范畴。"肺胀"的病名首见于《内经》。《灵枢·胀论》曰："肺胀者，虚满而喘咳。"《灵枢·经脉》曰："肺手太阴之脉……是动则病肺胀满，膨膨而喘咳。"指出了本病虚满的基本性质和典型症状。汉·张仲景《金匮要略·肺痿肺痈咳嗽上气病脉证治》指出："咳而上气，此为肺胀，其人喘，目如脱状。"元·朱丹溪《丹溪心法·咳嗽》曰："肺胀而嗽，或左或右不得眠，此痰挟瘀血碍气而病。"提示本病病机主要在于痰瘀阻碍肺气。《张氏医通·肺痿》说："盖肺胀实证居多。"《证治汇补·咳嗽》认为肺胀："又有气散而胀者宜补肺，气逆而胀者宜降气，当参虚实而施治"。提示肺胀病机为虚实兼杂，当分虚实辨证论治。

研究结果

临床问题 1：减少 COPD 患者急性发作的次数，提高运动耐量和生存质量
证据级别：Ⅱb 级证据
干预手段 1：玉屏风胶囊，随机对照试验质量评价结果为（++）

陈峰等[1]在一项随机对照临床研究中，采用玉屏风胶囊治疗慢性阻塞性肺疾病（COPD），观察其疗效和安全性。研究在杭州师范大学附属医院进行。研究者将 68 名患者随机分配为治疗组 38 人，对照组 30 人。对照组采用噻托溴铵粉吸入剂（1 吸，每晚 1 次）联合布地奈德福莫特罗吸入剂（2 吸，2 次 /d）。治疗组在对照组基础上加用玉屏风胶囊 2 粒 / 次，3 次 /d，口服。两组均治疗 6 个月。采用急性加重次数、免疫功能检查、肺功能测定、6 分钟步行实验、COPD 评估测试量表等对疗效进行评价。

结果显示：① COPD 急性加重比较，与对照组 102.3 ± 31.0 天比较，治疗组患者两次急性加重时间间距延长至 154.8 ± 27.3 天，差异有统计学意义（$t=15.4$，$P<0.05$）；1 年内急性加重次数比较，对照组为 4.07 ± 0.52 次，治疗组显著减少为 2.25 ± 0.33 次，差异有统计学意义（$t=68.2$，$P<0.05$）。② T 细胞

亚群比较,治疗组治疗 3 个月即开始出现 T 细胞亚群功能改善,治疗 3 个月及 6 个月时 $CD3^+$、$CD4^+$ 及 $CD4^+/CD8^+$ 与治疗前比较,均明显改善,差异有统计学意义($P<0.05$);而对照组各个时间段治疗前后比较,差异无统计学意义($P>0.05$)。③肺功能比较,对照组治疗后各个时间段 FVC、FEV_1、MVV 及 MMEF 值与治疗前比较,有一定程度改善,但差异无统计学意义($P>0.05$);治疗组在治疗 6 个月时 MVV 值与治疗前比较显著改善,差异有统计学意义($P<0.05$)。④运动耐力及生活质量评分比较,治疗组治疗 6 个月后,患者 6min 步行距离及 CAT 评分与治疗前比较明显改善,差异有统计学意义($P<0.05$);对照组治疗后各个时间段与治疗前比较有一定程度改善,但差异无统计学意义($P>0.05$)。

研究过程中,治疗组出现口干 6 例,出现声音嘶哑 1 例。对照组口干 5 例,轻度尿潴留 1 例。所有患者均能耐受,未停药,均顺利完成实验,无 1 例患者发生死亡。

干预手段 2：补肺活血胶囊,随机对照试验质量评价结果为(++)

郭洁等[2]在一项随机对照临床研究中,评估了补肺活血胶囊治疗稳定性慢性阻塞性肺疾病的疗效和安全性,研究在河北省中医院进行。研究者采用随机数字表,将 120 名受试者随机分配为试验组和对照组各 60 例。对照组采用常规治疗,低流量持续吸氧,口服茶碱缓释胶囊(0.1g/ 次,2 次 /d),并按需使用沙丁胺醇气雾剂。治疗组在对照组基础上加补肺活血胶囊(4 粒 / 次,3 次 /d,口服)。两组均治疗 60 天。疗效评价指标采用症状积分、全血黏度、6min 行走距离、生活质量(圣·乔治呼吸问卷)。结果显示:治疗 1 个疗程后,治疗组症状积分及全血黏度均明显低于对照组(P 均 <0.05),运动耐力试验明显好于对照组($P<0.05$),生活质量评定中活动受限、呼吸症状、疾病影响评分及总分均明显低于对照组(P 均 <0.05);治疗组临床总有效率明显高于对照组($P<0.05$)。

本研究中未观测到安全性事件。

干预手段 3：补中益气颗粒,随机对照试验质量评价结果为(+)

马云凤等[3]在一项随机对照临床研究中,采用补中益气颗粒治疗中重度慢性阻塞性肺疾病(COPD)稳定期,观察临床疗效。研究于黄骅市人民医院进行,将 110 例中重度 COPD 稳定期患者按随机数表法分为治疗组与对照组各 55 例,对照组予以沙美特罗替卡松＋噻托溴铵治疗,治疗组在对照组的基础上加用补中益气颗粒治疗。噻托溴铵粉雾剂 18μg 吸入,1 次 / 晚;沙美特罗替卡松粉吸入剂 50μg 吸入,1 泡 / 次,1 次 /12h;补中益气颗粒(3g/ 袋)口服,3g/ 次,3 次 /d。疗程均为 3 个月。疗效评价指标为证候积分、肺功能、6min 步行试验、生活质量评分(COPD 评估测试问卷法)、急性加重住院次数。结果显示:治疗后两组证候积分、肺功能、6min 步行试验和 CAT 评分均较治疗前明显改善;治疗组改善情况明显优于对照组,差异有统计学意义($P<0.05$);治疗后治疗组急性加重需住院治疗次数明显少于对照组,差异有统计学意义($P<0.05$);经 Radit 分析,治疗组的中医证候、肺功能和 6min 步行试验疗效均明显优于对照组,差异有统计学意义($P<0.05$)。本研究未报告安全性事件。见表 8-1。

表 8-1　两组临床疗效比较

组别	例数	疗效	显效	有效	无效
治疗组	55	中医证候	20(36.4%)	32(58.2%)	3(5.4%)
		肺功能	19(34.5%)	31(56.4%)	5(9.1%)
		6min 步行试验	24(43.7%)	29(52.7%)	2(3.6%)
对照组	55	中医证候	12(21.8%)	28(50.9%)	15(27.3%)
		肺功能	13(23.6%)	26(47.3%)	16(29.1%)
		6min 步行试验	15(27.3%)	25(45.4%)	15(27.3%)

干预手段 4 : 百令胶囊,随机对照试验质量评价结果为(＋)

郝文东等[4]在一项随机对照临床研究中,采用百令胶囊治疗稳定期慢性阻塞性肺疾病(慢阻肺),观察对患者的生活质量、肺功能和免疫功能的影响。研究于陕西延安大学附属医院进行,将 150 例稳定期慢阻肺患者按照随机原则分为对照组和中药组各 75 例。对照组予布地奈德福莫特罗粉吸入剂(复方制剂:布地奈德 160μg/ 吸和富马酸福莫特罗 4.5μg/ 吸),1 吸 / 次,2 次 /d;中药组在对照组基础上加用百令胶囊,4 粒 / 次,3 次 /d。疗程均为 8 周。疗效评价指标为症状评分、肺功能、免疫功能变化、生活质量评估。结果显示:①中药组和对照组总有效率分别为 89.33% 和 74.67%($P<0.05$);②治疗后中药组第 1 秒呼气容积(FEV_1)、第 1 秒用力呼气容积与预计值百分比($FEV_1pred\%$)和第 1 秒用力呼气容积与用力肺活量比值(FEV_1/FVC)显著升高,且优于对照

组($P<0.05$);③治疗后中药组 SGRQ 评分明显低于对照组($P<0.05$);④治疗后中药组 Th17% 和 Th17/Treg 降低显著优于对照组($P<0.05$)。研究中未报告不良事件情况。见表 8-2~表 8-5。

表 8-2　两组临床疗效比较

组别	显效	有效	无效	总有效率
对照	20	36	19	74.67%
中药	46	21	8	89.33%*

注:与对照组比较,*$P<0.05$。

表 8-3　两组治疗前后肺功能及主要症状评分比较($\bar{x}\pm s$,n=75)

组别	时间	FEV$_1$/L	FEV$_1$%pred/%	FEV$_1$/FVC/%	主要症状
对照	治疗前	1.44 ± 0.45	49.4 ± 8.76	57.4 ± 9.50	25.1 ± 4.35
	治疗后	1.77 ± 0.40#	52.5 ± 10.43#	66.9 ± 9.47#	12.7 ± 5.63#
中药	治疗前	1.43 ± 0.52	48.8 ± 8.47	58.1 ± 10.11	25.7 ± 4.86
	治疗后	1.85 ± 0.46#*	58.3 ± 10.32#*	74.5 ± 9.86#*	5.6 ± 3.45#*

注:与本组治疗前比较,#$P<0.05$;与对照组治疗后比较,*$P<0.05$。

表 8-4　两组治疗前后 SGRQ 评分比较($\bar{x}\pm s$,n=75)

组别	时间	肺部症状	活动能力	疾病影响	总分
对照	治疗前	15.5 ± 1.64	8.6 ± 1.21	17.2 ± 1.80	43.7 ± 2.25
	治疗后	11.8 ± 1.46#	7.5 ± 1.10#	14.5 ± 1.57#	36.1 ± 2.01#
中药	治疗前	15.7 ± 1.57	8.4 ± 1.17	17.4 ± 1.93	43.5 ± 2.32
	治疗后	9.3 ± 1.45#*	6.3 ± 1.05#*	12.6 ± 1.64#*	31.6 ± 2.14#*

注:与本组治疗前比较,#$P<0.05$;与对照组治疗后比较,*$P<0.05$。

表 8-5　两组治疗前后免疫功能比较($\bar{x}\pm s$,n=75)

组别	时间	Th17/%	Treg/%	Th17/Treg
对照	治疗前	4.02 ± 0.53	2.44 ± 0.86	0.34 ± 0.15
	治疗后	3.85 ± 0.58	2.45 ± 0.88	0.35 ± 0.16
中药	治疗前	4.00 ± 0.56	2.47 ± 0.89	0.35 ± 0.13
	治疗后	2.44 ± 0.60#*	2.51 ± 0.91	0.26 ± 0.21#*

注:与本组治疗前比较,#$P<0.05$;与对照组治疗后比较,*$P<0.05$。

临床问题 2：提高 COPD 患者的运动耐量和生存质量

证据级别：Ⅰa 级证据

干预手段 5：痰热清注射液，系统综述质量评价结果（+++）

在一项针对中药针剂痰热清注射液治疗 COPD 急性加重期的临床疗效的研究[5]中，检索中国科学医学院的中国生物医学文献光盘数据库中已发表的文章，查找所有痰热清注射液治疗慢性阻塞性肺疾病急性加重期的随机对照试验，检索时间为 2001—2003 年。

在研究中，对检索获得文献采用如下标准进行筛查。纳入研究的标准为：研究对象限制为痰热清注射液治疗 COPD 的临床 RCT 文献，文献中含有"随机分组""随机对照"的描述，且临床设计质量相对较好，有明确的疾病诊疗标准、进行组间均衡性比较、有阳性治疗对照。排除标准为：治疗组为痰热清注射液联合西药干预，对照组为另一种西药干预的文献。采用临床流行病学 DME 方法学对所有纳入文献的研究方法进行系统评价；采用 Meta 分析对其疗效进行系统评价。系统综述的注册号：1003-8914（2006）09-0075-03。

共纳入 5 个随机对照试验，具体研究过程及纳入患者数未提及。按 Peto 法计算各研究及合并后的基本参数显示 5 个研究同质，给予合并，合并后的 $OR_{合并}$=3.82，95% CI=（0.76,1.94），结果显示，治疗组加用痰热清注射液后，有效率至少提高 76%，最多提高了 194%，提示痰热清注射液对 COPD 急性加重期可能有很好的治疗作用。在纳入的 5 个 RCT 研究中，有 2 个报告了不良反应发生情况。具体不良反应未提及。

本研究存在局限性，纳入符合标准的 RCT5 个，其中描述了随机分配方法的有 1 篇，其他均未阐述随机分配和分配隐藏方案，导致读者无法判断其他研究的分组方法正确与否。仅 1 篇文献采用分配隐匿，导致其他研究中易发生测量性偏倚、安慰剂效应和霍桑效应。1 例实验提及如何实施盲法，因此认定在受试者及参与人员的盲法方面和结果评估的盲法认定为高偏倚风险。关于 RCT 失访/退出，本综述未提及。无一篇文献说明样本含量的估算依据，且分组后每组例数 50 例的仅 2 篇，导致其他研究所得的指标往往不恒定，检验效能偏低，2 型错误增加，结论缺乏充分依据，加上小样本的阴性指标未能被充分发表，从而产生发表性偏倚。

戴月梅等[6]在一项随机对照临床研究中，采用痰热清注射液治疗慢性阻塞性肺疾病急性加重期，观察对患者肺功能等的影响。研究于新疆医科大学第一附属医院进行。研究者依据随机数字表将 180 名受试者随机分配为试验组和对照组各 90 例。对照组给予控制性氧疗、抗生素、支扩剂、糖皮质激素治疗。治疗组则在对照组基础上增加痰热清注射液。两组均治疗 8 天。疗效评价指标选择呼吸困难评分、肺功能、血气分析及细胞因子。结果显示：治疗组治疗后呼吸困难评分，肺功能及细胞因子降低均较对照组明显改善，两组间有统计学差异。研究中未报告安全性事件情况。

干预手段 6：针刺，系统综述质量评价结果（+++）

在一项针对针刺治疗慢性阻塞性肺疾病的临床疗效进行系统评价的研究[7]中，检索中国知网、万方数据库、维普、中国生物医学文献数据库、PubMed、Cochrane library、Embase 等数据库中已发表的文章，查找所有针刺治疗 COPD 的随机安慰对照试验，所有数据库检索时间为建库时间至 2016 年 7 月，任何语言的文献都在检索范围之内。

在研究中，对检索获得的文献采用如下标准进行筛查。纳入研究的标准为，①研究设计：针刺治疗 COPD 的临床随机对照试验文献（RCTs）；②研究对象：明确诊断 COPD 的患者，排除严重心、脑、肾、肝脏和造血系统等严重原发病、精神疾病患者及继发性 COPD 的患者；③干预措施：A. 治疗组采用针刺疗法，对照组采用安慰针治疗方法；B. 治疗组为针刺 + 其他辅助治疗方式，对照组为安慰针 + 其他治疗方式；④结局指标：A.6 分钟步行距离（6-minute walk distance，6-MWD）；B. 圣乔治呼吸问卷评分（SGRQ）；C. 第一秒钟用力呼气容积占预计值百分比（forced expiratory volume in one second，FEV_1%）；D. 第一秒钟用力呼气容积占用力肺活量百分比（FEV_1/forced vital capacity，FVC%）。排除标准为，①试验组为穴位注射、穴位敷贴、穴位按摩及艾灸等非针刺疗法；②对照组为西药、中药、肺康复等非盲法对照治疗；③结局指标不符合；④无法获得全文、重复的、数据缺如的文献。由 2 名评价者独立评价、交叉核对纳入文献质量并提取数据后，采用 Review Manager5.2 软件进行 Meta 分析。

共纳入 9 个随机对照试验，本项 Meta 分析病程未提及。9 个 RCT 共纳入患者 326 例。针灸取穴方面，4 篇研究采用针刺定喘穴，3 篇研究采用针刺足三里穴，3 篇研究采用针刺中脘穴，3 篇研究采用针刺关元穴，其余针刺采用的穴位有肺俞、肾俞、膻中、太渊、列缺、中府等。安慰针对照方面，3 篇研究安慰针采用特异穴位点皮表套叠式头针：该安慰针针尖圆钝，针身可滑入针柄而缩短，给人一种刺入皮下的错觉，相应的治疗针外观与安慰针相同，区别是针尖锐利,可像正常治疗针一样刺入皮下;2篇研究采用非穴位点针刺:针刺的穴位为治疗组穴位旁的非穴点,行针手法＋留针时间同治疗组;4篇研究采用模拟皮表电刺激:其外观与治疗针无任何不同,但安慰治疗仪一般没有或仅有很低的电流输出。

结果显示,针刺组与安慰针组比较,治疗结束后6分钟步行距离比较共纳入5个RCT,共203例患者,针刺组与安慰针组相比能提高6分钟步行距离[z=2.37,95% CI(5.85,61.52),P=0.02<0.05]。圣乔治呼吸问卷评分比较纳入2个RCT,共98例患者,针刺组与安慰针组相比能降低圣乔治呼吸问卷评分[z=3.24,95% CI(−14.44,−3.56),P=0.001<0.05]。第一秒钟用力呼气容积占预计值百分比比较纳入5个RCT,共219例患者,针刺组与安慰针组相比能提高第一秒钟用力呼气容积占预计值百分比[z=3.16,95% CI(1.87,7.99),P=0.002<0.05]。第一秒钟用力呼气容积占用力肺活量百分比比较纳入3个RCT,共91例患者,针刺组与安慰针组相比能提高第一秒钟用力呼气容积占用力肺活量百分比[z=2.05,95% CI(0.34,12.80),P=0.04<0.05]。研究未报告安全性事件。

本研究存在局限性,纳入符合标准的RCT9个,其中描述了随机分配方法的有7个,描述分配隐藏的有4个,2个未阐述随机分配和分配隐藏方案。6个RCT提及失访/退出。这些系统评价纳入的研究采用的是广泛意义上的针灸疗法,除了针刺疗法,还包括了穴位敷贴、穴位按摩以及艾灸等疗法,因此异质性较大,并且纳入的随机对照试验多未采用盲法,总体研究质量偏低,降低了所得结论的可靠性。

在一项随机对照临床研究[8]中,采用针刺疗法治疗稳定期慢性阻塞性肺疾病(COPD)患者,探讨其对提高外周骨骼肌运动能力的影响。研究于广州医科大学附属第一医院呼吸科进行,采用随机双盲对照法,将44例稳定期COPD患者按照纳入时间的先后顺序以随机数表法分为观察组(治疗针＋有氧运动训练)24例和对照组(安慰针＋有氧运动训练)20例,因观察组有2例退出(1例因不能耐受有氧训练退出,1例因不能耐受针刺退出),对照组有1例退出(因急性加重退出),最后观察组22例、对照组19例纳入统计。两组在常规西药治疗及有氧运动训练基础上分别予以治疗针(观察组)及安慰针(对照组)治疗。治疗针:取穴,膻中、乳根、关元、中脘、天枢、膺窗,复感外邪加合谷(单侧,隔次左右交替),痰浊中阻加丰隆(单侧,隔次左右交替);操作,嘱患者取仰卧位,穴位皮肤常规消毒,选用治疗针(外表与安慰针一样,针尖锐利,可刺入患者的皮下,有塑料管套作掩饰,有粘胶环固定)常规针刺,为防止破盲,不要求得气,只需患者有轻微痛感,留30min,并连接G6805-1A低频电子脉冲治疗仪,连续波,频率1~2Hz,强度以患者耐受为度。安慰针:除针具选用标准安慰针外,针刺取穴、方法及疗程同观察组;安慰针的针尖被磨至钝平,在皮肤上着力后,针身可滑入针柄,外有塑料管套作掩饰以及粘胶环用以固定针身;出针时,先迅速拔出针,注意采取适当体位遮挡受试者视线,将针放入一个有遮盖的容器内,然后再去掉塑料套管;对照组电针连接方式同观察组,调整频率使患者有轻微痛感即可。有氧训练方法及要求:两组每次针刺后进行有氧运动训练;采用功率车的方式,每次运动总时间为40min,不能耐受者,每次持续不得低于10min;运动强度为以达到运动最大心率(maximum heart rate, Max HR)的60%~80%之间为宜,最大心率计算公式为HRmax=220–年龄;对于重度及极重度患者,症状明显而不能耐受者,以达到运动目标心率(target heart rate,THR)的60%~80%即可,目标心率计算公式为THR=(HRmax–HRrest)×(60%~80%)+HRrest(注:HRrest为休息时心率);中止标准为根据国际通用的"主观运动强度评分表",当患者自我感觉>7分或者"主观体力感觉评分表">14分时,即终止训练。疗程为隔1~2天治疗1次,2~3次/周,共治疗14次。疗效评价指标为体重指数(BMI),平均运动里程及平均最大心率,6min步行距离(6-MWD),运动心肺功能检查指标最大功率(Wmax)及最大心率(HRmax),肺通气功能相关指标1s用力呼气容积(FEV_1)占预计值百分比(FEV_1%)、用力肺活量(FVC)占预计值百分比(FVC%)、FEV_1与FVC的比值(FEV_1/FVC)、最大通气量(MVV)。结果显示:观察组治疗前后BMI未见明显改变($P>0.05$),对照组BMI下降明显($P<0.05$);观察组治疗后平均运动里程、6-MWD、运动期间Wmax及肺功能指标FEV_1%、FVC%、MVV均较治疗前改善($P<0.01$,$P<0.05$),且均优于对照组($P<0.01$,$P<0.05$),而对照组各项指标治疗后均无明显改变(均$P>0.05$)。研究中未报告安全性事件。见表8-6~表8-10。

表8-6 两组慢性阻塞性肺疾病患者治疗前后体重指数比较($\bar{x} \pm s$)

组别	例数	治疗前	治疗后
观察组	22	23.20 ± 3.42	23.24 ± 3.38
对照组	19	21.16 ± 3.60	$20.80 \pm 3.65^{\#}$

注:与本组治疗前比较,$^{\#}P<0.05$。

表 8-7 两组慢性阻塞性肺疾病患者有氧训练期间平均运动里程 /
平均最大心率比较 ($\bar{x} \pm s$)

组别	时段	例数	平均运动里程 /km	平均最大心率 /(次·min^{-1})
观察组	前 7 次	22	13.13 ± 5.01	117.71 ± 15.21
	后 7 次	22	14.15 ± 4.95$^{\#\#}$	119.27 ± 15.37
	前后差值	22	1.02 ± 1.24**	1.56 ± 6.23
对照组	前 7 次	19	10.97 ± 4.13	123.08 ± 16.18
	后 7 次	19	10.99 ± 4.43	124.91 ± 15.59
	前后差值	19	0.02 ± 1.15	1.83 ± 6.01

注：与本组治疗前 7 次比较，$^{\#}P < 0.01$；与对照组前后差值比较，$^{*}P < 0.01$。

表 8-8 两组慢性阻塞性肺疾病患者治疗前后 6min 步行距离比较 ($\bar{x} \pm s$)

组别	例数	治疗前 /m	治疗后 /m	治疗前后差值 /m
观察组	22	438.05 ± 126.75	496.10 ± 130.06$^{\#}$	58.05 ± 51.52*
对照组	19	414.65 ± 102.83	433.68 ± 106.00	19.03 ± 48.18

注：与本组治疗前比较，$^{\#}P < 0.01$；与对照组治疗前后差值比较，$^{*}P < 0.01$。

表 8-9 两组慢性阻塞性肺疾病患者治疗前后最大心率及最大功率比较 ($\bar{x} \pm s$)

组别	例数	最大心率 /(次·min^{-1})		最大功率 /W	
		治疗前	治疗后	治疗前	治疗后
观察组	22	122.36 ± 20.89	126.86 ± 17.88	75.23 ± 53.33	84.09 ± 51.17$^{\#\#}$
对照组	19	126.47 ± 16.91	122.95 ± 15.94	71.58 ± 32.75	72.89 ± 36.18

注：与本组治疗前比较，$^{\#}P < 0.05$；与对照组治疗前后差值比较，$^{*}P < 0.05$。

表 8-10 两组慢性阻塞性肺疾病患者治疗前后肺通气功能各项指标比较 ($\bar{x} \pm s$)

组别	例数	时间点	FEV$_1$%	FVC%	FEV$_1$/FVC	MVV/%
观察组	22	治疗前	40.76 ± 16.36	68.43 ± 22.13	49.70 ± 14.61	40.90 ± 13.99
		治疗后	45.62 ± 19.29$^{\#}$	73.64 ± 23.78$^{\#}$	52.74 ± 13.54	50.20 ± 20.18$^{\#\#**}$
对照组	19	治疗前	40.53 ± 17.40	72.61 ± 14.64	46.53 ± 15.00	36.58 ± 13.83
		治疗后	39.45 ± 16.33	71.82 ± 14.44	44.84 ± 15.45	38.05 ± 11.86

注：与本组治疗前比较，$^{\#}P < 0.05$，$^{\#\#}P < 0.01$；与对照组治疗后比较，$^{*}P < 0.05$，$^{**}P < 0.01$。

在进行证据汇总期间，我们纳入了关于针刺 / 针灸的具体文献证据共 3 篇[9-11]，结果显示，针刺 / 针灸单独应用或联合西药治疗可以改善慢性阻塞性肺疾病患者临床症状和肺功能等指标，研究中不良事件较少。具体详见表 8-11。

表8-11　针刺/针灸临床研究资料提取表

作者	证据级别	证据质量	研究场所	干预人群	试验组干预措施	对照组干预措施	结局评价标准	随机方法	盲法	试验组例数	对照组例数	有效性结果	安全性结果
郭泳梅等[9]	Ⅱb	2+	广州医科大学第一附属医院	稳定期慢性阻塞性肺疾病	在对照组基础上加用针刺。主要穴位:膻中、孔最(双)、膏肓(双)、中脘、脾俞(双)、膈俞(双);根据证选取配穴,复感外邪见兼据常加合(单,隔次左右交替);痰浊中阻加丰隆(单,隔次左右交替),隔日1次,治疗14次	西医规范用药和有氧运动训练,治疗6周	中医临床症状、COPD生存质量、6min步行距离(6-MWD)、肺功能检查相关指标	随机数字表法	单盲	18	15	治疗组治疗前后6-MWD、FEV$_1$%、FEV$_1$/FVC、MVV差值均较对照组显著改善,差异有统计学意义($P<0.05$或$P<0.01$);治疗组治疗后的生存质量总分、日常生活情况、抑郁症状均显著改善,差异有统计学意义($P<0.05$或$P<0.01$);安慰组治疗前后生存质量总分和各组评分比较差异均无统计学意义($P>0.05$)。肺功能方面,治疗组治疗后FEV$_1$%、FEV$_1$/FVC、MVV显著改善,差异有统计学意义($P<0.05$或$P<0.01$),安慰组治疗MVV显著改善,差异有统计学意义($P<0.01$),但其余指标差异无统计学意义($P>0.05$)。6-MWD方面,治疗组治疗后显著改善,与治疗前比较差异有统计学意义($P<0.01$),安慰组治疗后改	未报告

作者	证据级别	证据质量	研究场所	干预人群	试验组干预措施	对照组预措施	结局评价标准	随机方法	盲法	试验组例数	对照组例数	有效性结果	安全性结果
郭泳梅等[9]												善不明显,与治疗前比较差异无统计学意义(P>0.05)。相关性分析结果表明:6-MWD与COPD生存质量总分呈负相关;6-MWD与FVC%、FEV₁%、MVV呈正相关。	未报告
童娟等[10]	IIb	2+	广州医科大学附属第一医院	稳定期慢性阻塞性肺疾病	有氧训练基础上针刺治疗。取穴:主穴取膻中、乳根、天元、中脘、天枢、膏肓;配穴,复感外邪加合谷,痰浊中阻型加丰隆,每周治疗2~3次,共治疗5周	有氧训练基础上分别予以治疗针、安慰针治疗。取穴同治疗组,每周治疗2~3次,共治疗5周	6min步行距离(6-MWD),肺通气功能,生存质量评分(SGRQ)	未报告	双盲	16	14	①运动时间:两组间的6-MWD的差值比较差异有统计学意义(均 $P<0.01$),治疗组优于安慰组;治疗组治疗后最大耗氧量明显提高($P<0.05$),但两组间差异无统计学意义。②肺通气功能:两组间 FEV₁%、FVC、MVV%差值比较差异有统计学意义($P<0.05$, $P<0.01$),治疗组明显优于安慰组。③SGRQ评分:治疗组治疗后SGRQ评分优于治疗前($P<0.05$),治疗前后差值组间比较差异无统计学意义	未报告

续表

作者	证据级别	证据质量	研究场所	干预人群	试验组干预措施	对照组干预措施	结局评价标准	随机方法	盲法	试验组例数	对照组例数	有效性结果	安全性结果
刘鲁炯等[11]	Ⅱb	1+	上海市中医临床重点实验室	慢性阻塞性肺疾病肺肾气虚证	在对照组基础上加用针刺。针刺取穴：肺俞、肾俞、关元、定喘、膻中、足三里,2次/周,治疗3月	沙美特罗替卡松,早晚各1次吸入,治疗3月	临床疗效、肺通气功能、6分钟步行距离	就诊顺序	未报告	40	40	两组治疗后在临床证候、体征积分下降,6分钟步行距离和第一秒用力呼气容积占预计值比值(FEV₁%)增加方面,均有统计学差异。尤其是在咳痰、喘息,气短积分,6分钟步行距离和FEV₁%改善方面,两组间有明显统计学差异,治疗组优于对照组。	未报告

证据级别：Ⅱb

干预手段7：喘可治注射液，随机对照试验质量评价结果为(++)

洪敏俐等[12]在一项随机对照临床研究中，采用喘可治注射液治疗慢性阻塞性肺疾病(COPD)稳定期脾肾阳虚证患者，观察其对临床症状和生活质量的影响。研究于福建中医药大学附属漳州市中医院呼吸科门诊及病房进行，将60例40~80岁COPD Ⅱ~Ⅳ的稳定期脾肾阳虚证患者随机分为治疗组和对照组各30例，因研究过程中，治疗组急性加剧1例，不愿耐受肌内注射中途退出2例，对照组急性加剧1例，最后治疗组27例，对照组29例。对照组予西医学常规治疗，治疗组在对照组基础上加用喘可治注射液。常规治疗包括吸入支气管舒张剂和糖皮质激素，口服茶碱制剂、止咳化痰药等方法。喘可治注射液(2ml/支)，肌内注射，4ml/次，隔日1次。疗程均为3个月。疗效评价指标为肺功能、中医证候积分及生活质量评分。结果显示：两组治疗前后肺功能差异均无统计学意义($P>0.05$)；两组治疗后中医证候积分均明显下降($P<0.05$或$P<0.01$)，治疗组优于对照组($P<0.05$)；治疗组生活质量评分(包括呼吸症状、活动能力、疾病影响和圣乔治呼吸问卷总分)较治疗前下降($P<0.01$)，对照组除疾病影响部分外，其余生活质量评分较治疗前下降($P<0.05$)，治疗组疾病影响部分和SGRQ总分治疗后下降幅度大于对照组($P<0.05$)。两组均未见明显局部红肿硬结及全身毒副反应。见表8-12~表8-14。

表 8-12　两组治疗前后肺功能比较($\bar{x}\pm s$)

组别	时间	FEV$_1$/L	FEV$_1$/%	FVC/L	FVC/%	FEV$_1$/FVC	IC/L
治疗组 (n=27)	治疗前	1.15 ± 0.28	45.67 ± 11.39	2.78 ± 0.75	84.73 ± 15.88	42.62 ± 9.89	1.92 ± 0.76
	治疗后	1.18 ± 0.30	46.54 ± 12.11	2.88 ± 0.67	87.09 ± 12.94	41.75 ± 8.84	2.12 ± 0.81
对照组 (n=29)	治疗前	1.11 ± 0.33	44.06 ± 13.41	2.66 ± 0.84	80.22 ± 19.99	43.27 ± 10.69	1.83 ± 0.76
	治疗后	1.13 ± 0.31	46.36 ± 13.94	2.70 ± 0.74	83.48 ± 18.22	43.24 ± 10.53	1.90 ± 0.65

表 8-13　两组治疗前后中医证候积分比较($\bar{x}\pm s$)

组别	例数	治疗前	治疗后
治疗组	27	11.56 ± 3.90	8.15 ± 2.98[###*]
对照组	29	11.10 ± 3.91	10.00 ± 3.63[*]

注：与本组治疗前比较，[#]$P<0.05$，[##]$P<0.01$；与对照组同期比较，[*]$P<0.05$。

表 8-14 两组治疗前后 SGRQ 评分比较（分，$\bar{x} \pm s$）

组别	时间	呼吸症状	活动能力	疾病影响	SGRQ 总分
治疗组	治疗前	54.52 ± 18.61	49.41 ± 14.41	35.96 ± 17.03	43.30 ± 14.78
(n=27)	治疗后	41.89 ± 16.18##	41.93 ± 12.29##	25.22 ± 11.66##*	33.37 ± 10.21##*
对照组	治疗前	54.62 ± 22.09	51.72 ± 15.93	35.45 ± 15.91	43.69 ± 15.91
(n=29)	治疗后	47.03 ± 19.40#	47.00 ± 16.21#	32.79 ± 14.04	39.79 ± 13.23#

注：与本组治疗前比较，#$P<0.05$，##$P<0.01$；与对照组同期比较，*$P<0.05$。

证据级别：Ⅲb 级证据

干预手段 8：血塞通片，病例系列质量评价结果为（++）

在一项病例系列临床研究[13]中，采用血塞通片治疗慢性阻塞性肺疾病（COPD）稳定期患者，评价其改善生活质量的情况。研究于江汉大学附属医院（武汉市第六医院）门诊进行，对 60 例 COPD 稳定期患者采用 COPD 稳定期综合治疗措施加服血塞通片，0.2g/ 次，3 次 /d。疗程为 6 个月。疗效评价指标为治疗前后圣乔治呼吸问卷（SGRQ）量化评分。结果显示：第一部分评分、第二部分评分、总评分这三个治疗前后评分差均有统计学意义（$P<0.01$）；评分差的多变量方差分析，治疗后评分均小于治疗前评分（$P<0.01$）。研究中未报告不良事件。见表 8-15、表 8-16。

表 8-15 本组治疗前后 SGRQ 评分比较（n=60，$\bar{x} \pm s$）

本组	第一部分评分	第二部分评分	总评分
治疗前	16.30 ± 7.060	36.58 ± 8.882	52.88 ± 15.274
治疗后	13.88 ± 6.574#	23.95 ± 7.963#	37.83 ± 13.737#

注：与本组治疗前比较，#$P<0.01$。

表 8-16 患者治疗前后 SGRQ 评分多变量方差分析结果

统计量	F 值	P 值
Wilk'sLambda	235.45	<0.001
Pillai'sTrace	235.45	<0.001
Hotelling-LawleyTrace	235.45	<0.001
Roy'sGreatestRoot	235.45	<0.001

参考文献

［1］陈峰, 王建军. 玉屏风胶囊辅助治疗 COPD 稳定期 D 组患者疗效观察 [J]. 浙江中西医结合杂志, 2016, 26 (1): 38-40.

［2］郭洁, 武蕾, 田振峰, 等. 补肺活血胶囊治疗 COPD 稳定期患者疗效观察 [J]. 现代中西医结合杂志, 2015, 24 (4): 373-374, 381.

［3］马云凤, 范炳新, 许金娥, 等. 补中益气颗粒治疗中重度慢性阻塞性肺疾病稳定期的疗效观察 [J]. 中医药导报, 2015, 21 (8): 67-69.

［4］郝文东, 王国芳, 张彩莲. 百令胶囊联合布地奈德福莫特罗粉吸入剂治疗稳定期慢性阻塞性肺疾病的疗效及机制 [J]. 临床肺科杂志, 2016, 21 (9): 1603-1606.

［5］刘宪俊, 吴秋英, 柯明远, 等. 痰热清注射液治疗慢性阻塞性肺疾病急性加重期的 Meta 分析 [J]. 光明中医, 2006 (9): 75-77.

［6］戴月梅, 焦克岗. 痰热清注射液治疗慢性阻塞性肺疾病急性加重期疗效观察 [J]. 中国误诊学杂志, 2010, 10 (12): 2811-2812.

［7］曹爱玲, 何海浪, 周贤梅. 针刺治疗慢性阻塞性肺疾病疗效的 Meta 分析 [J]. 环球中医药, 2017, 10 (7): 899-904.

［8］葛炎, 姚红, 童娟, 等. 针刺疗法对稳定期慢性阻塞性肺疾病患者外周骨骼肌运动能力的影响 [J]. 中国针灸, 2017, 37 (4): 366-371.

［9］郭泳梅, 童娟, 姚红. 针刺疗法对稳定期慢性阻塞性肺疾病患者呼吸功能的影响 [J]. 广州中医药大学学报, 2013, 30 (5): 658-663.

［10］童娟, 郭泳梅, 何颖, 等. 针刺对稳定期慢性阻塞性肺病患者运动耐量的调节作用: 随机对照研究 [J]. 中国针灸, 2014, 34 (9): 846-850.

［11］刘鲁炯, 史苗颜, 宋秀明, 等. 针刺疗法治疗慢性阻塞性肺疾病的临床疗效观察 [C].//第十四次全国中西医结合防治呼吸系统疾病学术研讨会论文集. 上海中医药大学附属曙光医院, 2016: 239-250.

［12］洪敏俐, 黄小华, 陈慧暖, 等. 喘可治注射液对慢性阻塞性肺疾病稳定期患者生活质量的影响 [J]. 中国中医急症, 2012, 21 (8): 1214-1215, 1239.

［13］吉冬元, 孟庆华, 李承红. 血塞通片改善慢性阻塞性肺疾病稳定期患者生活质量的研究 [J]. 湖北中医杂志, 2010, 32 (2): 7-8.

手 足 口 病

（中医病名：时疫、疫疹）

编者：李秀惠、李丽、马丽

检索日期：2019 年 7 月

要 点

- 手足口病（HFMD）是由肠道病毒（EV）感染引起的一种儿童常见传染病，5岁以下儿童多发。手足口病是全球性疾病，我国各地全年均有发生，发病率为 3.01/10 万 ~205.06/10 万，近年报告病死率在 6.46/10 万 ~51.00/10 万之间。疾病发生主要时间集中于 5~7 月份，占据总病例的 58.1%。发病高发期集中于 0~5 岁之间。以幼托儿童以及散居儿童为高发[1]。

- 目前，治疗 HFMD 的基本方法仍然以对症治疗联合抗病毒药物治疗为主，常用的抗病毒药物为利巴韦林，利巴韦林是病毒合成酶的竞争性抑制剂，为广谱抗病毒药，是治疗小儿手足口病一线药物。但据研究报道称利巴韦林应用时约 10% 患儿可能出现心肺方面副作用；有的出现疲倦、头痛、虚弱、乏力、胸痛、发热、寒战、流感症状等不良反应。也可出现食欲减退、胃部不适、恶心呕吐、腹泻、便秘、消化不良等消化系统的不良反应。

- 在所涉及到的临床试验中，药物治疗基本采用中西医结合的治疗方法，即中成药联合基础对症治疗方案进行治疗。与单纯使用西药治疗相比，联合治疗的患者口腔溃疡、皮疹等症状的缓解程度及临床总有效率均有显著提高，提示中西药联合治疗手足口病能够有效改善临床症状、缩短病程、改善并发症，且安全性好，值得临床推广应用。

- 中成药和针刺治疗手足口病是有效的。我们对文献的证据要素进行了分类以供临床研究者判断。

- 采用针灸治疗手足口病在症状改善方面优于或等同于单纯使用西药治疗。

疾病概况

手足口病(hand-foot-mouth disease,HFMD)是由肠道病毒(EV)感染引起的一种儿童常见传染病,5岁以下儿童多发。主要临床表现为发热,手、足、口、臀等部位出疹,可伴有咳嗽、流涕、食欲不振等症状;少数病例可出现中枢神经系统损害,多发生在病程1~5天内,表现为精神差、嗜睡、吸吮无力、易惊、头痛、呕吐、烦躁、肢体抖动、肌无力、颈项强直等;危重型手足口病可出现心肺功能衰竭,表现为心动过速(个别患儿心动过缓)、呼吸急促、口唇紫绀、咳粉红色泡沫痰或血性液体、血压降低或休克[1]。在中医,根据临床表现,多将其归于"温病""时疫""疫疹""湿温"等范畴。

HFMD大多数患儿预后良好,一般在1周内痊愈,无后遗症。少数患儿发病后迅速累及神经系统,表现为脑干脑炎、脑脊髓炎、脑脊髓膜炎等,发展为循环衰竭、神经源性肺水肿的患儿病死率高[2]。

研究结果

从各库建库时间开始截止至2019年7月底,从五个数据库中检索到相关文献5 923篇,利用NoteExpress查重工具移除重复检索到的文献后,共计3 900篇文献进入下一步筛选过程,经过阅读标题、摘要及人工排除重复文献后,最后共纳入20篇中文期刊及学位论文。

临床问题1：改善手足口病重症患儿临床症状(口腔溃疡、皮疹等)、体征及并发症(肺水肿、心肌炎、无菌性脑膜炎、吞咽障碍等)

证据级别：Ⅱb

干预手段1：针刺,随机对照试验质量评价结果为(+++)

在杨颖[3]等的一项研究中观察了针刺辅助治疗EV71型重症手足口病合并吞咽困难患儿的疗效和安全性。研究在郑州儿童医院进行。研究者将66例EV71型重症手足口病合并吞咽困难患儿随机分为干预组和对照组各33例。两组均给予常规治疗,包括对症支持治疗,维持生命体征稳定。静脉滴注甘露醇注射液0.5~1g/kg,每4~6小时1次;静脉推注呋塞米注射液1~2mg/kg,每12小时1次。静脉滴注注射用甲泼尼龙琥珀酸钠15mg/(kg·d),病情稳定后尽早减量或停用。静脉注射免疫球蛋白 1g/(kg·d),应用 2 天。吞咽障碍严重者给予鼻饲。干预组在常规治疗基础上给予针刺治疗,穴位选择:舌局部选穴(天突、廉泉、口角歪斜、流涎加地仓透颊车)、颈项选穴(风池、崇骨)、头针选穴(四神聪、颞三针、神庭、额旁)、双侧肢体选穴(合谷、外关、足三里、丰隆、太冲、三阴交)。对照组在常规治疗的基础上选穴与干预组相同,给予不入皮的医用胶布固定的安慰针治疗。两组均每周针刺 5 次,治疗 10~40 次。治疗前后进行床旁吞咽功能评估量表(BSA)评分,治疗后记录 24h 吸痰次数和吸痰间隔时间,并评价安全性和临床疗效。疗效判定标准:治愈为饮水呛咳、吞咽困难症状消失;有效为饮水、进食无呛咳,但需时较正常延长;无效为饮水呛咳、吞咽困难改善不显著。结果显示:干预组治愈率为 70.97%,总有效率为 90.32%,优于对照组的 39.39% 和 69.69%($P<0.05$)。两组治疗后 BSA 评分均下降,且干预组较对照组降低更明显($P<0.05$)。治疗后干预组 24h 吸痰次数少于对照组,吸痰间隔时间长于对照组($P<0.05$)。在王健[4]等的一项研究中观察了针刺对手足口患儿的疗效和安全性。研究在柳州医学高等专科学校第一附属医院进行。研究者将 60 例手足口病患儿随机分为治疗组和对照组各 30 例。对照组均给予利巴韦林 10~15mg/(kg·d),重症患儿同时给予甲泼尼龙 1~2mg/(kg·d),丙种球蛋白总量 2g/kg,分 2~5d 给予。治疗组在此基础上加用针灸(选取大椎、曲池、合谷、少商、天枢、足三里、血海、肺俞、心俞、膈俞等腧穴,每次选用 4~5 穴)治疗。

2 组均以临床症状的缓解率及病情平均缓解时间判断疗效。临床痊愈:全身症状及体征消失,皮疹消退;显效:全身症状好转,皮疹未完全消退;有效:全身症状及体征部分好转,皮疹未消退;无效:全身症状及体征无好转,甚至加重。

结果显示 2 组总有效率比较,差异无统计意义($P>0.05$),但 2 组显效率及病情平均缓解时间比较差异均有统计意义($P<0.01$ 或 $P<0.05$)。本次研究未报道安全性事件。

干预手段 2:安宫牛黄丸,随机对照试验质量评价结果为(++)

在朱庆雄等[5]的一项临床研究中观察了安宫牛黄丸治疗重症手足口患儿的疗效和安全性。研究在江西省儿童医院和江西省都昌县妇幼保健院进行。研究者将 80 例重型手足口病患儿按照随机数字表分为观察组及对照组各 40 例。对照组采用利巴韦林、人血免疫球蛋白、降颅压及降温等常规治疗,观察组在常规治疗的基础上加用安宫牛黄丸,疗程 5 天。

本研究对两组病例对总有效率、退热时间、嗜睡消失时间、肌阵挛消失时间及危重症转化率五项指标进行观察。显效为症状、体征 3 天内消失；有效为症状、体征 4 天内明显减轻；无效为治疗 5 天后仍有发热，各项症状、体征无改变，甚至恶化。

结果显示：观察组总有效率 90.0%(36/40) 高于对照组 72.5%(29/40)，差异有统计学意义($P<0.05$)。观察组退热时间(44.23 ± 10.57)h 短于对照组(56.38 ± 15.83)h，差异有统计学意义($P<0.05$)；观察组嗜睡消失时间(51.70 ± 7.01)h 短于对照组(60.63 ± 15.11)h，差异有统计学意义($P<0.05$)；观察组肌阵挛消失时间(43.43 ± 8.07)h 短于对照组(50.85 ± 11.90)h，差异有统计学意义($P<0.05$)。研究期间，观察组未出现危重症转化的事件也未发现药物的不良反应。

干预手段 3：热毒宁注射液，随机对照试验质量评价结果为(++)

在陈波等[6]的一项临床研究中，观察了热毒宁注射液对伴有明显的发热和神经系统受累表现儿童手足口病的疗效和安全性。研究在石河子大学医学院第一附属医院进行。研究者采用随机数表法将医院收治的 200 例手足口病患儿分为研究组和对照组，各 100 例。对照组患儿予以常规治疗 + 人免疫球蛋白治疗，研究组患儿在此基础上加用热毒宁治疗，治疗 7d。

观察指标为观察患儿的发热、皮疹、口腔溃疡、神经系统受累症状的消退时间。疗效判定指标为：痊愈为患儿的临床症状体征(体温、皮疹、口腔溃疡、心率、呼吸等)完全恢复正常，相关辅助检查指标恢复正常；好转为患儿的临床症状体征及辅助检查指标均较治疗前显著改善；无效为患儿的临床症状体征无改善甚至加重。总有效 = 痊愈 + 好转。

结果显示：研究组患儿的退热时间、皮疹消退时间、口腔溃疡消退时间、神经系统受累症状消退时间都显著低于对照组患儿，$P<0.05$。治疗后，两组患儿的肿瘤坏死因子 - α (TNF- α)、C 反应蛋白(CRP)、白细胞介素 -6(IL-6)及肌酸激酶同工酶(CK-MB)、血清肌酸激酶(CK)值均较治疗前显著下降($P<0.05$)，且研究组下降幅度较对照组更显著($P<0.05$)；治疗 7d 后，研究组患儿的总有效率为 98.00%，显著高于对照组 90.00%($P<0.05$)。具体见表 9-1、表 9-2。本研究未报告安全性事件。

在慕永平等[7]的一项临床研究中，观察了热毒宁注射液对普通型手足口病患儿的疗效和安全性。研究在上海市公共卫生临床中心、浙江省慈溪市人

表 9-1 两组患儿临床症状及体征消失时间比较($\bar{x} \pm s$, n=100)

组别	发热 /d	皮疹 /d	口腔溃疡 /d	神经系统受累症状 /d
研究组	3.4 ± 1.2	2.5 ± 0.8	2.6 ± 0.9	3.1 ± 1.5
对照组	4.4 ± 1.0	3.2 ± 1.1	3.3 ± 0.8	4.4 ± 1.7
t 值	6.402	5.147	5.813	5.734
P	<0.01	<0.01	<0.01	<0.01

表 9-2 两组患儿炎性因子及心肌酶谱变化比较($\bar{x} \pm s$, n=100)

指标	研究组		对照组	
	治疗前	治疗 7d 后	治疗前	治疗 7d 后
TNF-α/($\mu g \cdot L^{-1}$)	4.35 ± 1.63	1.03 ± 0.62[#*]	4.29 ± 1.61	1.87 ± 0.59[#]
CRP/($mg \cdot L^{-1}$)	4.41 ± 1.52	1.12 ± 0.71[#*]	4.43 ± 1.60	1.86 ± 0.69[#]
IL-6/($\mu g \cdot L^{-1}$)	5.62 ± 2.08	2.25 ± 1.05[#*]	5.57 ± 2.14	3.21 ± 1.14[#]
CK-MB/($U \cdot L^{-1}$)	38.12 ± 5.96	15.27 ± 3.48[#*]	38.51 ± 5.78	19.86 ± 4.15[#]
CK/($U \cdot L^{-1}$)	235.6 ± 68.2	133.6 ± 42.9[#*]	231.7 ± 66.7	176.9 ± 38.2[#]

注:与本组治疗前比较,[#]$P<0.05$;与对照组治疗 7d 后比较,[*]$P<0.05$。

民医院进行。研究者采用中央随机的方式将 76 例受试者随机分为治疗 1 组 26 例,治疗 2 组 26 例和对照组 24 例。对照组给予利巴韦林注射液或抗生素治疗。试验 1 组给予热毒宁注射液;试验 2 组给予热毒宁注射液联合利巴韦林注射液或抗生素治疗。疗程 3~7d,治疗结束后随访 3d。观察血常规、肝肾功能、空腹血糖、退热起效时间、体温恢复正常时间以及皮疹消退时间、重症转化情况等。结果显示:① 76 例患儿脱落 13 例,最终有效病例为 63 例,其中西药组 19 例,热毒宁组 22 例,两者结合组 22 例;②与对照组比较,两个治疗组退热起效时间及体温恢复正常时间均显著缩短($P<0.05$,$P<0.01$);③ 3 组皮疹消退时间比较差异无统计学意义($P>0.05$),但两个治疗组有缩短趋势;④疗程结束后随访未发现病情反跳现象。研究过程中,治疗 1 组 1 例患儿因出现轻度皮疹退出试验,其余 2 组患儿均未出现明显的药物不良反应事件。

干预手段 4:醒脑静注射液,随机对照试验质量评价结果为(++)

在陈丹[8]等的一项研究中观察了醒脑静注射液治疗儿童重型手足口病临床疗效和安全性。研究在郑州市儿童医院进行。研究者采用随机数表法,将

137 例重型手足口病患儿随机分为对照组 72 例和治疗组 65 例,对照组给予常规治疗;治疗组在常规治疗的基础上,应用醒脑静注射液 0.4~0.6ml/kg 注射,1 次 /d。两组均治疗 7~10d。

　　观察临床症状和体征情况。治愈为临床症状及体征消失,脑电图及脑脊液正常,精神及智能正常;好转为症状好转,阳性体征接近消失,脑脊液及脑电图正常或好转;无效为疗程结束后症状或体征未缓解。

　　结果显示:在症状和体征改善上,治疗组疗效优于对照组(z=-2.836,P=0.005);治疗组的发热消失时间、意识障碍消失时间、呕吐消失时间、肌阵挛消失时间、抽搐消失时间及住院时间均短于对照组,差异有统计学意义(P 均<0.05);而在皮疹消退时间上两组无明显差异(P>0.05),见表 9-3、表 9-4。

表 9-3　两组患者临床疗效比较

组别	例数	治愈	好转	无效	有效率	z 值	P 值
对照组	72	44(61.11%)	22(30.56%)	6(8.33%)	91.67%		
治疗组	65	54(83.08%)	9(13.85%)	2(3.07%)	96.93%	−2.836	0.005

表 9-4　两组患者主要症状、体征消失时间比较($\bar{x} \pm s$)

组别	例数	发热消退时间 /d	皮疹消退时间 /d	意识障碍消失时间 /d	呕吐消失时间 /d	肌阵挛消失时间 /d	抽搐消失时间 /d	住院时间 /d
对照组	72	4.32 ± 1.18	4.80 ± 1.74	2.17 ± 1.03	2.42 ± 0.67	3.08 ± 1.13	2.75 ± 1.14	8.17 ± 2.17
治疗组	65	3.19 ± 0.95	4.06 ± 1.65	1.28 ± 0.61	1.58 ± 0.79	2.15 ± 1.21	1.67 ± 0.89	6.50 ± 1.57
z 值		−2.691	−1.211	−4.862	−2.783	−2.098	−2.600	−2.159
P 值		0.045	0.236	0.028	0.011	0.048	0.016	0.042

　　研究过程中,治疗组中 1 例出现腹泻,黄色稀水样大便,给予蒙脱石散剂和双歧杆菌四联活菌片口服,3d 后患儿腹泻好转。1 例患儿躯干部出现红色斑丘疹,考虑醒脑静药物过敏,停用药物,给予抗过敏治疗后恢复正常。

干预手段 5:血必净注射液,随机对照试验质量评价结果为(++)

　　在蒋福亮等[9]的一项研究中观察了血必净注射液对重型手足口病的临床疗效和安全性。研究在泉州市儿童医院进行。研究者将 70 例符合入组标准的危重型手足口病患儿作为观察对象,按随机数字表分为常规组 35 例和血必净组 35 例。两组均组进行抗感染、抗病毒、镇静、退热、降颅内压及营养支持等治疗,血必净组在对照组的基础上再静脉滴注血必净,1ml/kg,2 次 /d。连续治疗 5~7d。

观察治疗前后症状体征改善情况,评价两组临床效果。研究结果显示:血必净组退热时间、口腔溃疡消失时间、皮疹消退时间、神经系统受累恢复时间、出院时间均明显短于常规组,差异均有统计学意义(P 均 <0.05)。研究中未报告安全性事件。详见表 9-5。

表 9-5　两组症状体征改善时间比较($\bar{x} \pm s$)

组别	例数	退热时间 /d	口腔溃疡消失时间 /d	皮疹消退时间 /d	神经系统受累恢复时间 /d	出院时间 /d
常规组	35	7.5 ± 2.0	8.8 ± 1.7	9.0 ± 2.1	12.5 ± 2.8	15.3 ± 3.2
血必净组	35	4.2 ± 1.3	7.2 ± 1.5	7.0 ± 1.8	8.3 ± 1.7	10.2 ± 2.5
T		3.631	3.326	3.602	3.903	3.755
p		<0.05	<0.05	<0.05	<0.05	<0.05

干预手段 6:痰热清注射液,随机对照试验质量评价结果为(+)

在侯梅荣等[10]的一项研究中观察了痰热清注射液辅助治疗手足口重症患儿的疗效和安全性。研究在平顶山市第一人民医院进行。研究者选择住院经确诊为重型手足口病患儿 160 例随机分为治疗组、对照组,每组各 80 例。对照组给予甘露醇降颅压,人血免疫球蛋白调节免疫,甲泼尼龙抗炎症反应及减轻脑水肿,利巴韦林抗病毒,补充维生素及其他综合对症支持治疗,伴细菌感染者给抗生素等应用。治疗组在对照组的基础上加用痰热清注射液静脉滴注。治疗周期为 5 天。

疗效评价标准如下。显效:体温正常、惊跳消失 3 天以上,皮疹基本消失,口腔溃疡愈合,饮食及精神状态接近正常;有效:体温正常、惊跳消失 3 天以下,皮疹减少,口腔溃疡部分愈合,饮食及精神状态好转;无效:治疗过程中症状体征无减轻或出现其他异常表现转为危重型者。总有效率 = 显效 + 有效。

研究结果显示,治疗组患儿临床症状和体征消退时间、住院时间方面均短于对照组,差异具有统计学意义(P<0.05)。两组临床疗效比较,治疗组总有效率 93.75%,对照组总有效率 82.5%,差异有统计学意义(χ^2=4.82,P<0.05)。结

论:痰热清注射液辅助治疗重型手足口病疗效优于常规治疗组。研究中未发现不良反应。痰热清注射液辅助治疗重型手足口病疗效优于常规治疗,值得临床推广应用。详见表 9-6。

表 9-6　两组主要症状和体征消失时间、住院时间比较($\bar{x} \pm s$)

组别	例数	热退时间 /d	惊跳消失 /d	皮疹消退 /d	住院时间 /d
对照组	80	2.15 ± 0.72	2.70 ± 0.76	4.75 ± 1.11	8.55 ± 1.50
治疗组	80	3.02 ± 0.74	3.03 ± 0.89	5.10 ± 1.07	9.11 ± 1.22
χ^2 值		2.34	2.52	2.03	2.59
P 值		<0.05	<0.05	<0.05	<0.05

在付迎新[11]的一项临床研究中观察了痰热清注射液对手足口病的疗效和安全性。研究在北京市怀柔区第一医院进行。研究者将 120 例手足口病患儿随机分组分为治疗组和对照组各 60 例。治疗组静脉滴注痰热清 0.3~0.5ml/(kg·d),每天 1 次,连用 3~5 天,对照组给予静脉滴注利巴韦林 10~15mg/(kg·d),每天 1 次,连用 5~7 天。观察并记录其热退时间、皮疹消退及总疗程分析疗效。

疗效评价标准:退热,1~3 天为明显好转,4~5 天为好转,5 天以上为无效;退疹,1~3 天为明显好转,4~5 天为好转,5 天以上为无效。显效为体温恢复正常,口腔溃疡及手足疱疹消退,一般状态正常,患儿无其他并发症;有效为体温基本正常,口腔溃疡及手足疱疹明显减少,但未完全消退,一般状态好转,无其他并发症;无效为治疗 5 天后仍发热,口腔溃疡及手足疱疹减少不明显,出现其他并发症。其他并发症指治疗过程中出现肺炎、脑炎、心肌炎的症状及体征。

结果:治疗组的显效率高于对照组,差异具有统计学意义($P<0.05$)。治疗组的疗程少于对照组,差异具有统计学意义($P<0.05$)。见表 9-7、表 9-8。

表 9-7　治疗组和对照组疗效结果

组别	例数	疗效			
		显效	有效	无效	总有效率
对照组	60	25	23	12	80%
治疗组	60	40	13	7	91.67%
χ^2 值		8.028			
P 值		0.018			

表 9-8　两组临床症状、体征消退时间比较($\bar{x} \pm s$)

组别	皮疹消退时间	体温正常时间	治疗天数
对照组	(4.28 ± 1.757) d	(4.03 ± 2.058) d	(4.25 ± 1.910) d
治疗组	(3.47 ± 1.308) d	(2.97 ± 1.657) d	(3.37 ± 1.426) d
t 值	2.888	3.127	2.817
P 值	0.005	0.002	0.005

在黄荣卫等[12]的一项临床研究中,观察了痰热清注射液对手足口病的疗效。研究在云南省昆明市儿童医院进行。研究者将 190 例手足口病患儿随机分为两组。治疗组静脉滴注痰热清注射液 0.3~0.5ml/(kg·d),每天 1 次,连用 3~5 天,对照组给予静脉滴注利巴韦林 10~15mg/(kg·d),每天 1 次。并发感染者加用敏感抗生素;颅内高压者加用甘露醇。两组均治疗 7d 后评效。

疗效标准以用药后以体温下降时间、皮疹消退时间为主要评估标准。退热:1~3d 为显效,4~6d 为有效,>6d 为无效。退疹:1~3d 为显效,4~6d 为有效,>6d 为无效。部分病例观察咳嗽恢复情况:治愈为咳嗽消失,听诊正常;有效为咳嗽减轻,听诊肺部体征好转;无效为咳嗽症状及肺部体征无改善或加重。

结果显示:治疗组退热及退疹时间短于对照组,其退热、退疹显效情况及止咳效果均优于对照组,且并发中枢感染情况少于对照组,见表 9-9~ 表 9-12。两组患儿治疗期间均未出现明显不良反应。

表 9-9　两组发热及皮疹消退时间比较($\bar{x} \pm s$)

组别	例数	退热时间 /d	退疹时间 /d
治疗组	110	$2.45 \pm 1.00^{*}$	$5.65 \pm 2.20^{*}$
对照组	80	3.32 ± 1.10	6.85 ± 2.55

注:与对照组相比,$^{*}P<0.05$,$^{**}P<0.01$。

表 9-10　两组退热疗效比较

组别	例数	显效	有效	无效
治疗组	110	90(81.82%)**	18(16.36%)	2(1.82%)
对照组	80	52(65.00%)	13(16.25%)	5(6.25%)

表 9-11　两组退疹疗效比较

组别	例数	显效	有效	无效
治疗组	110	93（84.55%）*	17（15.45%）*	0
对照组	80	61（76.25%）	19（23.75%）	0

表 9-12　两组止咳疗效比较

组别	例数	显效	有效	无效
治疗组	30	22（73.33%）**	8（26.67%）*	0
对照组	18	10（55.56%）	5（27.28%）	3（16.67%）

临床问题 2：手足口病患儿临床症状（口腔溃疡、皮疹等）及体征的改善及时间
证据级别：Ⅱb 级证据
干预手段 7：金银花颗粒，随机对照试验质量评价结果为（++）

在徐忠飞等[13]的一项研究中报告了金银花颗粒联合人免疫球蛋白治疗手足口病患儿的疗效及对血清细胞因子和免疫功能的影响。研究在台州市中心医院和杭州市儿童医院进行。研究者依据随机数字表，将 136 例手足口病患儿分为对照组及观察组各 68 例。两组患儿均于入院后密切观察病情，维持水电解质平衡，给予退热、抗感染、抗病毒等治疗。对照组患儿给予静脉注射人免疫球蛋白，0.5~1.0g/（kg·d）；观察组在对照组基础上口服金银花颗粒。两组疗程均为 5d。观察两组主要症状、体征改善情况，治疗前后血清细胞因子和免疫功能指标变化。

结果：观察组总有效率 91.18% 显著高于对照组 75.00%（$P<0.05$）；观察组治疗后口腔疱疹消退时间、体温恢复时间及皮疹消退时间分别为（2.65±0.78）d、（1.59±0.47）d 及（2.67±0.51）d，均优于对照组（3.94±1.04）d、（2.79±0.68）d 及（3.75±0.72）d（$P<0.05$）。金银花颗粒联合人免疫球蛋白治疗小儿手足口病疗效显著，可降低血清 CRP、IL-17、TNF-α 细胞因子水平，改善患者免疫功能。研究中未报告安全性事件。

干预手段 8：蒲地蓝消炎口服液，随机对照试验质量评价结果为（++）

在黄旭峰等[14]的一项临床研究中观察了蒲地蓝消炎口服液对小儿手足口病的疗效和安全性。研究在富阳市人民医院进行。研究者采用随机数字表,将148例HFMD患儿分为对照组72例和治疗组76例,对照组予以利巴韦林颗粒10mg/(kg·d)治疗,治疗组在对照组基础上加用蒲地蓝消炎口服液治疗,治疗7d后比较两组患儿临床症状改善情况、血清炎症因子变化、治疗效果及不良反应。

疗效标准:治愈为患儿体温恢复正常,口腔疱疹愈合,疼痛消失,皮肤疱疹消退;好转为患儿体温恢复正常或热峰已明显降低,口腔疱疹显著好转,疼痛改善,皮肤疱疹大部分干燥结痂;无效为仍反复发热,临床症状无改善。

研究结果:治疗组患儿体温恢复、皮疹、咽痛、口腔溃疡等临床症状消退时间均明显短于对照组($P<0.05$)。两组治疗前各血清炎症因子水平比较差异无统计意义($P>0.05$);治疗后对照组IL-6显著降低,与治疗前比较差异有统计意义($P<0.05$);治疗组治疗后血清IL-17、IL-10、肿瘤坏死因子-α(TNF-α)、IL-6等炎症因子水平明显低于对照组($P<0.05$)。治疗组总有效率为93.42%,对照组为80.56%。治疗组总有效率明显高于对照组($P<0.05$)。见表9-13~表9-15。

表 9-13 两组临床症状消退时间比较($\bar{x} \pm s$)

组别	例数	体温恢复时间 /d	皮疹消退时间 /d	咽痛消退时间 /d	口腔溃疡消退时间 /d
对照组	72	2.23 ± 0.77	5.13 ± 1.25	2.05 ± 0.59	5.69 ± 1.12
治疗组	76	1.54 ± 0.81	3.92 ± 1.28	1.54 ± 0.58	4.18 ± 1.13
t		5.305	5.814	5.302	8.160
P		<0.05	<0.05	<0.05	<0.05

表 9-14 两组治疗前后血清炎症因子水平比较($\bar{x} \pm s$)

组别	时间	IL-17/($\text{pg} \cdot \text{ml}^{-1}$)	TNF-α/($\text{pg} \cdot \text{ml}^{-1}$)	IL-6/($\text{pg} \cdot \text{ml}^{-1}$)	IL-10/($\text{pg} \cdot \text{ml}^{-1}$)
治疗组	治疗前	42.96 ± 12.14	187.47 ± 56.63	48.39 ± 15.09	62.19 ± 26.21
	治疗后	29.48 ± 11.86[#*]	141.58 ± 54.68[#*]	32.43 ± 14.58[#*]	46.29 ± 25.05[#*]
对照组	治疗前	43.93 ± 12.15	185.41 ± 53.49	49.33 ± 15.01	62.11 ± 24.55
	治疗后	39.33 ± 11.94	172.28 ± 52.49	41.02 ± 16.63[*]	57.57 ± 21.93

注:与同组治疗前比较[#]$P<0.05$,治疗后与对照组比较[*]$P<0.05$。

表 9-15　两组患儿临床疗效比较

组别	例数	治愈	好转	无效	总有效	$\overline{\chi}$	P
对照组	72	23(31.94%)	35(48.62%)	14(19.44%)	58(80.56%)	4.379 8	<0.05
治疗组	76	42(55.26%)	29(38.16%)	5(6.58%)	71(93.42%)		

研究过程中,对照组发生腹泻 3 例,呕吐 3 例。治疗组发生腹泻 4 例,呕吐 2 例。两组不良反应发生率差异无统计学意义。

干预手段 9：小儿柴桂退热颗粒,随机对照试验质量评价结果为(++)

在王志华[15]的一项研究中报告了小儿柴桂退热颗粒联合利巴韦林治疗手足口病患儿的疗效。研究在保定市儿童医院进行。研究者依据随机数字表将 128 例手足口病患儿分为对照组和观察组各 64 例。对照组给予利巴韦林颗粒治疗,观察组在对照组基础上加用小儿柴桂退热颗粒治疗。

疗效判断标准:体温恢复正常,皮疹消退,精神食欲佳为显效;体温基本正常,皮疹基本消退,但未完全消退,口腔溃疡减轻但未完全痊愈,精神食欲稍差为有效;体温、皮疹、口腔溃疡、精神食欲等均无改善为无效。总有效率 = 显效率 + 有效率。

研究结果显示:观察组显效 49 例,有效 12 例,治疗总有效率为 95.3%;对照组显效 34 例,有效 16 例,总有效率 78.1%,两组比较差异有统计学意义(P<0.05)。观察组退热时间为(3.3 ± 1.3)h、皮疹消退时间为(2.7 ± 0.2)d、口腔溃疡愈合时间为(4.1 ± 0.9)d,均短于对照组的(5.3 ± 1.8)h、(3.2 ± 0.9)d、(5.2 ± 0.6)d(P<0.05)。本研究中未报道安全性事件。

干预手段 10：小儿豉翘清热颗粒,随机对照试验质量评价结果为(++)

在吴学勤等[16]的一项研究中报告了小儿豉翘清热颗粒辅助利巴韦林治疗小儿手足口病的疗效和安全性。研究在嘉兴市第一医院进行。研究者将 108 例 HFMD 患儿,采用随机数表法分为观察组和对照组各 54 例。对照组给利巴韦林治疗,静脉滴注。观察组在此基础上用小儿豉翘清热颗粒辅助治疗,疗程 5 天。

疗效标准:显效为皮疹等临床症状完全消失,无新发皮疹及症状出现;有效为体温正常、疱疹结痂、口腔溃疡减少、存在散在皮疹;无效为发热未缓解、皮疹、溃疡未减少,临床症状未减轻。

研究结果显示：观察组患儿治疗后的退热、皮疹消退、口腔溃疡愈合、住院时间均显著短于对照组（$P<0.05$）；治疗后两组患儿血清 IL-6、IL-10、TNF-α、INF-γ、IgA、IgG、IgM 水平较治疗前均显著降低（$P<0.05$），治疗后观察组患儿血清 IL-6、IL-10、TNF-α、INF-γ 水平显著低于对照组（$P<0.05$）；观察组的总有效率为 96.30%，显著高于对照组的 83.33%（$P<0.05$）。见表9-16、表9-17。

表 9-16　两组患儿症状缓解时间及住院时间比较（$\bar{x} \pm s$, n=54）　　单位:d

组别	退热时间	皮疹消退时间	口腔溃疡愈合时间	住院时间
观察组	$1.57 \pm 1.14^*$	$2.84 \pm 1.36^*$	$3.06 \pm 1.20^*$	$4.97 \pm 1.90^*$
对照组	2.08 ± 1.21	3.69 ± 1.42	4.15 ± 1.32	5.91 ± 1.96

注：与对照组比较，$^*P<0.05$。

表 9-17　两组患儿临床疗效比较

组别	例数	显效	有效	无效	总有效
观察组	54	39(72.22%)	13(24.07%)	2(3.70%)	52(96.30%)*
对照组	54	28(51.85%)	17(31.48%)	9(16.67%)	45(83.33%)

注：与对照组比较，$^*P<0.05$。

两组患儿治疗过程中均未见严重不良反应，对照组有 1 例患儿在用药第 1 天出现轻度食欲减退的症状，未经特殊处理，后自行缓解。

干预手段 11：小儿热速清颗粒，随机对照试验质量评价结果为（++）

在郑根霖等[17]的一项研究中报告了小儿热速清颗粒联合利巴韦林治疗手足口病患儿的疗效。研究在遂川县人民医院进行。研究者 80 例手足口病患儿按照随机数表法分为观察组和对照组各 40 例。对照组患儿选择利巴韦林进行治疗，观察组患儿在此基础上加用小儿热速清颗粒进行治疗，每天 2 次，每次 1 袋。

观察两组患儿的皮疹消失时间、退热时间、治疗效果等相关指标。

结果显示：观察组患儿的皮疹消失时间、退热时间、痊愈时间分别为 (3.78 ± 1.61) d、(2.42 ± 0.32) d、(5.28 ± 1.37) d，均显著优于对照组 (6.15 ± 1.53) d、(4.63 ± 1.12) d、(7.43 ± 1.13) d，差异有统计学意义（$P<0.05$）。本研究未报告安全性事件情况。

干预手段 12：小儿双金清热口服液，随机对照试验质量评价结果为（++）

在王军等[18]的一项研究中报告了小儿双金清热口服液治疗小儿手足口病普通型的疗效和安全性。研究在西安市儿童医院进行。研究者采用随机数字表，将100例手足口病患儿分为治疗组和对照组各50例。对照组患儿给予重组人干扰素注射液抗病毒治疗，治疗组在对照组基础上加用小儿双金清热口服液治疗。

观察比较两组患儿的临床症状、体征、疗效及治疗前、后的血常规 WBC、Lym、CRP 检测结果。疗效判定标准：痊愈为手足及臀部皮疹完全消退、口腔疱疹或溃疡愈合、体温正常时间超过48h、无咳嗽等症状，精神食纳正常；有效为手足、臀部皮疹以及口腔疱疹或溃疡大部分消退、体温正常时间超过12h，精神食纳等症状得到改善；无效为患儿手足臀部皮疹、口腔疱疹或溃疡未明显消退、体温仍不正常，精神食纳仍差，或病情进展出现脑炎等重症手足口病表现。治疗总有效率 = [（痊愈例数 + 有效例数）/ 总例数]×100%。

研究结果显示，治疗组患儿的退热时间、皮疹消退时间、口腔溃疡消退时间及总病程均短于对照组，差异有统计学意义（$P<0.05$）。治疗组患儿的治疗总有效率高于对照组，差异具有统计学意义（$P<0.05$）。见表 9-18~ 表 9-20。本研究中未报告安全性事件。

表 9-18　两组患儿的临床症状和体征改善、消退时间及总病程比较（n=50，$\bar{x} \pm s$）

单位:d

组别	退热时间	皮疹消退时间	口腔溃疡消退时间	总病程
治疗组	2.06 ± 0.59	4.54 ± 1.08	4.07 ± 0.94	5.35 ± 1.43
对照组	3.75 ± 0.81	5.52 ± 0.95	5.56 ± 1.63	6.22 ± 1.58
t	11.92	4.82	5.59	2.88
P	0.00	0.00	0.00	0.00

表 9-19　两组患儿临床疗效比较（n=50）

组别	痊愈	有效	无效	总有效率	χ^2	P
治疗组	40（80%）	8（16%）	2（4%）	96.00%	4.00	0.04
对照组	32/（64%）	10（20%）	8（16%）	84.00%		

表 9-20 两组患儿治疗前后的 WBC、Lym 及 CRP 检测结果比较（n=50, $\bar{x} \pm s$）

项目	治疗前				治疗后			
	治疗组	对照组	t	P	治疗组	对照组	t	P
WBC ($\times 10^9$/L)	11.52 ± 3.68	11.29 ± 4.13	0.29	0.77	8.32 ± 2.78[#]	7.04 ± 1.91[#]	2.68	0.01
Lym ($\times 10^9$/L)	4.78 ± 1.56	5.31 ± 2.78	1.17	0.24	4.12 ± 1.38	3.79 ± 1.16	1.29	0.19
Lym/%	0.42 ± 0.13	0.47 ± 0.16	1.71	0.09	0.44 ± 0.16	0.39 ± 0.12	1.77	0.08
CRP/ (mg·L^{-1})	11.35 ± 3.75	12.02 ± 4.12	0.85	0.39	6.23 ± 1.18[#]	4.65 ± 1.38[#]	6.15	0.00

注：与同组治疗前比较，[#]P<0.05。

干预手段 13：金莲清热泡腾片，随机对照试验质量评价结果为（+）

在韩志敏[19]的一项研究中报告了金莲清热泡腾片对小儿手足口病普通型的疗效和安全性。研究在成都中医药大学附属医院和天津中医药大学第一附属医院进行。研究者将 72 例符合纳入标准的患儿随机分为治疗组与对照组各 36 例。两组在对症处理的同时，治疗组口服金莲清热泡腾片，对照组口服金莲清热泡腾片模拟剂。治疗时间为 3~7 天，随访 3 天。

研究过程中观察并记录两组患儿临床症状和体征变化、中医证候改善、不良反应等情况，并观察分析心肌酶学指标改变情况。

研究结果：①对照组有 1 例患者脱落；②两组在退热起效时间、体温恢复正常时间、皮疹/疱疹、口腔溃疡消退时间比较，经 Log-rank 检验，差异有统计学意义（P<0.000 1）；③治疗组病程为 53.76 ± 12.30，对照组为 112.25 ± 16.02，两组差异有统计学意义（P<0.000 1）；④两组无病例转为重症；⑤研究过程中未出现不良事件。

干预手段 14：蓝芩口服液，随机对照试验质量评价结果为（+）

在张会珍等[20]的一项临床研究中报告了蓝芩口服液对小儿手足口病的辅助治疗疗效和安全性。研究在江苏省连云港市第二人民医院进行。研究者将 135 例患儿随机分成两组，试验组 70 例，对照组 65 例。对照组给予利巴韦林喷雾剂治疗，每隔 4~5h 治疗 1 次；试验组在对照组治疗基础上，加入蓝芩口服液辅助治疗，每日 3 次。

　　观察并记录患儿治疗后退热时间、手足疱疹消退时间、口腔溃疡愈合时间及平均住院时间。疗效评价标准：显效为食欲明显改善，体温恢复正常，疱疹干燥、结痂，无渗液，口腔溃疡消退；有效为食欲较前增加，体温基本上正常，疱疹干燥，已结痂，可有少量的渗液，口腔溃疡明显减少，但未完全消退；无效为食欲无明显改善，仍有发热，疱疹、口腔溃疡较前减少不明显，甚则增加，或破溃，合并细菌感染。总有效率＝显效率＋有效率。

　　研究结果显示：结果两组患者治疗后，试验组的总有效率为91.43%，高于对照组之81.54%（$P<0.05$）；试验组的退热时间、手足疱疹消退时间、口腔溃疡愈后时间、平均住院时间明显短于对照组（$P<0.05$）。见表9-21~ 表9-23。

表 9-21　两组临床疗效比较

组别	例数	显效	有效	无效	总有效
试验组	70	40	24	6	64（91.43%）*
对照组	65	33	20	12	53（81.54%）

注：与对照组比较，*$P<0.05$。

表 9-22　两组患者治疗后症状改善时间、住院时间比较（$\bar{x} \pm s$）　　单位：d

组别	例数	退热时间	手足疱疹消退时间	口腔溃疡愈后时间	平均住院时间
试验组	70	2.54 ± 0.69*	3.26 ± 1.10*	3.76 ± 1.29*	6.42 ± 2.03*
对照组	65	3.87 ± 0.85	5.23 ± 1.47	5.48 ± 1.50	8.08 ± 2.11

注：与对照组比较，*$P<0.05$。

表 9-23　两组不良反应发生比较

组别	例数	白细胞减少	血小板计数减少	腹泻	总发生
试验组	70	4	2	1	7（10.00%）
对照组	65	3	2	1	6（9.23%）

注：两组患儿不良反应上差异无统计学意义（$P>0.05$）。

干预手段 15：喜炎平注射液，随机对照试验质量评价结果为（+）

　　在谢新宝等[21]的一项研究中，观察了喜炎平注射液对手足口患儿的疗效和安全性。研究在复旦大学附属儿科医院进行。研究者将 200 例住院患儿，随机分为试验组和对照组各 100 例。试验组给予喜炎平每次 0.2ml/kg,每天 2 次,治疗 3 天。对照组给予利巴韦林每次 7.5mg/kg,每天 2 次,治疗 3 天。观察两组 24h、48h、72h 的体温、口腔疱疹、皮疹情况。

结果显示:试验组 95 例、利巴韦林组 94 例完成研究,治疗 24h、48h、72h 后两组患儿皮疹减少、口腔疱疹减少例数均无显著差异($P>0.05$),但治疗 72h 后喜炎平组体温正常例数明显多于利巴韦林组($P<0.01$)。研究过程中,两组患儿均未见药物性皮疹、过敏性休克、腹泻、呕吐等严重的不良反应。见表 9-24。

表 9-24 两组治疗 24h、48h、72h 后体温、皮疹和口腔疱疹比较

组别	时间/h	体温正常/例(%)	皮疹减少/例(%)	口腔疱疹减少/例(%)
利巴韦林(n=94)	24	41(44)	53(56)	47(50)
	48	82(87)	84(89)	85(90)
	72	84(89)	92(98)	92(98)
喜炎平(n=95)	24	44(46)[a]	54(57)[a]	49(52)[a]
	48	75(79)[a]	87(92)[a]	86(90)[a]
	72	94(99)[c]	94(99)[a]	94(99)[a]

注:两组间比较,[a]$P>0.05$,[c]$P<0.01$。

干预手段 16:双黄连口服液,非随机对照试验质量评价结果为(++)

在王海涛[22]的一项研究中报告了双黄连口服液(儿童型)联合利巴韦林治疗手足口病的临床疗效和安全性。研究在河南中医药大学第一附属医院进行。研究者将 90 例手足口病患儿,按照治疗方法分为研究组和对照组各 45 例。对照组用利巴韦林治疗,10~15mg/(kg·d),静脉滴注;研究组在此基础上用双黄连口服液(儿童型)治疗。连续治疗 5 天。

观察两组临床疗效、发热、皮疹、口腔疱疹等临床症状消失时间及住院时间。疗效判定标准:治疗后 48h 体温降低至正常水平,口腔溃疡、手、足、臀部疱疹等临床症状显著改善,无新皮疹及其他并发症出现,患儿精神状态正常为显效;治疗后 72h 内体温降低至正常水平,口腔溃疡、手、足、臀部疱疹等临床症状改善,但仍有散在的新皮疹出现,患儿能进食,可正常玩耍为有效;治疗后 4d 发热无明显改善或者虽有下降但尚未到正常水平,口腔溃疡、手、足、臀部疱

疹等临床症状无好转,合并细菌感染为无效。总有效率 = 显效率 + 有效率。

研究结果显示,研究组临床总有效率(93.33%)明显高于对照组(80.00%),差异有统计学意义($P<0.05$)。研究组发热、皮疹、口腔溃疡消失时间、住院时间明显短于对照组,差异有统计学意义($P<0.05$)。见表9-25。

表 9-25　两组临床症状消失时间及住院时间对比($\bar{x} \pm s$)　　　单位:d

组别	例数	发热	皮疹	口腔溃疡	住院时间
研究组	45	1.92 ± 0.38[*]	2.85 ± 0.71[*]	3.62 ± 1.04[*]	5.71 ± 1.30[*]
对照组	45	3.54 ± 0.95	4, 17 ± 1.26	4.85 ± 1.53	6.82 ± 2.11

注:与对照组比较,[*]$P<0.05$。

安全性事件:两组患儿在治疗期间均未出现过敏或其他严重不良反应。

参考文献

[1] 陈程, 彭忠田. 肠道病毒71型感染致重症手足口病研究进展 [J]. 现代医药卫生, 2016, 32 (6): 861-863.

[3] 手足口病诊疗指南 (2018年版)[J]. 中国病毒病杂志, 2018, 8 (5): 347-352.

[3] 杨颖, 罗静, 崔亚杰. 针刺辅助治疗EV71型重症手足口病合并吞咽困难随机对照临床研究 [J]. 中医杂志, 2018, 59 (2): 128-131.

[4] 王健, 宿佩勇, 周宇芳, 等. 针灸结合西药治疗小儿手足口病50例临床分析 [J]. 现代医药卫生, 2012, 28 (4): 507, 509.

[5] 朱庆雄, 官文芳, 张海平, 等. 安宫牛黄丸治疗重型手足口病疗效观察 [J]. 中国中西医结合儿科学, 2016, 8 (5): 480-482.

[6] 陈波, 朱庆峰. 热毒宁联合人免疫球蛋白治疗重症手足口病100例 [J]. 中国药业, 2015, 24 (18): 93-95.

[7] 慕永平, 陈晓蓉, 张爱军, 等. 热毒宁注射液治疗儿童手足口病的随机对照研究 [J]. 中国中西医结合杂志, 2011, 31 (9): 1209-1212.

[8] 陈丹, 宋春兰, 成怡冰, 等. 醒脑静注射液治疗儿童重型手足口病临床研究 [J]. 河南中医, 2016, 36 (2): 229-231.

[9] 蒋福亮, 潘万贵. 血必净注射液治疗35例重型手足口病的临床效果观察 [J]. 医学理论与实践, 2016, 29 (5): 628-629.

[10] 侯梅荣, 杨芬. 痰热清注射液辅助治疗重型手足口病疗效观察 [J]. 医药论坛杂志, 2012. 33 (8): 55-56.

[11] 付迎新. 痰热清注射液治疗儿童手足口病疗效观察 [J]. 中国临床医生, 2012, 40 (6): 49-51.

［12］黄荣卫, 李凌媛, 杨瑞怡等. 痰热清注射液治疗手足口病疗效分析 [J]. 中国中医急症, 2009, 18 (12): 1983, 1994.

［13］徐忠飞, 吴玉林, 汪国余, 等. 金银花颗粒联合人免疫球蛋白治疗手足口病患儿的疗效及对血清细胞因子和免疫功能的影响 [J]. 中华医院感染学杂志, 2017, 27 (20): 4775-4777, 4781.

［14］黄旭峰, 谢忠罗, 黄正国. 蒲地蓝消炎口服液治疗手足口病患儿 76 例临床观察 [J]. 中医儿科杂志, 2015, 11 (1): 32-35.

［15］王志华. 小儿柴桂退热颗粒联合利巴韦林颗粒治疗儿童手足口病临床疗效观察 [J]. 中国实用医药, 2016, 11 (23): 135-136.

［16］吴学勤, 孙丹凤, 冯俊杰. 小儿豉翘清热颗粒辅助治疗小儿手足口病的疗效观察 [J]. 中药材, 2016, 39 (10): 2376-2378.

［17］郑根霖, 吕述华, 康锋. 小儿热速清颗粒联合利巴韦林治疗手足口病的临床观察 [J]. 中国当代医药, 2017. 24 (28): 132-134.

［18］王军, 孙芳. 重组人干扰素 α1b 联合小儿双金清热口服液治疗手足口病疗效分析 [J]. 临床医学研究与实践, 2018, 3 (10): 96-97, 102.

［19］韩志敏. 金莲清热泡腾片治疗手足口病 (普通型) 临床研究 [D]. 成都: 成都中医药大学, 2012.

［20］张会珍, 王琳. 蓝芩口服液治疗小儿急性手足口病的临床研究 [J]. 中国中医急症, 2015, 24 (2): 217-218, 270.

［21］谢新宝, 曾玫, 俞蕙, 等. 喜炎平注射液治疗儿童手足口病的随机对照试验 [J]. 中国新药与临床杂志, 2012, 31 (2): 73-76.

［22］王海涛. 双黄连口服液 (儿童型) 联合利巴韦林治疗手足口病临床效果观察 [J]. 中国药物评价, 2017, 34 (4): 275-277.

糖 尿 病

(中医病名:消渴)

检索日期:2017 年 12 月

编者:王世东、李靖、车彪、苏冠旬、杨涛、张海力、赵博旭

要 点

在当前围绕中成药和针刺治疗糖尿病的研究中,多以中西医联合治疗为主,疗效指标主要以空腹血糖(FBG)、餐后 2h 血糖(2hPG)、糖化血红蛋白(HbA1c)、空腹胰岛素(FINS)、餐后 2h 胰岛素(2hINS)、胰岛素抵抗指数(HOMA-IR)、中医证候积分为主。

消渴丸、金芪降糖片、针刺和金匮肾气丸均有相应系统综述,提示其可有效改善糖尿病患者血糖水平、HbA1c、血脂水平和临床症状。

此外,还有关于六味地黄丸、津力达颗粒、金糖宁胶囊、丹蒌片、龙胆泻肝丸、芪蛭降糖片、天芪降糖胶囊、通心络胶囊、桑枝颗粒、天麦消渴片、消渴安胶囊等证据,但各项研究文献数量较少,且大部分研究质量不高,推荐等级分别为Ⅰb级、ⅢA级、Ⅳ级三个等级。

通过对文献的系统回顾,中成药和针刺治疗糖尿病在控制血糖、改善临床症状方面是有效的,且较少出现严重不良事件,但在所推荐的证据中研究质量偏低,请临床医生们谨慎参考。

疾病概况

糖尿病(diabetes mellitus,DM)是一组由多病因引起的以慢性高血糖为特征的代谢性疾病,是由于胰岛素分泌或作用缺陷所引起的常见性多发性疾病。长期高血糖状态可致多系统损害,临床常见微血管(眼底、肾小球等)、大血管

(脑血管、心血管等)以及神经并发症；病情严重或应激时可发生急性严重代谢紊乱；免疫功能降低时亦可合并多种感染。血糖控制不良,病情严重者,可引发危及生命的急性并发症如酮症酸中毒、非酮症高渗综合征等。

糖尿病属于中医学"消渴病"范畴。早在《内经》中就有对消渴的系统论述,《素问·奇病论》指出:"夫五味入口,藏于胃,脾为之行其精气,津液在脾,故令人口甘也。此肥美之所发也,此人必数食甘美而多肥也。肥者令人内热,甘者令人中满,故其气上溢,转为消渴。"指出饮食不节,脾运受伤,不能为胃行津液,津液上呈于口而见口甘,进一步痰、湿、热内蕴而发展成为消渴。

研究结果

临床问题 1:对糖尿病患者血糖水平的改善

证据等级:ⅠA 级证据

干预手段 1:金芪降糖片,系统评价质量评价结果为(++++)

在一项评价金芪降糖片治疗糖尿病的有效性和安全性的系统评价中[1],截止到 2015 年 12 月底,从 4 个中文数据库检索到 256 篇文献,最终纳入 21 项研究进行本系统评价。

研究结果:①FBG,共计 10 项研究纳入 Meta,分为 3 个亚组。第一个亚组是金芪降糖片联合吡格列酮对比单纯使用吡格列酮,该亚组共纳入 4 个研究,异质性检验<50%,采用固定效应模型,Meta 分析综合效应量 MD=−0.53,95% CI(−0.63,−0.43),P<0.000 01;第二个亚组是金芪降糖片联合二甲双胍对比单纯使用二甲双胍,共纳入 4 个研究,Meta 分析综合效应量 MD=−0.44,95% CI(−0.76,−0.12),P=0.001 7;第三个亚组是金芪降糖片联合格列吡嗪对比对照组单纯使用格列吡嗪,共纳入 2 项研究,2 项研究的 Meta 分析综合效应量 MD=−1.07,95% CI(−1.55,−0.59),P<0.000 1。均显示金芪降糖片联合西药组疗效优于单纯西药组,差异具有统计学意义。②2hPG,2hPG 值可进入 Meta 分析部分的有 9 项研究,同样分为 3 个亚组。第一个亚组是金芪降糖片联合吡格列酮对比单纯使用吡格列酮,共纳入 4 个研究,Meta 分析综合效应量 MD=−2.22,95% CI(−2.42,−2.01),P<0.000 01;第二个亚组是金芪降糖片联合二甲双胍对比单纯使用二甲双胍,共纳入 3 个研究,Meta 分析综合效应量是 MD=−0.85,95% CI(−1.23,−0.46),P<0.000 1;第三个亚组是金芪降糖片联合格列吡嗪对比对照组单纯使用格列吡嗪,共纳入 2 项研究。中西医联

合用药组疗效均优于单纯西药组,差异具有统计学意义。③ HbA1c,共 2 项研究纳入 Meta 分析,2 项研究试验组均为金芪降糖片联合格列吡嗪,对照组则单纯使用格列吡嗪,Meta 分析综合效应量 MD=-0.87,95% CI(-1.27,-0.48),$P<0.000\,1$。在降低糖尿病患者 HbA1c 方面,中西医联合用药同样疗效更佳。

该系统评价中有 9 项研究报告了不良反应的情况,其中 4 项研究明确说明无不良反应发生,在其他 5 项研究中,一项研究中试验组发生 3 例不良反应,对照组发生 4 例不良反应,但未具体明确说明发生何种不良反应;另一项研究中明确提出治疗组未发现明显的不良反应,对照组有 2 例出现轻度水肿;一项研究中治疗组有 1 例发生轻度低血糖,对照组有 5 例发生轻度低血糖;一项研究中仅对照组 1 例发生胃肠不适感;一项研究中试验组有 1 例出现全身不适,2 例出现大便次数增多,对照组 2 例出现大便次数增多。

在另一项关于金芪降糖片的系统综述[2]中,检索数据库:CochrAne 图书馆(The Cochrane LibrAry)、PubMed 数据库、中国生物医学文献数据库(CBMDisc)、中国期刊全文数据库、中文科技期刊全文数据库、万方数字化期刊全文库。检索时间:各数据库建库至 2012 年 6 月。检索时根据初步检索的结果调整检索策略。

纳入标准:①试验均为随机对照试验(RCT);②诊断标准明确,为国际或国家公认糖尿病诊断标准,结局指标至少包括有效率/显效率、残障率、恶化率、死亡率、不良反应(ADR),血糖、胰岛素、血脂等指标中的 1 项;③纳入患者均为 2 型糖尿病;④治疗组均应用金芪降糖片,对照组应用其他干预措施,包括药物(西药、中成药、自拟中药组方)、运动、饮食、健康宣教等,治疗基线状况明确、均等。

排除标准:①排除以"随机抽样分组""随机分为……组"等字样描述的分组,或采用半随机分组,如按"就诊日期分组"等;②排除出现糖尿病酮症酸中毒、乳酸性酸中毒、高渗性非酮症性昏迷、糖尿病肾病、糖尿病性心血管疾病等严重并发症,或并发其他严重功能性、器质性或精神性疾病;③试验措施受其他治疗措施干扰;④自拟疗效判断标准;⑤排除非 RCT 试验、个案报道,排除动物实验或者其他实验研究。

结果共纳入 6 个 RCT。Meta 分析结果显示:金芪降糖片对 T2DM 的有效率明显高于安慰药($P<0.01$),但不及中药方剂亚组($P<0.01$);金芪降糖片有明显降低血糖作用($P<0.05$),但效果不及中药方剂亚组($P<0.01$);金芪降糖片显示一定的降低甘油三酯的效果,但改善糖化血红蛋白(HbA1c)、总胆固

醇(TC)、高密度脂蛋白(HDL-C)和低密度脂蛋白(LDL-C)的效果不稳定,可靠性有待进一步确证。金芪降糖片能改善 T2DM 的临床症状,但效果不及中药方剂亚组(P<0.05)。金芪降糖片的不良反应发生率为 1.36%。

干预手段 2:针灸,系统评价质量评价结果为(++++)

一项关于针灸治疗 2 型糖尿病(T2DM)的疗效和安全性的系统评价[3],通过计算机检索采用 PubMed、中国知网、万方和维普数据库,手工补充检索湖北中医药大学图书馆和湖北省图书馆关于针灸治疗 DM 的重要会议集和过刊资料,所有检索均截止至 2014 年 10 月 1 日。按照 PICOS 策略制定检索式,中文检索词为"针灸""针刺""电针""艾灸""糖尿病",英文检索词为"diabetes""Acupuncture""electroacupuncture""randomized controlled trial"。首次检索出文献 784 篇,经评价者仔细阅读文题、摘要、全文后,最终纳入 9 篇 RCT,共743 例患者。

研究结果:① FBG,有 7 个计量资料比较了针灸治疗 T2DM 的 FBG 变化,共纳入 650 例患者(针灸组 355 例,对照组 295 例)。组间同质性较好,故采用固定模型进行合并分析,治疗后测 FBG 针灸组降糖疗效优于对照组[WMD=-1.20,95% CI(-1.38,-1.02),z=12.88,P<0.000 01]。② 2hPG,有 7个计量资料比较了针灸治疗 T2DM 的 2hPG 变化,共纳入 624 例患者(针灸组 342 例,对照组 282 例)。各亚组间具有同质性(I^2=0%,P=0.76>0.05),采用固定模型分析,针灸组降糖(2hPG)疗效优于对照组[WMD=-1.27,95% CI(-1.47,-1.06),z=12.02,P<0.000 01]。

另一项研究[4]用系统评价的方法,检索针灸疗法治疗糖尿病的临床随机对照试验,以评价针灸疗法对糖尿病患者胰岛功能的影响,为针灸治疗糖尿病提供相关的循证医学证据。

文献纳入标准:①公开发表的有关针灸疗法治疗糖尿病的随机对照研究,针灸疗法包括针刺疗法、灸法、穴位注射或敷贴、穴位埋针或埋线等;②研究对象具有明确的诊断标准;③研究对象疗效评价包含胰岛功能评定指标;④试验组采用针灸治疗或针灸配合其他疗法,对照组采用除针灸外的其他疗法,对针灸的行针手法、取穴等不加以区别;⑤2 组基线资料经统计学比较,组间均衡性好。

文献排除标准:①未设对照组;②以健康人群作为空白对照组;③不同针刺手法、不同选穴组或不同治疗时期间疗效比较的文献;④综述类等二次文献报道;⑤同一课题组重复就相同或相近病例的报道;⑥个案报道;⑦动物实验研究;⑧研究治疗机制的文献;⑨对照组基础治疗中也包含针灸疗法的文献;⑩检测指标中未包括胰岛功能的项目;⑪患者有其他合并症或并发症。

7项研究的评价指标可分为3部分:①临床疗效,有效(包括显效和有效)和无效;②胰岛功能评价,如空腹胰岛素(FINS)、胰岛素抵抗指数(HOMA-IR)、胰岛素敏感指数(ISI)、基础胰岛素功能、新胰岛 β 细胞功能指数(MBCI)、胰岛素释放试验、C 肽释放试验、静脉糖耐量、空腹 C 肽(F-CP)、胰岛素抵抗指数(HOMA-IR);③其他指标如空腹血糖、糖化血红蛋白(GHb)、脂联素(APN)、体重指数(BMI)等。本文主要取与胰岛功能密切相关的治疗前后空腹血糖、空腹胰岛素(FINS)、胰岛素抵抗指数(HOMA-IR)、胰岛素敏感指数(ISI)等指标。

共检索到文献1 219篇。通过筛重,阅读文题、摘要,并进行全文阅读,根据纳入和排除标准,最终纳入8项研究,均为中文文献。8项研究共包括740例患者,其中试验组425例患者,对照组315例患者。

针灸疗法对糖尿病胰岛功能影响的总体疗效分析:①空腹血糖改善情况,7项研究报道了针灸疗法对糖尿病患者血糖改善的情况。各研究间不存在异质性,故采用随机效应模型进行 Meta 分析。②空腹胰岛素变化情况,共有5项研究报道了针灸疗法对糖尿病患者空腹胰岛素变化的影响。经异质性检验,采用随机效应模型合并其统计量。③胰岛素抵抗指数变化情况:共有4项研究报道了针灸疗法对糖尿病患者胰岛素抵抗指数影响的内容。经异质性检验采用随机效应模型合并其统计量。④胰岛素敏感指数变化情况:共有5项研究报道了针灸疗法对糖尿病患者空腹胰岛素变化的影响。经异质性检验,采用随机效应模型合并其统计量。Meta 分析结果显示在改善患者空腹血糖、空腹胰岛素、胰岛素抵抗指数、胰岛素敏感指数等方面,针灸组优于对照组,差异有统计学意义。研究未提及不良反应。

在进行证据汇总期间,我们纳入了关于针灸治疗糖尿病的具体文献证据共2篇[5,6],结果显示,针灸单独应用或联合西药治疗可以改善2型糖尿病的血糖控制,研究中不良事件较少。具体详见表10-1。

干预手段3:消渴丸,系统综述质量评价结果为(++)

本研究采用 Meta 分析的方法,系统评价了消渴丸对比格列本脲治疗 T2DM 的疗效与安全性[7],为临床治疗 T2DM 提供循证医学证据。

表10-1　针灸临床研究资料提取表

作者	证据级别	证据质量	研究场所	干预人群	试验组干预措施	对照组干预措施	结局评价标准	随机方法	盲法	试验组例数	对照组例数	有效性结果	安全性结果
蔡辉等[5]	IIb	2+	南京军区南京总医院	2型糖尿病	针刺组以脾俞、胰俞、胃俞、肾俞、足三里、三阴交为主穴，辨证取穴，每次留针30min，隔日治疗1次，共12周	格列本脲组根据血糖调节剂量，结合持续用药12周	FBG，FINS，FLP，胰岛素敏感指数(ISI)和胰岛素抵抗指数	随机数表法	未报告	40	40	针刺组FINS，FLP明显下降($P<0.01$)；格列本脲组FINS明显上升($P<0.01$)，FLP无明显变化($P>0.05$)。治疗后针刺组FINS，HOMA-IR，FLP明显低于格列本脲组(均$P<0.01$)，ISI针刺组高于格列本脲组($P<0.01$)	未报告
张智龙等[6]	IIb	1+	天津市中医医院	2型糖尿病	单纯采用针刺治疗，取中脘、曲池、合谷、足三里、阴陵泉、丰隆、三阴交、太冲、血海，每日2次，治疗4周	口服格列本脲治疗，每次2.5~5mg，每日3次，血糖稳定后改用维持量(2.5mg/次，每日1次)，治疗4周	尿糖，空腹血糖(FBG)，葡萄糖耐量试验(OGTT)，空腹胰岛素(FINS)，胰岛素敏感指数(IAI)，葡萄糖利用率(LCGU)，胆固醇(TC)、甘油三酯(TG)，血液流变性	未报告	未报告	60	60	①两组疗效比较差异有显著性意义；②两组患者尿糖，FBG，OGTT治疗后比较差异亦有显著性意义($P<0.05$)；③两组FINS，IAI，LCGU治疗后比较差异有显著性意义($P<0.01$或$P<0.05$)；④血脂及血流变主要指标中，观察组和对照组治疗后均除TC外有显著性意义($P<0.01$)	未报告

纳入标准为国内外公开发表的随机对照试验,语种限定为中文和英文。研究对象为 T2DM 患者,西医学诊断符合世界卫生组织或美国糖尿病学会的标准,中医证型诊断标准符合中华中医药学会消渴病专业委员会制定的《消渴病(糖尿病)中医分期辨证与疗效评定标准》和原卫生部发布的《中药新药临床研究指导原则》;患者年龄,性别不限。试验组患者给予消渴丸治疗,对照组患者给予格列本脲治疗。结局指标至少包括糖化血红蛋白、空腹血糖、餐后 2h 血糖、中医症状改善情况、不良反应 / 事件发生率中的一项。

排除标准为:①未采取随机分组或未设对照组;②治疗前两组患者基线情况交代不清;③干预措施受其他治疗措施干扰;④纳入患者有 1 型糖尿病史、严重肝肾功能损伤、严重心功能不全、妊娠期及哺乳期妇女;⑤结局指标不符合上述要求。

最终纳入 15 项研究,其中中文 14 篇,英文 1 篇,共计纳入 3 319 例患者,其中试验组 1 837 例,对照组 1 482 例。纳入研究存在一定发表偏倚。

研究结果:① Hb1Ac 水平,各研究间有统计学异质性(P=0.002,I^2=74%),采用随机效应模型分析。Meta 分析结果显示,试验组患者 HbA1c 水平显著低于对照组,差异有统计学意义 [MD=−0.39,95% CI(−0.75,−0.02),P=0.04]。② FPG 水平,各研究间有统计学异质性(P<0.001,I^2=84%),采用随机效应模型分析。Meta 分析结果显示试验组 FPG 水平显著低于对照组,差异有统计学意义 [MD=−0.70,95% CI(−1.27,−0.12),P=0.02]。③ 2hPG 水平,各研究间有统计学异质性(P<0.001,I^2=80%),采用随机效应模型分析,Meta 分析结果显示,试验组患者 2hPG 水平显著低于对照组,差异有统计学意义 [MD=−0.87,95% CI(−1.55,−0.20),P=0.01]。④中医症状改善情况。Meta 分析结果,试验组患者口渴喜饮和倦怠乏力改善情况均显著优于对照组,差异均有统计学意义。本研究纳入文献中试验组患者给予消渴丸 5~30 粒 /d,对照组患者给予格列本脲 1.25~7.5mg/d,两组患者格列本脲用量一致。

安全性事件:多项研究报道消渴丸的不良反应有低血糖反应,乏力、厌食、腹部不适、腹泻、下肢水肿等,但未见低血糖休克。8 项研究报道了低血糖发生率,各研究间无统计学异质性(P=0.57,I^2=0)。采用固定效应模型分析,Meta 分析结果显示试验组患者低血糖发生率显著低于对照组,差异有统计学意义 [RR=0.67,95% CI(0.49,0.91),P=0.01]。

结论:消渴丸在治疗 T2DM 方面不仅具有较好的降糖(FPG、2hPG、Hb1Ac、中医症状、低血糖发生率等指标)作用,而且对于 T2DM 气阴两虚症状具有明显的改善作用。

评价：本系统评价共纳入 15 项 RCT，均存在方法学质量问题。仅 4 项
RCT 采用的随机分配方法正确，其余均未描述具体的随机分配方法；仅 1 项
RCT 实施分配方案隐藏，存在选择性偏倚高风险的可能；3 项 RCT 采用盲法，
12 项 RCT 均未采用盲法，存在实施偏倚和测量偏倚为高风险的可能。文献整
体水平不高。此外，本系统纳入文献中，仅 1 篇英文文献，缺乏灰色文献。

另外两项 Meta 分析结果[8,9]和两项随机对照研究[10,11]也显示了类似
结论。

干预手段 4：六味地黄丸，系统评价质量评价结果为(++)

一项关于六味地黄丸治疗糖尿病的系统评价[12]，通过检索 CNKI(2000—
2014 年)、清华同方数据库(2000—2014 年)、维普期刊数据库(2000—2014 年)、
万方学位论文库(2000—2014 年)、中文会议论文全文数据库、PubMed(2000—
2014 年)。以"2 型糖尿病""中医药""六味地黄丸"和"临床疗效"为关键
词进行检索。该研究的文献检索与检索结果共检出相关文献 154 篇，最终纳
入 8 项试验。所纳入的 8 项研究均以临床症状总有效率为主要指标。

研究结果：由于纳入的 8 个研究存在同质性，故使用固定效应模型，
$z=6.20(P<0.100\ 01)$，OR 值 5.175，95% CI 为 (3.100,7.151)，具有统计学意义。
六味地黄丸中药复方组与纯西医组对临床症状的改善存在显著性差异，六味
地黄丸在改善患者临床症状方面比纯西药治疗的临床效果好。

本系统评价的局限性：①所纳入的研究全是中文文献，缺乏英语和其他语
种的研究，并且缺少政府报告、专题报道和其他非传统文献来源的证据；②不
能完全体现中医药的优势；③高质量的病例少；④临床疗效的评定没有客观
统一的标准；⑤倒漏斗图不对称，倒漏斗图的左右不对称提示的发表性偏倚、某
些潜在的临床异质性的偏差，这都是影响该系统评价结论的重要因素。综上所
述，Meta 分析的结果表明：六味地黄丸对 2 型糖尿病的治疗是有一定效果的，而
且敏感性分析表明该结果稳定性较好，但是因为所纳入研究的文献质量大多较
低、发表性偏倚较大等因素的影响，降低了评价结果的可靠性及真实性。

证据等级：Ⅱb 级证据
干预手段 5：津力达颗粒，随机对照试验质量评价结果为(++++)

王保群[13]等在一项研究中，探索了津力达颗粒联合二甲双胍治疗二甲双

胍单药治疗无效的 2 型糖尿病患者的有效性和安全性。该试验采用双盲、随机、安慰剂对照、多中心的研究模式。来自全国 7 个分中心的 186 例患者纳入研究，治疗组干预措施为津力达联合二甲双胍，对照组干预措施为津力达模拟剂联合二甲双胍，经过连续 12 周的治疗，治疗结束时对 HbA1c、FPG、2hPG、体重、BMI、HOMA-IR、HOMA-β 指标进行评价。研究结果：① FBG 和 2hPG，当治疗第 12 周时，FBG 和 2hPG 与治疗前相比的差值，津力达组疗效均优于安慰剂组，差异具有统计学意义（$P=0.006$，$P=0.007$），提示津力达可有助于二甲双胍控制不佳的糖尿病患者的血糖控制；② HbA1c，治疗 12 周时，津力达组 HbA1c 的减少量较对照组明显，经过 12 周的治疗津力达组 HbA1c 与基线的差值为 -0.92 ± 1.09，对照组则为 0.53 ± 0.94，其差异具有统计学意义（$P<0.01$）。研究中试验组出现 5 例不良反应，发生率为 5.56%；对照组出现 13 例不良反应，发生率为 14.44%；试验组的不良反应发生率低于对照组。在进行证据汇总期间，我们纳入了关于津力达颗粒治疗糖尿病的具体文献证据共 3 篇[14、15、16]，结果显示，津力达颗粒联合西药治疗可以改善 2 型糖尿病患者临床症状和实验室指标，研究中不良事件较少。具体详见表 10-2。

干预手段 6：金糖宁胶囊，随机对照试验（++++）

林进生[17]在一项随机、双盲（双模拟）、多中心临床研究中，以阿卡波糖作为对照，评价了金糖宁胶囊治疗 2 型糖尿病属于湿浊中阻兼血瘀证的临床疗效。研究者将纳入的 480 例病例按随机双盲（双模拟）对照试验方法，分为试验组（金糖宁胶囊，主要成分为蚕沙、甘草，每次 4 粒，阿卡波糖安慰片剂每次 1 片，每日 3 次）360 例，对照组（金糖宁胶囊剂安慰每次 4 粒，阿卡波糖每次 1 片，每日 3 次）120 例。最终有试验组 338 例，对照组 112 例纳入分析。共治疗 4 周。疗效性观测项目有血糖（空腹、餐后）、糖化血红蛋白（HbA1c）、中医临床症状、空腹血浆胰岛素、血脂检测（总胆固醇、HDL-C、甘油三酯、LDL-C）、血压（BP）。

结果显示：①两组空腹血糖、餐后 2h 血糖和糖化血红蛋白疗效比较：A. 空腹血糖，治疗组治疗后空腹血糖平均下降 1.540mmol/L，降幅为 13.5%，差异有统计学意义（$t=10.199$，$P=0.000$）。对照组治疗后空腹血糖平均下降 1.346mmol/L，降幅为 11.6%，差异有统计学意义（$t=5.997$，$P=0.000$）。两组治疗后空腹血糖平均下降值及下降幅度比较，差异均无统计学意义。B. 餐后 2h 血糖，治疗组治疗后餐后 2h 血糖平均下降 3.065mmol/L，降幅为 20.0%，差

表 10-2 津力达颗粒临床研究资料提取表

作者	证据级别	证据质量	研究场所	干预人群	试验组干预措施	对照组干预措施	结局评价标准	随机方法	盲法	试验组例数	对照组例数	有效性结果	安全性结果
Lian F M 等[14]	IIb	4+	广安门医院等8家中心	新诊2型糖尿病	二甲双胍固定(剂量不变);津力达,每天3次,每次饭前用温水冲服9g。治疗12周	二甲双胍固定(剂量不变);津力达颗粒,治安慰剂,治疗12周	HbA1c,FPG,2hPG,体重,体重指数,HOMA胰岛素抵抗指数(HOMA-IR)和β-细胞功能	未报告	双盲	93	93	第12周与第0周的HbA1c水平相比,津力达组明显优于安慰剂组(P<0.01)。津力达组和安慰剂组的FPG和2hPG水平第一周即开始下降,且12周时津力达组明显优于对照组(均P<0.01)。津力达组的β-细胞功能也得到改善,HOMA-β增加(P<0.05)。体重两组比较无统计学意义	未报告
赵进东等[15]	IIb	2+	安徽中医药大学第一附属医院等8家中心	新诊2型糖尿病	津力达颗粒(1袋,3次/d),盐酸二甲双胍片(0.25g,3片(0.25g,3次/d)。治疗12周	津力达颗粒和安慰剂和盐酸二甲双胍片(0.25g,3次/d)。治疗12周	FBG,2hPG,Hb1Ac	未报	双盲	140	140	治疗前两组FBG,2hPG,Hb1Ac组间比较差异均无统计学意义,治疗后两组均较治疗前降低,差异均有统计学意义(P<0.05),且试验组较对照组更显著(P<0.05,P<0.01)	

续表

作者	证据级别	证据质量	研究场所	干预人群	试验组干预措施	对照组干预措施	结局评价标准	随机方法	盲法	试验组例数	对照组例数	有效性结果	安全性结果
宿美[16]	IIb	2+	长春中医药大学附属医院	2型糖尿病	稳定剂量二甲双胍，加津力达颗粒，治疗12周	稳定剂量二甲双胍，加津力达颗粒安慰剂，治疗12周	糖化血红蛋白、空腹血糖、餐后2小时血糖、HOMA胰岛素抵抗指数、胰岛素敏感指数、胰岛β细胞功能指数、体重、腰围和体重指数	未报告	双盲	30	30	经统计学分析，治疗组与对照组糖化血红蛋白比较 $P<0.05$；治疗组胰岛素抵抗指数、胰岛β细胞功能感敏指数、空腹及餐后2h血糖、治疗前后的症状改善优于对照组。治疗组总有效率为90%，对照组的总有效率为66.67%，治疗组与对照组总有效率比较具有统计学意义	未观测到不良反应

异有统计学意义($t=14.211$,$P=0.000$)。对照组治疗后餐后 2h 血糖平均下降 3.071mmol/L,降幅为 19.7%,差异有统计学意义($t=7.918$,$P=0.000$)。两组治疗后餐后 2h 血糖平均下降值及下降幅度比较,差异均无统计学意义。C. 糖化血红蛋白,治疗组治疗后糖化血红蛋白平均下降 0.655%,降幅为 5.6%,差异有统计学意义($t=6.550$,$P=0.000$)。对照组治疗后糖化血红蛋白平均下降 0.522%,降幅为 −0.3%,差异有统计学意义($t=2.543$,$P=0.013$)。两组治疗后糖化血红蛋白平均下降值及下降幅度比较,差异无统计学意义。②血脂疗效:两组治疗前后血脂检测指标差值的组间比较,除治疗组治疗后甘油三酯平均下降值低于对照组(治疗组平均下降值 0.176mmol/L,对照组平均下降值 0.500mmol/L,差异有统计学意义),其余各项血脂检测指标差值的组间比较,差异均无显著性意义。本研究未提及不良反应事件。

干预手段 7:天麦消渴片,随机对照试验质量评价结果为(++)

高珊[18]在一项随机对照临床研究中,探讨了联合天麦消渴片及盐酸二甲双胍在存在胰岛素抵抗的新诊断 2 型糖尿病治疗中的应用效果,并分析其对胰岛素抵抗的影响。研究在陕西省人民医院进行。研究者将 100 例存在胰岛素抵抗的新诊断 2 型糖尿病患者依据随机数表法随机分为两组,每组 50 例。对照组接受单纯二甲双胍治疗,治疗组接受联合天麦消渴片及盐酸二甲双胍治疗。评价指标包括 FPG、2hBG、HbA1c 及 HOMA-IR 及 HOMA-β。

两组治疗前 FPG、2hBG、HbA1c 和 HOMA-IR、HOMA-β 比较差异无统计学意义($P>0.05$)。接受治疗 3 个月时,两组 FPG、2hBG、HbA1c 及 HOMA-IR 均较治疗前明显降低,HOMA-β 明显升高($P<0.05$),治疗组 FPG、2hBG、HbA1c 和 HOMA-IR 明显低于对照组,HOMA-β 明显高于对照组($P<0.05$)。同时在接受治疗 3 个月时,治疗组 FPG 达标率、2hBG 达标率及总达标率均明显高于对照组,治疗不良反应发生率明显低于对照组($P<0.05$)。

安全性事件:试验中治疗组有 1 例患者出现胃部不适,1 例患者出现低血糖,总发生率低于对照组,差异存在统计学意义。

干预手段 8:芪蛭降糖片,随机对照试验质量评价结果为(+)

吴江[19]在一个随机对照临床研究中,观察了芪蛭降糖片配合西药对 2 型糖尿病患者血糖波动的影响。研究在陕西省第四人民医院进行。研究者将 96 例 2 型糖尿病患者随机分为两组,各 48 例。治疗组采用口服二甲双胍片

(250mg/ 次, 每日 2 次, 饭前服用)、格列齐特片 (80mg/ 次, 每日 2 次, 饭前服用) 和芪蛭降糖片 (5 片 / 次, 每日 3 次)。对照组只口服二甲双胍片和格列齐特片, 用量用法同治疗组。连续服药 3 个月。治疗前 1 天测定 7 次血糖值, 治疗 3 个月后测定 72h 的动态血糖数据。详细记录每个患者的一般情况、饮食、用药、锻炼时间等资料, 每日于三餐前 0.5h、三餐后 2h、睡前测定血糖值, 全部录入数据库, 比较两组治疗后血糖水平的标准差 (SDBG)、日间血糖平均绝对差 (MODD)、平均血糖波动幅度 (MAGE) 和最大血糖波动幅度 (LAGE)。

结果显示: 治疗前两组患者血糖平均值无显著性差异。治疗后组内比较, 治疗前后血糖平均值均有显著性差异; 治疗后两组患者组间 SDBG、MAGE、MODD 和 LAGE 比较均有显著性差异, 治疗组血糖波动明显小于对照组。研究未报告不良事件情况。有效性数据如下。见表 10-3、表 10-4。

表 10-3　两组患者治疗前后血糖水平比较 ($\bar{x} \pm s$)　　单位:mmol/L

组别	时间	早餐前	早餐后	午餐前	午餐后	晚餐前	晚餐后	睡前
对照组 (48 例)	治疗前	9.24 ± 1.36	15.16 ± 2.43	12.47 ± 1.34	15.08 ± 2.84	11.24 ± 1.56	15.33 ± 1.87	12.43 ± 1.46
	治疗后	6.49 ± 0.83	8.64 ± 1.05	6.48 ± 1.24	8.36 ± 0.92	7.12 ± 1.07	8.75 ± 1.34	7.24 ± 1.66
治疗组 (48 例)	治疗前	9.12 ± 1.34	15.29 ± 2.56	13.28 ± 1.29	14.87 ± 2.85	11.56 ± 1.75	14.86 ± 1.97	11.89 ± 1.51
	治疗后	6.86 ± 0.78	8.47 ± 0.94	6.87 ± 1.32	8.68 ± 1.08	7.23 ± 0.97	8.52 ± 1.14	7.41 ± 109

注: 两组治疗前后比较, $P<0.05$。

表 10-4　两组患者血糖指标比较 ($\bar{x} \pm s$)　　单位:mmol/L

组别	SDBG	MAGE	MODD	LAGE
对照组 (48 例)	3.32 ± 1.04	4.94 ± 0.23	1.76 ± 0.10	5.34 ± 0.56
治疗组 (48 例)	1.86 ± 0.58*	2.98 ± 0.14*	1.34 ± 0.06*	3.76 ± 0.32*

注: 与对照组比较, *$P<0.05$。

干预手段 9:龙胆泻肝丸, 随机对照试验质量评价结果为 (+)

黄晓莺等[20]在一项的随机对照研究中, 观察了龙胆泻肝丸对非胰岛素依赖型糖尿病的疗效,研究在上海市第二医科大学附属第九人民医院进行。选取 24 位空腹胰高血糖素(GUG)>200pg/ml 的 2 型糖尿病,将 24 例患者随机分为两组,每组 12 人。分别予达美康或盐酸二甲双胍治疗、达美康或盐酸二甲双胍＋龙胆泻肝丸。达美康和二甲双胍用量和用法与入组前相同。治疗12 周。观察指标为空腹 GUG、FBG。结果显示治疗组 GUG 水平有明显下降,FBG 也有显著下降;对照组 GUG 水平有明显下降,FBG 均无明显下降。研究未报告不良事件。

干预手段 10：天芪降糖胶囊,随机对照试验质量评价结果为(+)

李瑶[21]在一项多中心、随机、双盲、安慰剂平行对照中,研究了天芪降糖胶囊联合二甲双胍治疗气阴两虚证 2 型糖尿病的临床疗效。研究在广安门医院进行。研究者将 80 例患者随机分为两组,各 40 例。治疗组用天芪降糖胶囊(每次 5 粒,每日 3 次)联合二甲双胍(每次 0.25g,每日 3 次)治疗,对照组用安慰剂联合二甲双胍治疗。总疗程为 12 周。观察指标为空腹血糖、餐后两小时血糖,糖化血红蛋白、总胆固醇、甘油三酯、高密度脂蛋白、低密度脂蛋白、体格检查和中医证候评分。

结果显示:

(1)两组均能显著降低中医症状总积分,但两组比较差异无统计学意义。治疗组对咽干口燥、倦怠乏力、口渴喜饮、气短懒言、心悸等症状有明显的改善。见表 10-5。

表 10-5 治疗前后中医症状总积分比较($\bar{x} \pm s$)

组别	治疗前	治疗后	差值	P	组间比较
治疗组(n=40)	18.23 ± 4.00	17.00 ± 2.87	1.30 ± 2.87	P<0.01	P>0.05
对照组(n=40)	18.05 ± 4.19	16.14 ± 3.04	1.92 ± 3.43	P<0.01	

(2)两组均能显著降低患者血糖水平,且治疗组降血糖作用较对照组更显著。两组均能显著降低患者糖化血红蛋白水平,但两组比较差异无统计学意义。见表 10-6。

(3)治疗组在改善胆固醇和低密度脂蛋白水平方面明显优于对照组,但两组在改善甘油三酯和高密度脂蛋白方面差异无统计学意义。见表 10-7。

(4)两组均未见不良反应。

表 10-6 治疗前后糖代谢变化情况的比较($\bar{x} \pm s$)

指标	分组	治疗前/ ($mmol \cdot L^{-1}$)	治疗后/ ($mmol \cdot L^{-1}$)	差值	P	组间 比较
FBG	治疗组（n=40）	9.58 ± 2.48	7.97 ± 2.64	1.54 ± 3.01	$P<0.01$	$P<0.05$
	对照组（n=40）	8.55 ± 1.92	8.11 ± 1.78	0.44 ± 1.69	$P<0.05$	
PBG	治疗组（n=40）	14.76 ± 4.37	11.39 ± 4.80	3.52 ± 6.47	$P<0.01$	$P<0.05$
	对照组（n=40）	14.41 ± 3.79	12.57 ± 2.44	1.84 ± 4.10	$P<0.01$	
HbAlc	治疗组（n=40）	7.88 ± 1.08	6.82 ± 1.29	1.03 ± 1.49	$P<0.01$	$P>0.05$
	对照组（n=40）	7.53 ± 0.91	7.06 ± 1.15	0.45 ± 0.68	$P<0.01$	

表 10-7 治疗前后脂代谢变化情况的比较($\bar{x} \pm s$)

指标	分组	治疗前	治疗后	差值	治疗前 后比较	组间 比较
TC/($mmol \cdot L^{-1}$)	治疗组	4.93 ± 1.20	3.69 ± 1.48	1.24 ± 1.18	$P<0.01$	$P<0.05$
	对照组	4.92 ± 1.04	4.65 ± 1.29	0.23 ± 1.24	$P>0.05$	
TG/($mmol \cdot L^{-1}$)	治疗组	1.73 ± 0.86	1.51 ± 0.78	0.22 ± 0.90	$P>0.05$	$P<0.05$
	对照组	1.86 ± 0.81	1.70 ± 0.74	0.14 ± 0.61	$P<0.01$	
HDL-C/($mmol \cdot L^{-1}$)	治疗组	1.08 ± 0.55	1.29 ± 0.38	−0.21 ± 0.33	$P<0.01$	$P>0.05$
	对照组	1.23 ± 0.40	1.34 ± 0.32	−0.11 ± 0.29	$P<0.01$	
LDL-C/($mmol \cdot L^{-1}$)	治疗组	2.96 ± 0.96	2.18 ± 1.11	0.77 ± 0.77	$P<0.01$	$P<0.01$
	对照组	3.06 ± 0.77	2.95 ± 0.96	0.09 ± 0.84	$P>0.05$	

证据等级：Ⅲb级证据
干预手段 11：桑枝颗粒，非随机对照试验质量评价结果（++）

郭宝荣等[22]在一项临床研究中，观察了桑枝颗粒治疗 2 型糖尿病的疗效。研究在山东中医药大学附属医院进行。80 例受试者被分为治疗组和对照组各 40 例。治疗组给予桑枝颗粒剂 1 次 1 袋，1 日 3 次，温开水溶化餐时服用。对照组给予阿卡波糖，1 次 50mg，1 日 3 次，温开水送服。治疗 60 天。两组病人治疗前后均检查空腹血糖、餐后 1h 和 2h 血糖、糖化血红蛋白、24h 尿糖定量、血脂以及肝、肾功能和心电图。

研究结果:

(1)治疗前后两组糖代谢变化及比较:桑枝颗粒剂与阿卡波糖均能明显降低 2 型糖尿病患者的空腹血糖、餐后 1h 和 2h 血糖及 24h 尿糖定量,但两组比较,差异不显著。见表 10-8。

表 10-8 两组治疗前后代谢变化比较($\bar{x} \pm s$)

项目	治疗组			对照组			组间比
	治疗前	治疗后	P	治疗前	治疗后	P	P
空腹血糖 / (mmol·L^{-1})	11.14 ± 2.10	8.78 ± 1.74	<0.01	12.14 ± 1.94	10.04 ± 2.16	<0.01	>0.05
餐后 1h 血糖 / (mmol·L^{-1})	15.65 ± 4.10	12.89 ± 3.15	<0.01	17.03 ± 3.14	13.97 ± 3.32	<0.01	>0.05
餐后 2h 血糖 / (mmol·L^{-1})	17.04 ± 5.06	13.23 ± 3.57	<0.01	17.99 ± 3.69	14.67 ± 3.48	<0.01	>0.05
24h 尿糖定量 /g	22.26 ± 14.61	11.50 ± 7.56	<0.01	26.63 ± 19.60	15.57 ± 11.20	<0.01	>0.05

(2)两组治疗前后糖化血红蛋白变化及比较:桑枝颗粒与阿卡波糖对 2 型糖尿病患者的糖化血红蛋白均有明显改善作用,两组间相比,$P>0.05$,说明两组疗效相同。见表 10-9。

表 10-9 两组治疗前后糖化血红蛋白变化及比较($\bar{x} \pm s$)

组别	治疗前 /%	治疗后 /%	差值 /%	P 治疗前后	P 组间比
治疗组(40 例)	3.06 ± 0.63	2.88 ± 0.56	0.37 ± 0.48	<0.01	>0.05
对照组(40 例)	3.10 ± 0.62	2.85 ± 0.53	0.31 ± 0.40	<0.01	

(3)安全性事件:病人服药前后的血液常规、肝肾功能和心电图分析,未发现毒副反应。

临床问题 2:对糖尿病患者临床症状的改善

证据等级:ⅠA 级证据

干预手段 12:金匮肾气丸,系统评价质量评价结果为(++)

一项关于金匮肾气丸治疗糖尿病的系统评价[23],通过检索 CNKI(2000—2014 年)、清华同方数据库(2000—2014 年)、维普期刊数据库(2000—2014 年)、万方学位论文库(2000—2014 年)、中国学术会议论文全文数据库、PubMed (2000—2014 年)。该研究的文献检索和检索结果共检出相关文献 178 篇,最终纳入符合标准的 8 项研究。其中一个研究治疗组采用西医基础治疗加金匮肾气丸,其余均为金匮肾气丸,对照组为西医基础治疗药物。余另设立中西医结合组,治疗组取中药组。所纳入的 8 项研究均以临床症状总有效率为主要指标。

研究结果:由于纳入的 8 个研究存在同质性,故使用固定效应模型。结论:金匮肾气丸组与纯西医组对临床症状的改善存在显著性差异,金匮肾气丸可能比纯西药治疗 2 型糖尿临床症状的效果好。

本系统评价的局限性:①所纳入的研究全是中文文献,缺乏英语和其他语种的研究,并且缺少政府报告、专题报道和其他非传统文献来源的证据;②不能完全体现中医药的优势;③高质量的病例偏少;④临床疗效的评定没有客观统一的标准;⑤倒漏斗图不对称。因此,今后的研究有必要增加纳入研究的数量,严格随机分组并进行随机方案的隐藏,尽可能采用盲法以获得强度更高的证据来增强说服力。

临床问题 3：对糖尿病患者低血糖事件的预防

研究证据缺乏。

临床问题 4：对糖耐量减低患者的疗效和安全性
证据等级：Ⅲ b
干预手段 13：消渴安胶囊,非随机对照试验质量评价结果为(++++)

覃俏峰[24]在一项非随机对照临床研究中,探讨了消渴安胶囊和阿卡波糖治疗糖耐量减低(IGT)患者的临床疗效及安全性。研究在广西中医学院第一附属医院进行。将 206 例糖耐量减低(IGT)患者的临床资料进行回顾性分析,根据用药方法的不同分为观察组(92 例)和对照组(114 例)。所有患者在控制饮食、限酒等治疗基础上给予药物治疗,观察组患者给予口服消渴安胶囊治疗,6 粒 / 次,3 次 /d,饭前 30min 口服,对照组给予常规西药进行治疗,阿卡波糖片 50mg/ 次,3 次 /d,用饭时嚼服。两组患者均经过 6 个月的治疗并进行随访,观察患者治疗过程中血尿常规、肝肾功能、心电图变化情况及治疗前后体重指数、FPG、2hPG、FINS、餐后 2h 胰岛素(2hINS)、甘油三酯(TG)、胰岛素抵抗指标(HOMA-IR)及不良反应等情况。

结果:经过6个月的治疗,观察组有效77例,无效15例,有效率为83.7%。对照组有效95例,无效19例,有效率为83.3%,两组疗效差异无统计学意义。两组治疗后FBG、2hPG、TG、FINS、2hINS及HOMA-IR评分较治疗前均明显减低($P<0.05$或$P<0.01$),但两组治疗后比较差异无统计学意义($P>0.05$)。对照组患者在治疗过程中有74例出现不良反应,不良反应发生率为64.9%,其中出现腹胀55例,出现腹泻13例,腹胀合并腹泻6例,均经对症处理后缓解。观察组无不良反应事件发生。详见表10-10。

表 10-10　两组治疗前后 FBG、2hPG、TG 情况($\bar{x} \pm s$)

单位:mmol/L

组别	时间	FPG	2hPG	TG
观察组(92例)	治疗前	5.88 ± 0.44	9.06 ± 0.91	1.86 ± 1.02
	治疗12周后	$5.29 \pm 0.36^{\#}$	$6.98 \pm 1.36^{\#\#}$	$1.42 \pm 0.68^{\#}$
对照组(114例)	治疗前	5.86 ± 0.33	9.02 ± 0.89	1.85 ± 0.99
	治疗12周后	$5.26 \pm 0.24^{\#}$	$6.84 \pm 0.67^{\#\#}$	$1.47 \pm 0.23^{\#}$

注:与本组治疗前比较,$^{\#}P<0.05$,$^{\#\#}P<0.01$。

两组患者治疗前 FINS、2hINS 及 HOMA-IR 评分比较差异无统计学意义($P>0.05$),两组治疗后 FINS、2hINS 及 HOMA-IR 评分较治疗前均明显降低,差异有统计学意义($P<0.05$或$P<0.01$)。两组治疗后 FINS、2hINS 及 HOMA-IR 评分比较差异无统计学意义($P>0.05$),见表10-11。

表 10-11　两组 FINS、2hINS、HOMA-IR 治疗前后改善情况($\bar{x} \pm s$)

组别	时间	Fins/$(mU \cdot L^{-1})$	2hINS/$(mU \cdot L^{-1})$	HOMA-IR
观察组(92例)	治疗前	23.46 ± 0.86	108.06 ± 12.91	1.76 ± 0.28
	治疗12周后	$15.84 \pm 1.46^{\#\#}$	$88.67 \pm 11.76^{\#\#}$	$1.62 \pm 0.24^{\#}$
对照组(114例)	治疗前	24.03 ± 0.92	109.02 ± 14.69	1.84 ± 0.29
	治疗12周后	$14.26 \pm 1.54^{\#\#}$	$90.84 \pm 10.35^{\#\#}$	$1.69 \pm 0.32^{\#}$

注:与本组治疗前比较,$^{\#}P<0.05$,$^{\#\#}P<0.01$。

安全性事件:对照组患者在治疗过程中有74例出现不良反应,不良反应发生率64.9%,其中出现腹胀55例,出现腹泻13例,腹胀合并腹泻6例,均经对症处理后缓解。观察组无不良反应事件发生。观察组不良反应发生率明显低于对照组($P<0.01$)。

参考文献

［1］高慧娟. 金芪降糖片治疗 2 型糖尿病临床疗效的系统评价 [D]. 北京: 北京中医药大学, 2016.

［2］彭金兰, 印嫔, 汪彬, 等. 金芪降糖片治疗 2 型糖尿病的有效性和安全性 [J]. 湖南中医杂志, 2013, 32 (6): 796-800.

［3］郑启艳, 杨会生, 项蓉蓉, 等. 针灸治疗 2 型糖尿病的 Meta 分析 [J]. 上海针灸杂志, 2016, 35 (5): 618-622.

［4］邢春国, 孙志, 马永春, 等. 针灸疗法对 2 型糖尿病患者胰岛功能影响的 Meta 分析 [J]. 南京中医药大学学报. 2015, 31 (4): 397-400.

［5］蔡辉, 赵凌杰, 赵智明, 等. 针刺对 2 型糖尿病患者血清瘦素的影响 [J]. 针刺研究, 2011, 36 (4): 288-291.

［6］张智龙, 薛莉, 吉学群. 针刺对 2 型糖尿病胰岛素抵抗影响的临床研究 [J]. 中国针灸, 2002, 22 (11): 723-725.

［7］汪永忠, 李颖, 李翔, 等. 消渴丸对比格列本脲治疗 2 型糖尿病疗效与安全性的系统评价 [J]. 2015, 26 (36): 5109-5102.

［8］徐之也, 夏伟, 朱明锦, 等. 消渴丸治疗 2 型糖尿病随机对照试验 Meta 分析 [J]. 辽宁中医药大学学报. 2013, 15 (1): 137-140.

［9］郭传. 消渴丸治疗 2 型糖尿病疗效与安全性的系统评价 [D]. 北京: 北京中医药大学, 2017.

［10］JI L N, TONG X L, WANG H Y, etc. Efficacy and safety of traditional chinese medicine for diabetes: a double-blind, randomised, controlled trial.[J]. PloS one, 2013, 8 (2): e56703.

［11］TONG X L, Wu S T, LIAN F M., etc. The safety and effectiveness of TM81, a Chinese herbal medicine, in the treatment of type 2 diabetes: a randomized double-blind placebo-controlled trial [J]. Diabetes, Obesity & Metabolism, 27 Jan 2013, 15 (5): 448-454

［12］黄海波, 李杰, 肖子曾, 等, 六味地黄丸治疗 2 型糖尿病疗效的系统评价. 湖南中医杂志, 2015 (9): 139-141.

［13］王保群, 焦秀坤, 陈延军, 等. 单用二甲双胍血糖不达标 2 型糖尿病患者联用津力达颗粒的随机对照临床研究 [J]. 中药药理与临床, 2016, 32 (03): 181-183.

［14］LIAN F M, TIAN J X, CHEN X Y, etc. The Efficacy and Safety of Chinese Herbal Medicine Jinlida as Add-On Medication in Type 2 Diabetes Patients Ineffectively Managed by Metformin Monotherapy: A Double-Blind, Randomized, Placebo-Controlled, Multicenter Trial [J]. Plos one, 22 Jun 2015, 10 (6): e0130550

［15］赵进东, 李艳, 刘诗富, 等. 津力达颗粒联合二甲双胍治疗新诊断 2 型糖尿病患者的临床观察 [J]. 天津中医药大学学报, 2017, 36 (5): 348-351.

［16］宿美. 津力达颗粒治疗 2 型糖尿病 (气阴两虚夹瘀证) 的临床研究 [D]. 长春: 长春中

医药大学, 2014.

［17］ 林进生. 金糖宁胶囊治疗 2 型糖尿病Ⅲ期临床试验观察 [J]. 海峡药学, 2008, 20 (8): 106-109.

［18］ 高珊. 天麦消渴片联合盐酸二甲双胍治疗 2 型糖尿病胰岛素抵抗的疗效观察 [J]. 陕西中医, 2016, 37 (5): 561-563.

［19］ 吴江. 芪蛭降糖片对 2 型糖尿病患者血糖波动的影响 [J]. 陕西中医, 2014, (5): 574-574, 641.

［20］ 黄晓莺, 张玲毅, 高一明. 龙胆泻肝丸对非胰岛素依赖型糖尿病的疗效 [J]. 中国临床药学杂志, 1998, (6): 268-270.

［21］ 李瑶. 天芪降糖胶囊联合二甲双胍治疗气阴两虚证型糖尿病的临床研究 [D]. 北京: 北京中医药大学, 2011.

［22］ 郭宝荣, 泉霖, 钱秋海. 桑枝颗粒剂治疗Ⅱ型糖尿病 40 例 [J]. 山东中医药大学学报, 1999, 23 (1): 46-47.

［23］ 黄海波, 李杰, 向忠军. 金匮肾气丸治疗 2 型糖尿病疗效的 Meta 分析 [J]. 中华中医药学刊, 2015 (11): 2621-2623.

［24］ 覃俏峰. 消渴安胶囊和阿卡波糖对糖耐量减低患者空腹血糖及糖耐量的影响 [J]. 中国医药导报, 2012 (29): 101-102, 105.

第十一章 | 11

糖尿病肾病

检索日期:2017 年 12 月

作者:李靖、王世东、车彪、苏冠旬、杨涛、张海力、赵博旭

要 点

- 目前现代医学治疗糖尿病肾病(DN)主要包括早期的药物治疗和终末期的肾脏替代治疗。药物治疗主要以控制血糖、血压、血脂等对症治疗为主,当前临床上使用较多的是 ACEI 和 ARB 类药物,这两类药物在降压的同时能减少尿蛋白排泄,起到保护肾功能的作用,常作为 DN 患者的首选治疗药物。但单纯西药治疗 DN 存在一定局限性,而且一些药物的不良反应明显。

- 就目前来看,现代医学仍缺乏有效的治疗 DN 的手段;随着中医药治疗 DN 的临床试验和动物实验不断开展,无论是中药复方或是中药单药研究均成为热点。中医药在改善 DN 患者临床症状、保护肾功能、延缓病程进展方面显现出一定疗效。

- 通过数据库检索和文献梳理发现,中医药治疗措施干预 DN 的研究数量可观,主要包括中药复方(包括自拟方)、中成药(胶囊、颗粒、注射液等剂型)、针刺。但是尚未形成系统的临床决策证据,有待进一步整理和评价,本次我们主要针对中成药和针刺治疗 DN 的相关研究进行评价。

- 在当前围绕中成药和针刺治疗 DN 的研究中,大多数研究采用 WHO 糖尿病诊断标准(1999 年)和 Mogensen 的 DN 分期标准;疗效观察指标主要有肾功能相关指标(SCr、CCr、BUN、eGFR)、尿蛋白指标(24Hu-TP、UAER、mAlb、UACR)、血脂(TC、TG、HDL-C、LDL-C)、中医证候积分。

- 目前尚无关于 DN 统一的疗效评价标准,大多数文献参考《中药新药临床研究指导原则》,该原则中没有特定的 DN 疗效评价标准的内容;有的文献根据其中慢性肾小球肾炎和糖尿病的疗效评价标准修改制定;还有一部分文献是自行制定的标准或没有设定疗效评价标准。所涉及的疗效评价标准基本由理化指标、中医证候指标、安全性指标、生存质量指标等组成。

- 通过对文献的系统回顾发现,中成药和针刺治疗糖尿病在保护肾功能,延缓肾脏损害及改善临床症状方面是有效的,且各研究中未发现严重不良事件。大多数研究纳入的病例均以早期 DN 患者(即 Mogensen 分期Ⅲ期)为主,与常规 ACEI/ARB 类药物等西药联用可提高临床疗效。但值得注意的是,本次评价中所推荐的证据研究质量偏低,请临床医生们谨慎参考。

疾病概况

糖尿病肾病(diabetic nephropathy,DN)是在糖代谢异常的基础上,出现的以血管损害为主的肾小球病变,是糖尿病最严重的并发症之一。研究显示,DN 是多种因素综合作用的结果,其中包括糖代谢紊乱高血压等导致的肾脏血流动力学、细胞因子、炎症因子、氧化应激反应及足细胞损伤等。其中最关键原因是长期的高血糖及相关生化代谢异常,其肾脏病变的基础是高血糖所导致的肾脏血流动力学改变和糖代谢异常[1]。DN 多起病隐匿,但糖尿病可累及肾脏的所有结构,发生不同的病理改变,临床表现的意义也不同。肾小球硬化是 DN 的典型病理改变,早期主要是基底膜增厚和系膜基质增多,晚期则是硬化性改变。DN 的肾小球硬化又包括弥漫性肾小球硬化和结节性肾小球硬化,后者为 DN 特异性病变,又称 K-W 结节。此外,DN 的发生发展过程中也可累及肾小管 - 间质、肾小球入球和出球小动脉等。

DN 的进展与蛋白尿的关系密切,在微量蛋白尿出现时提示肾小球滤过功能障碍,同时也反映了全身血管内皮的损害。临床上一旦出现显性蛋白尿,病情多不断进展,直至发展为肾衰竭[2]。

从疾病发生发展的过程来看,DN 属于中医学消渴病继发的"水肿""肾劳""关格"等,与古代文献中的"肾消"密切相关。大多数医家认为,糖尿病肾病与中医学中"肾消"的论述相似,《景岳全书》中记载"下消者,下焦病也,小便黄赤,为淋为浊,如膏如脂,面黑耳焦,日渐消瘦,其病在肾,故又名肾消也"。吕仁和教授[3]认为在 DN 不同时期主要临床表现不同,如仅用"水肿""尿浊""关格"等作为中医命名,不能完整地概括 DN。

研究结果

临床问题:保护肾功能,延缓肾脏损害

证据等级:Ⅰa 级证据

干预手段 1:黄连素,系统综述质量评价结果为(++++)

在一项针对中成药黄连素治疗糖尿病肾病的疗效和安全性的系统评价[4]中,检索万方、CNKI、维普、中国生物医学数据库、PubMed 和 Embase 等数据库。①研究设计:所有关于黄连素或者小檗碱与安慰剂或者其他药物比较的中文和英文文献,研究对象为糖尿病肾病患者,文献研究类型不论是否采用盲法,但必须限定为 RCT。②研究对象:A. 糖尿病诊断符合 WHO(1999 年)或 ADA(2013 年)标准,即空腹血糖 ≥ 7.0mmol/L 或餐后 2h 血糖 ≥ 11.1mmol/L 的 1 型和 2 型糖尿病患者。B. 糖尿病肾病的诊断标准和分期以尿白蛋白排泄率(urinary albumin excretion rate,UAER)及 Mogensen 分期为依据。C. 排除研究对象为非糖尿病所致的肾损害,如药物性肾损害、器质性肾损害,研究类型为非随机对照试验,如综述或专家评论、编辑意见、新药说明、个案报道、病例系列等;体外实验或动物实验研究;研究持续时间小于 2 周的研究。③干预措施:试验组,黄连素药物或盐酸小檗碱;对照组,除黄连素药物或盐酸小檗碱外其他降糖(厄贝沙坦、替米沙坦、阿托伐他汀、吡格列酮及罗格列酮)、降压药或安慰剂的对照,或黄连素类中不同种类的药物作为对照。④结局指标:主要结局指标:治疗结束时患者空腹血糖、24h 尿蛋白、总胆固醇、C- 反应蛋白及副作用。要求各文献报道基线数据完整,各文献直接或间接提供综合的结局指标。由 2 位评价员按照纳入与排除标准独立筛选文献、提取资料和评价纳入研究的方法学质量后,采用 RevMan5.2 软件进行 Meta 分析。

最终纳入 7 个研究,均为临床随机对照试验,试验地点均为中国。所有研究提及随机分组,有 3 个具体说明随机方案,但未报告随机分配隐藏。7 个研究中共有试验对象 437 例,治疗组共 217 例,对照组共 220 例,均为糖尿病肾病。

结果显示有 2 个研究报道了黄连素治疗组与对照组治疗前后 24h 尿蛋白的变化情况,异质性检验示 $P=0.25$,$I^2=27\%$,采用固定效应模型进行分析。分析结果显示,两组24h尿蛋白差别具有统计学意义(P=0.000 8<0.01),MD=-0.52,95% CI(-0.83,-0.22),说明黄连素在控制糖尿病肾病尿蛋白方面的疗效优于对照组。安全性事件主要是对胃肠道的反应,如便秘。

干预手段2:参附注射液,系统综述质量评价结果为(++++)

在一项针对参附注射液治疗糖尿病肾病的系统评价[5]中,检索中文数据库包括中国期刊全文数据库、万方数据库、中文科技期刊全文数据库、中国生物医学文献数据库、中国临床试验注册中心。

在研究中,对检索获得的文献进行如下筛查,RCT对照组为西药及常规措施,试验组在对照组基础上加用参附注射液,无论是否采用盲法,排除个案报道、动物实验。结局指标是:主要终点,包括死亡、不良反应事件、生存质量;次要终点,包括血糖、血压、24h尿白蛋白等。由2位评价员按照纳入与排除标准独立筛选文献、提取资料和评价纳入研究的方法学质量后,采用RevMan5.2软件进行Meta分析。

共纳入4个RCT,合计25例DN患者,纳入RCT干预疗程最短2周,最长4周。所有RCT均未报告主要终点事件。结果显示,4个RCT报告了24h尿白蛋白定量,Meta分析结果提示参附注射液试验组治疗后24h尿白蛋白定量优于对照组(P<0.01)。有1个RCT报告发现2例患者出现轻微血管刺激疼痛不良反应。

干预手段3:黄芪注射液,系统综述质量评价结果为(+++)

在一项针对中成药黄芪注射液联合ACEI或ARB类药物治疗Ⅲ期和Ⅳ期(早期和显性期)糖尿病的有效性及安全性的系统评价中[6],检索中国知网(CNKI)、万方数据知识服务平台、维普网、中国生物医学文献数据库(CBMdisc)、PubMed文献数据库、Cochrane Library、Embase数据库中符合要求的临床试验。

在检索中,对检索获得文献采用如下标准进行筛查。纳入研究的标准为:①研究类型,纳入研究均为随机对照试验和半随机对照试验,且不受语种和发表限制,也无论是否使用盲法和进行分配隐藏;②干预措施,对照组为血管紧张素转换酶抑制剂(ACEI)或血管紧张素Ⅱ受体拮抗剂(ARB)+常规治疗(运动、饮食、降糖、调脂等),若不能达到降压目标,可加用其他非ARB或ACEI类降压药物。试验组在对照组治疗的基础上加用黄芪注射液。对照组和试验组中必须使用同种 ACEI 和 / 或 ARB 药物,须明确注明用法用量且两组服用方法(如服用剂量、服用频次)须一致。

结果显示,基础治疗 + 黄芪注射液联合 ACEI 或 ARB 治疗Ⅲ期和Ⅳ期糖尿病肾病的总有效率优于基础治疗 +ACEI 或 ARB。本系统评价未能对黄芪注射液联合 ACEI 或 ARB 治疗Ⅲ期和Ⅳ期糖尿病肾病的不良反应的发生率进行比较。基础治疗 + 黄芪注射液联合 ACEI 或 ARB 治疗Ⅲ期糖尿病肾病与基础治疗 +ACEI 或 ARB 治疗Ⅲ期糖尿病肾病相比,前者可能在降低尿白蛋白排泄率或 24h 尿白蛋白定量、降低 24h 尿蛋白定量、降低餐后血糖、提高有效率方面优于后者;基础治疗 + 黄芪注射液联合 ARB 治疗Ⅲ期糖尿病肾病与基础治疗 +ARB 治疗Ⅲ期糖尿病肾病相比,在降低空腹血糖、降低血尿素氮方面,尚没有足够的证据证明前者的疗效优于后者,亦没有足够的证据证明后者的疗效优于前者。本系统评价未能在其他指标方面作出比较,包括患者生存质量、进入终末期肾病发生率、血压、血肌酐、总胆固醇、甘油三酯等。共有14 个研究报告了不良反应指标,其中黄芪注射液组无明显不良反应。

干预手段 4 : 丹参注射液,系统综述质量评价结果为(+++)

在一项针对中成药丹参注射液治疗糖尿病肾病的系统评价中[7],对检索获得文献采用如下标准进行筛查。纳入研究的标准为:

(1)研究设计:所有随机对照试验(RCT),且不受语种及发表限制,也无论是否采用盲法。

(2)研究对象:①糖尿病的诊断标准均符合世界卫生组织或者美国糖尿病学会(ADA)的诊断标准,DN 根据 Mogensen 分期标准,且不受患者糖尿病类型、年龄、性别、病程及种族的限制;②有 DN 的症状和体征;③观测 24h 尿微量白蛋白排泄率(UAER)、尿蛋白定量(24h)或血清肌酐(SCr)升高,内生肌酐清除率(CCr)降低等;④排除原发性肾脏疾病、严重的心血管及肝脏原发性疾病等。

(3)干预措施:①试验组采用丹参(剂型、剂量、用法及疗程不限)+ 常规治疗,对照组采用单纯常规或安慰剂治疗,ACEI 或 ARB 类药物 + 常规治疗 / 其他活血化瘀中药(包括血塞通、丹参、红花等)+ 单纯常规治疗;②试验组采用丹参(剂型、剂量、用法及疗程不限)+ 某一种药物,对照组采用同一种药物。由 2 位评价员按照纳入与排除标准独立筛选文献、提取资料和评价纳入研究的方法学质量后,采用 RevMan5.1 软件进行 Meta 分析。

结果显示：①丹参联合或不联合其他药物(中药、ACEI、ARB)都能显著减少 UAER；②不同分组显示丹参对尿蛋白定量(24h)的影响不一；③丹参对 CCr 无明显影响；④丹参联合 ACEI 或 ARB 对血清肌酐无明显影响，而丹参联合其他中药则明显降低血清肌酐水平；⑤丹参能显著降低血清 BUN 水平；⑥丹参能减少尿白蛋白量(24h)；⑦丹参能明显改善糖尿病肾病患者血脂情况。

该研究的局限性：①在方法学上，纳入的研究质量等级均不高，大部分没有具体描述随机方法，未进行随机分配方案的隐藏，这导致可能存在选择性偏倚；②除一个试验采用单盲外，其他试验均未提及盲法，可能导致测量性偏倚；③该系统评价纳入研究存在发表偏倚；④各单独试验所含样本量小，研究人群代表性差。

安全性事件：有 4 篇文献报告了不良反应，其中 1 篇报道治疗过程中未见不良反应。1 篇报道对照组发生咳嗽 5 例，治疗组 5 例，均不能耐受而退出；一过性头痛头晕 6 例均能耐受而继续服药；治疗组因输注丹参 1 例出现球结膜出血，1 例血管性水肿，2 例速发型皮肤瘙痒，2 例窦性心动过速而退出；1 篇报道对照组出现血肌酐升高 50%，停用贝那普利片后好转。1 篇报道治疗组 12 例出现类静脉炎反应，将滴注速度减慢后症状缓解；4 例出现腹泻。对照组 8 例出现类静脉炎反应，将滴注速度减慢后症状缓解；3 例出现腹泻。所有研究均无严重不良反应发生。其余 5 篇均未报告不良反应。

结论：丹参注射液能减少 UARE、24h 尿白蛋白定量，能降低血清 BUN，联合其他中药可以降低血清肌酐水平。

干预手段 5：肾炎康复片，系统综述质量评价结果为(+++)

在一项针对中成药肾炎康复片治疗糖尿病肾病和慢性肾小球肾炎的疗效性及安全性的系统评价中[8]，检索 Cochrane Library、Embase、中国生物医学文献数据库(CBMdisc)、中国期刊全文数据库(CNKI)、中文科技期刊全文数据库(VIP、万方等数据库)。

在检索中，对检索获得的文献进行如下筛查：

(1)研究类型：包括所有肾炎康复片治疗 DN 的随机对照试验，不受语种及发表限制，无论是否采用盲法，不受患者年龄、性别、病程及种族的限制。

(2)研究对象：所有纳入研究的糖尿病诊断均符合 WHO(1999 年)或 ADA(1997 年)的诊断标准，DN 的诊断和分期根据 Mogensen 诊断和分期。

（3）干预措施：纳入的研究均为 RCT 研究，研究均设有试验组和对照组，两组均予基础常规治疗，治疗组同时予肾炎康复片口服，每次 6 片，每天 3 次。常规治疗包括注意休息、饮食控制（如：蛋白摄入限制，钠、磷摄入限制）、预防感染、个体化降糖治疗（降糖药物或胰岛素）、血压控制等一般治疗。由 2 位评价员按照纳入与排除标准独立筛选文献、提取资料和评价纳入研究的方法学质量后，采用 Review Manager5.2 软件进行 Meta 分析。

最终筛选纳入相关研究共 11 篇，纳入的 11 个研究中，共计纳入 814 名患者（试验组 415 名，对照组 399 名），样本含量则从 15 到 75 不等。11 个研究均提到了组间基线的比较，包括年龄、性别、病程、病因、病情等方面，且组间均衡性良好，资料具有可比性。

安全性事件：有 4 个研究报道了试验观察中有无出现不良反应，其中 1 个研究明确报道治疗组中有 7 名患者出现上腹部不适、恶心，但无患者中途退出；1 个研究报道了对照组出现 2 例咳嗽反应，症状较轻，尚可忍受，无退出及失访人员。另 2 个研究报道观察过程中无不良反应出现。

干预手段 6：丹红注射液，系统综述质量评价结果为（+++）

一项针对中成药丹红注射液治疗糖尿病肾病有效性及安全性的系统评价[9]。在研究中，对检索获得的文献进行如下筛查。①设计类型：所有关于丹红注射液与安慰剂、空白对照或其他药物相比较，治疗糖尿病肾病的随机对照试验、半随机对照试验及交叉试验（有数据统计的前半部分），无论是否采用盲法；且不受语种及发表类型限制。②研究对象：糖尿病诊断符合 WHO（1980 年、1985 年、1999 年）或 ADA（1997 年）标准，即空腹血糖 ≥ 7.0mmol/L 和 / 或餐后 2 小时血糖 ≥ 11.1mmol/L 的 1 型和 2 型糖尿病患者。糖尿病肾病的诊断标准和分期以尿白蛋白排泄率（UAER）及 Mogensen 分期为依据，只纳入微量白蛋白尿期（Ⅲ期和Ⅳ期）患者。研究对象不受年龄、性别、种族、病程及血糖控制情况的限制。③排除标准：非 1 型和 2 型糖尿病所致肾脏损害（如妊娠糖尿病）；研究对象为终末期糖尿病肾病（Ⅴ期），肾小球滤过率（GFR）<15ml/min 的患者。④干预措施：试验组采用丹红注射液，对照组采用安慰剂或其他药物，除试验组采用丹红注射液外，其他常规治疗措施和疗程在两组间一致。⑤结局指标：在治疗结束时或随访期末观察以下指标，全因病死率及终末期肾病的发生率；尿蛋白排泄率、24 小时尿蛋白排泄量、24 小时尿白蛋白排泄量；肾功能指标（血清肌酐、内生肌酐清除率）；其他指标（糖化血红蛋

白、空腹血糖、甘油三酯、胆固醇、血压以及纤维蛋白原）。由 2 位评价员按照纳入与排除标准独立筛选文献、提取资料和评价纳入研究的方法学质量后，采用 RevMan5.0 软件进行 Meta 分析。

共纳入 10 个 RCT，包括 736 例糖尿病肾病患者。但方法学质量评价显示纳入研究质量不高，均为 C 级。有 4 个试验比较了使用丹红＋常规治疗与常规治疗对糖尿病肾病 UAER 的影响。共纳入 2 型糖尿病早期糖尿病肾病患者 203 例，治疗组 102 例，对照组 101 例；糖尿病病程 5~21 年。各试验间异质性检验未见统计学意义（$P=0.69$，$I^2=0\%$），采用固定效应模型对效应量进行合并。Meta 分析结果显示，治疗结束后，丹红组与对照组相比，对患者 UAER 的影响差异有统计学意义［$MD=-27.08$，$95\% CI (-30.40, -24.02)$］，表明在减少糖尿病肾病患者 UAER 方面，丹红组优于对照组（$P<0.000\ 01$）。

安全性事件：未见明显不良反应。

干预手段 7：通心络胶囊，系统综述质量评价结果为（+++）

一项针对中成药通心络胶囊对糖尿病肾病疗效的系统评价[10]。在研究中，对检索获得的文献进行如下筛选。

（1）试验设计随机对照试验。

（2）研究对象纳入标准：①糖尿病的诊断均符合 WHO（1980、1985、1999 年）或 ADA（1997 年）的标准；②糖尿病肾病的诊断标准和分期：尿白蛋白的排泄率（UAER）以及 Mogensen 分期在Ⅲ期及其以上者；③研究对象为年龄大于 18 岁的 1、2 型糖尿病人群，性别无限制。

（3）排除标准：①糖尿病以外其他疾病所致的肾损害；② 1、2 型糖尿病以外的其他糖尿病所致的肾损害（例如妊娠糖尿病）。

（4）干预措施：通心络胶囊 vs 安慰剂，通心络胶囊 vs 空白对照比较，通心络胶囊＋常规治疗 vs 其他药物＋常规治疗。

（5）结局指标：治疗结束或随访期末肾功能或尿蛋白的变化情况、血糖、血脂、血浆内皮素以及不良反应。由 2 位评价员按照纳入与排除标准独立筛选文献、提取资料和评价纳入研究的方法学质量后，采用 RevMan5.0 软件进行统计分析。对于二分类资料，采用相对危险度（RR）及 95% 可信区间（CI）表示。

结果显示，共有 11 个 RCT 被纳入。Meta 分析结果显示通心络组在降低 DKD 患者 24 小时尿蛋白、BUN 以及 UAER 方面，均优于空白对照组；在改善 DKD 患者 Scr 与 Ccr 方面，与空白对照组相似；在降低 TC、TG、LDL-C 方面优于空白对照组,但在改善 HDL-C 方面与空白对照组相似;通心络组改善FBG 方面优于空白对照组,但在改善 PBG、HbA1c 上与空白对照组相似;通心络组在降低血浆内皮素方面优于空白对照组。

安全性事件:在治疗期间通心络组未见明显不良反应或过敏反应的报道。

干预手段 8:血脂康,系统综述质量评价结果为(+++)

一项针对中成药血脂康治疗糖尿病肾病疗效的系统评价[11]。在研究中,对检索获得的文献进行如下筛选。

(1)试验设计为随机对照试验。

(2)研究对象纳入标准:①糖尿病的诊断均符合 WHO(1980、1985、1999年)或 ADA(1997 年)的标准;② DKD 的诊断标准和分期:尿白蛋白的排泄率(UAER)及 Mogensen 分期在Ⅲ期及其以上者;③研究对象为年龄大于 18 岁的 1、2 型糖尿病患者,性别无限制。

(3)排除标准:①糖尿病以外其他疾病所致的肾损害;② 1、2 型糖尿病以外的其他糖尿病所致的肾损害(如妊娠糖尿病)。

(4)干预措施:血脂康胶囊与安慰剂比较,血脂康胶囊与空白对照比较,血脂康胶囊 + 其他治疗与单用其他治疗比较。

(5)结局指标:治疗结束或随访期末肾功能或尿蛋白的变化情况,不良反应和治疗末血脂、血糖改变情况。由 2 位评价员按照纳入与排除标准独立筛选文献、提取资料和评价纳入研究的方法学质量后,采用 RevMan5.3 软件进行统计分析。

共纳入血脂康治疗糖尿病肾病的 9 个 RCT。Meta 分析结果显示:血脂康组在降低 DKD 患者 24h 尿蛋白[WMD=-0.87,95% CI(-1.34,-0.41)]、尿微量白蛋白[WMD=-115.39,95% CI(-127.63,-103.15)]及尿蛋白排泄率方面[WMD=-65.46,95% CI(-68.87,-62.12)]均优于常规治疗组;血脂康组在改善 DKD 患者 Scr 水平方面[WMD=-5.42,95% CI(-11.06,0.21)]与常规治疗组相似;血脂康组在降低 TC[WMD=-1.71,95% CI(-2.39,-1.03)]、TG[WMD=-0.96,95% CI(-1.46,-0.46)]、LDL-C[WMD=-1.01,95% CI(-1.64,-0.38)]以及升高 HDL-C[WMD=0.22,95% CI(0.09,0.36)]方面均优于常规治疗组;血脂康在改善 FBS 方面[WMD=-0.01,95% CI(-0.49,0.47)]与常规治疗组相当,但在改善 2h-BS[WMD=-1.10,95% CI(-1.35,-0.85)]、HbA1c方面[WMD=-0.41,95% CI(-0.56,-0.27)]优于常规治疗组。

安全性事件：血脂康未见明显不良反应或过敏反应的报告。

结论：现有的临床证据显示，血脂康能够降低 24h 尿蛋白、尿微量白蛋白及尿蛋白排泄率，且能调节血脂，降低 TC、TG、LDL-C 和升高 HDL-C，也能控制血糖，降低 2h-BS 和 HbA1c。

干预手段 9：灯盏细辛，系统综述质量评价结果为（+）

在一项关于灯盏细辛治疗糖尿病肾病（DN）的疗效及安全性的系统评价[12]中，共检索到 247 篇文献，最终纳入 33 项研究进行本系统评价。研究结果：

（1）24 小时尿白蛋白排泄率（24hUAER）：有 17 个试验比较了灯盏细辛组与常规治疗组对 24 小时 UAER 的影响。试验组 642 例，对照组 567 例，均为计量资料，各研究组间异质性有统计学意义（I^2=93%，P<0.000 01），考虑异质性可能与各研究包括不同期的糖尿病肾病有关，我们进行了亚组分析。17 个研究纳入糖尿病肾病Ⅲ期患者，各研究间异质性仍有统计学意义（I^2=93%，P<0.000 01）。由于各试验具有临床同质性（患者年龄、性别、病程基线情况等在两组间基本一致），故采用随机效应模型进行合并。Meta 分析结果显示两组差异有统计学意义［SMD=−1.81，95% CI（−2.37，−1.25），P<0.000 01］。有 2 个研究纳入糖尿病肾病Ⅳ期患者，各研究间异质性无统计学意义（I^2=0%，P=0.0.86），Meta 分析结果显示差异有统计学意义［SMD=−0.37，95% CI（−0.71，−0.03），P=0.03］。

（2）24 小时尿蛋白定量（24h-UTP）：有 15 个试验比较了灯盏细辛组与常规治疗组对 24 小时 UTP 的影响。纳入分析试验组 429 例，对照组 414 例。各研究间异质性有统计学意义（I^2=89%，P<0.000 01），考虑异质性可能与各研究包括不同期的糖尿病肾病患者有关系，进行了亚组分析。① 5 个研究纳入了糖尿病肾病Ⅲ期患者。各研究间异质性仍有统计学意义（I^2=83%，P<0.000 01）。由于各试验具有临床同质性（患者年龄、性别、病程基线情况等在两组间基本一致），故采用随机效应模型进行效应量合并。Meta 分析结果显示组间差异有统计学意义［WMD=−0.09，95% CI（−0.15，−0.04），P=0.001］。② 7 个研究纳入了糖尿病肾病Ⅳ期患者。各研究间异质性无统计学意义（I^2=0%，P=0.95），故采用固定效应模型进行合并。Meta 分析结果显示组间差异有统计学意义［WMD=−0.40，95% CI（−0.47，−0.33），P<0.000 01］。③ 2 个研究纳入了糖尿病肾病Ⅴ期患者，各研究间异质性无统计学意义（I^2=0%，

P=0.95),故采用固定效应模型进行合并。Meta 分析结果显示组间差异没有统计学意义[WMD=0.48,95% CI(-1.26,2.23),P=0.59],故不能认为灯盏细辛可以减少糖尿病肾病 V 期患者的 24 小时尿蛋白定量。

(3)血清肌酐(SCr):16 个试验进行了灯盏细辛组与常规治疗组对降低糖尿病肾病血清肌酐水平的疗效比较。试验组 472 例,对照组 456 例,均为计量资料。各研究间异质性有统计学意义(I^2=89%,P<0.000 01)。考虑异质性可能与各研究包括不同期的糖尿病肾病有关,进行了亚组分析。① 10 个研究纳入了糖尿病肾病Ⅲ期患者。各研究间异质性仍有统计学意义(I^2=71%,P=0.000 3),由于各个试验具有临床同质性(患者年龄、性别、病程基线情况等在两组间基本一致),故采用随机效应模型进行合并。Meta 分析结果显示差异无统计学意义[WMD=-1.60,95% CI(-5.93,2.74),P=0.47]。② 5 个研究纳入了糖尿病肾病Ⅳ期患者。各研究间异质性仍有统计学意义(I^2=85%,P<0.000 1)。由于各个试验具有临床同质性(患者年龄、性别、病程基线情况等在两组间基本一致),故采用随机效应模型进行合并。Meta 分析结果显示差异有统计学意义[WMD=-24.26,95% CI(-36.47,-12.05),P<0.000 1]。③ 2 个研究纳入了糖尿病肾病 V 期患者。各研究间异质性无统计学意义(I^2=0%,P=0.82),故采用固定效应模型进行合并。Meta 分析结果显示差异无统计学意义[WMD=-15.72,95% CI(-45.47,14.02),P=0.30],故不能认为灯盏细辛能减少糖尿病肾病 V 期患者的血清肌酐。

结论:临床上对于灯盏细辛治疗糖尿病肾病的临床疗效评价结果不一,不同期的糖尿病肾病应用此药物临床效果不一样,仍需进一步大样本、高质量的研究验证。

安全性事件:纳入的 33 个试验中,有 11 个试验提及灯盏细辛治疗期间无明显副作用或未见不良反应;有 3 个试验报道用药后出现不良反应。其中有一个研究报道了 1 例患者出现皮疹,一个研究报道了 12 例患者出现凝血时间延长但未出现出血点,均在停药后缓解,一个研究报道 1 例在静脉滴注灯盏细辛时出现面色潮红。有一个试验仅提及试验组有 2 例发生不良反应,其余 19 个试验均未提及灯盏细辛的不良反应问题。

证据等级:Ⅱb 级
干预手段 10:脑心通胶囊,随机对照试验质量评价结果为(+++)

李文红等[13]在一项随机对照临床研究中,采用脑心通胶囊治疗糖尿病肾病,观察其有效性及安全性。研究在北京市第六医院进行。依据随机数字表将 84 例患者随机分为治疗组 43 例和对照组 41 例,探讨脑心通胶囊治疗早期糖尿病肾病的有效性及安全性。试验组给予脑心通胶囊,一日 3 次,每次 4 粒,饭后 0.5~1 小时服,连续 12 周。对照组给予厄贝沙坦片 150mg,一日 1 次,早餐前服用,连续 12 周。

基础治疗包括:①糖尿病教育;②糖尿病饮食及慢性肾脏疾病饮食,早期糖尿病肾病蛋白质摄入 0.8g/(kg·d);③合理控制血糖:选用口服降糖药或注射胰岛素使全部受试病例在整个试验过程中血糖控制稳定。

合并用药的要求:①除基础治疗外,试验期间禁止使用规定许可以外的治疗或影响糖尿病肾病病情变化的其他药物与疗法;②试验期间禁止使用治疗气虚血瘀证的其他药物。观测指标有空腹血糖、餐后 2 小时血糖、糖化血红蛋白(HbA1C)、总蛋白(TP)、白蛋白(ALB)、尿酸(SUA)、电解质、胆固醇(CH)、甘油三酯(TG)等。治疗组完成研究 40 例,另有 2 例因疗效不佳脱落,1 例因无法联系失访。对照组完成研究 39 例,1 例违背试验方案,1 例因疗效不佳脱落。

参照欧洲 AIPRI 研究中采用的疗效评价方法及中华中医药学会糖尿病(消渴病)专业委员会制定的标准评定,分中医证候疗效评定与肾功能评定两部分。

糖尿病肾病肾功能评定标准:①临床控制,24 小时尿微量白蛋白排泄量<30mg,或 24 小时尿蛋白定量<0.15g,肾功能正常;②显效,24 小时尿微量白蛋白排泄量或 24 小时尿蛋白定量减少 ≥50%,肾功能正常,③有效,24 小时尿微量白蛋白排泄量或 24 小时尿蛋白定量减少 ≥20%,肾功能正常或基本正常(与正常值相差不超过 15%);④无效,各项指标达不到以上标准。

中医证候疗效评定标准,根据积分法判定中医症状疗效。疗效指数(n)=[(治疗前积分 - 治疗后积分)/ 治疗前积分]×100%。①临床控制:临床症状消失或基本消失,证候总积分较治疗前减少 ≥95%;②显效:临床症状明显好转,证候总积分较治疗前减少 ≥70%;③有效:临床症状减轻,证候总积分较治疗前减少 ≥30%;④无效,临床症状无明显好转或加重,证候总积分较治疗前减少 <30%。

安全性评价标准:①1 级,安全,无任何不良反应,安全性指标检查无异常;②2 级,比较安全,有轻度不良反应,不需做任何处理可继续给药,安全性指标检查无异常;③3 级,有安全性问题,有中等程度的不良反应,或安全性指标检查有轻度异常,做处理后可继续给药;④4级,因严重不良反应中止试验,或安全性指标检查明显异常。

研究结果:

(1)24小时尿微量白蛋白及24小时尿蛋白定量:治疗前两组24小时尿微量白蛋白及24小时尿蛋白定量比较,差异均无显著性($P>0.01$)。服药12周后,两组患者24小时尿微量白蛋白及24小时尿蛋白定量均有下降,与治疗前比较差异均有显著性($P<0.01$)。组间比较,两组24小时尿微量白蛋白差异有显著性($P<0.01$),且研究组明显优于对照组。组间比较,两组24小时尿蛋白定量差异有显著性($P<0.05$),且研究组明显优于对照组。见表11-1。

表11-1　两组尿蛋白改善情况比较($\bar{x} \pm s$)

组别	例数	尿微量白蛋白/(mg·24h^{-1})		尿蛋白定量/(mg·24h^{-1})	
		治疗前	治疗后	治疗前	治疗后
研究组	40	186 ± 64.6	125 ± 36.8[#**]	378 ± 148.2	244 ± 102.7[#*]
对照组	39	196 ± 78.2	164 ± 85.2[#]	367 ± 111.7	286 ± 115.3[#]

注:组内比较,[#]$P=0.002$;组间比较,[*]$P=0.048$;组间比较,[**]$P=0.000$。

(2)改善中医证候的疗效:服药12周后,患者的临床症状明显改善,研究组中医证候的改善情况明显优于对照组($P<0.01$)。研究药物对神疲乏力、口干咽燥、少气懒言、腰膝酸软、自汗盗汗、五心烦热的改善情况明显优于对照组($P<0.05$)。

(3)两组患者的生命体征,血压、心率在整个研究期间维持稳定,前后比较差异均无显著性。研究组共发生不良事件4例,1例为口苦,1例为头晕,1例为腹泻,1例为牙痛,判断与药物的关系"无法确定"。对照组共发生不良事件2例,1例为轻微咳嗽,1例为眼分泌物增多,与药物的关系均"无法确定"。

干预手段11:复方血栓通胶囊,随机对照临床试验质量评价为(++)

彭书玲等[14]在一项随机对照研究中,依据随机数字表将120例患者分为试验组和对照组各60例。研究在郑州市人民医院和山东中医药大学附属医院进行。入选病例先进入2周的洗脱期。此期间停止使用肾素-血管紧张素(RAS)阻断剂。首选二氢吡啶类钙拮抗剂降压,如果血压控制不理想可加用β受体阻滞剂和/或利尿剂,尽量使患者入组时的血压控制在140/90mmHg以下。两组均接受基础治疗。在此基础上,对照组加用缬沙坦胶囊,每日 1 次,每次 80mg,晨起顿服,共用 8 周。试验组在对照组给药基础上给予复方血栓通胶囊,每次 3 粒,每日 3 次,饭后服用。治疗 8 周。观察指标有尿微量白蛋白(mAlb)、尿肌酐(Ucr)、尿 β2 微球蛋白(β2M),并计算 mAlb/UCr;测定血肌酐(Scr)、尿素氮(BUN)、甘油三酯(TG)、胆固醇(TC)、β2 微球蛋白(β2M)。研究结果:

(1) 两组患者治疗前尿 mAlb、mAlb/UCr、β2M 比较差异无统计学意义(均 $P > 0.05$)。治疗后以上各指标均降低,以试验组降低具有显著统计学意义($P < 0.01$),且与对照组相比差异具有统计学意义($P < 0.05$ 或 $P < 0.01$)。

(2) 两组患者治疗前 TG、TC、β2M 均较高,其差异无统计学意义($P > 0.05$)。治疗后两组患者 TC、TG、β2M 均有降低,以试验组下降较明显,和对照组治疗后差异有统计学意义($P < 0.05$)。两组患者肾功能指标治疗前后均在正常范围,其治疗前后及各组间相比差异无统计学意义($P > 0.05$)。

研究未报告不良事件情况。

干预手段 12:红花黄色素,随机对照试验质量评价结果为(++)

郭登洲等[15]在一项随机对照临床研究中,观察了红花黄色素粉针与贝那普利(洛汀新)联合治疗糖尿病肾病(DN)的临床疗效。研究在河北省中医院及河北省石家庄市第九医院进行。研究者采用信封法将 76 例 DN 患者随机分为治疗组 39 例和对照组 37 例,两组均予常规降糖治疗,贝那普利口服每次 10mg,每日 1 次,治疗 35 天。治疗组加用红花黄色素粉针 150mg 加入生理盐水 250ml 静脉滴注,每日 1 次,先用 15 日,停用 5 日后再用 15 日。

疗效判定标准参照《中药新药临床研究指导原则》制定。显效,临床症状明显改善或消失,UAER 下降 ≥50%,血浆纤维蛋白原(FIB)、D- 二聚体(D-D)恢复正常;有效,临床症状改善,UAER 下降 ≥30%,FIB、D-D 显著下降;无效:治疗后临床症状无改善,UAER 下降 <30% 或无变化,FIB、D-D 无改善。检测指标有两组临床症状、尿微量白蛋白排泄率(UAER)、血 β2 微球蛋白(β2M)、尿 β2 微球蛋白、尿 α1 微球蛋白、D- 二聚体(D-D)、血浆纤维蛋白原(FIB)变化。

研究结果显示,治疗组总有效率为 84.6%,对照组总有效率为 59.4%,两组比较差异有统计学意义($\chi^2 = 6.83, P < 0.05$)。治疗后治疗组与对照组比较,症状积分明显减少,差异有统计学意义($P < 0.05$)。治疗后两组 UAER、

血 β2M、尿 β2M、尿 α1M 均有所降低,治疗组与对照组比较,差异有统计学意义($P<0.05$);治疗后治疗组 FIB、D-D 显著下降,与治疗前及对照组比较,差异均有统计学意义($P<0.01$),而对照组治疗前后差异无统计学意义($P>0.05$)。

高燕等[16]在一项随机对照研究中,观察了红花黄色素对早期糖尿病肾病的疗效。本研究在河北大学附属医院进行。研究者选择 120 例早期糖尿病肾病患者为研究对象,根据随机数字法,分为对照组和观察组,每组各 60 例患者。患者入院后给予糖尿病常规治疗,对照组在此基础上,口服 10mg 贝那普利,每日 1 次。观察组在对照组治疗基础上,加用注射用红花黄色素 100mg 溶入 250ml 生理盐水中静脉滴注,每日 1 次。治疗 4 周。比较治疗前后两组患者中医证候变化情况、临床疗效以及血清胱抑素 C(CysC)、同型半胱氨酸(Hcy)、血肌酐(Scr)、尿素氮(BUN)、空腹血糖(FBG)、餐后 2h 血糖(2hPG)、糖化血红蛋白(HbA1C)水平的变化情况。

结果:与治疗前相比,两组治疗后的中医证候总积分、FBG、2hPG、HbA1C、CysC、Hcy、Scr、BUN 水平均明显降低($P<0.05$);且观察组治疗后的中医证候总积分、FBG、2hPG、HbA1C、CysC、Hcy、Scr、BUN 平均明显低于对照组($P<0.05$)。观察组治疗的总有效率明显高于对照组($P<0.05$)。研究未报告不良事件情况。

干预手段 13:百令胶囊,随机对照试验质量评价结果(++)

宋剑等[17]在一项随机对照临床研究中,观察百令胶囊联合贝那普利对糖尿病患者尿白蛋白排泄率(UAER)及 C 反应蛋白(CRP)水平的影响。研究在山东大学齐鲁医院、济南市第一人民医院进行。将 60 例 2 型早期糖尿病肾病患者,随机分为对照组(贝那普利组)、治疗组(百令胶囊联合贝那普利组),经 16 周治疗后,观察 UAER 和 CRP 水平的变化,评价百令胶囊联合贝那普利的肾脏保护作用。两组患者均采用控制饮食和运动疗法,控制糖化血红蛋白<7.0%。对照组予贝那普利每天 10mg 口服;治疗组予贝那普利每天 10mg,百令胶囊 2.0g/次,每天 3 次口服。两组疗程均为 16 周。观察指标有 CRP、FBG、血清肌酐(Scr)、HbA1c、UAER。结果显示:两组治疗后 24h 尿蛋白、UAER、CRP 均降低,与本组治疗前比较,差异有统计学意义($P<0.05$ 或 $P<0.01$),治疗组较对照组降低更明显($P<0.01$)。两组治疗后 Scr、FBG、HbA1c 较治疗前略有下降,但差异无统计学意义($P>0.05$)。

干预手段 14：尿毒清颗粒，随机对照临床研究质量评价（++）

张晓旭等[18]在一项随机对照临床研究中，观察了尿毒清颗粒联合缬沙坦胶囊治疗糖尿病肾病大量蛋白尿的临床疗效。研究在中国人民解放军肾病中西医结合治疗中心进行。研究者采用随机数表法将 78 例糖尿病肾病大量蛋白尿患者随机分为对照组 38 例和治疗组 40 例。两组均采用西医学基础治疗，空腹血糖控制在 8.5mmol/L 以下，血压控制在正常高值范围之内。对照组予缬沙坦胶囊，晨起 160mg，日 1 次，口服。治疗组在对照组治疗基础上加用尿毒清颗粒，5g，日 4 次，温水冲服。两组均治疗 1 个月后统计临床疗效。观察 24h 尿微量蛋白、24h 尿蛋白定量、Cr 及 BUN。不良反应包括低血糖反应、凝血功能异常、肝功能异常、胃肠道反应、高钾血症及 Cr 倍增等。

疗效标准：显效为临床症状积分减少>60%，Cr 降低>20%；有效为临床症状积分减少>30%，Cr 降低>10%；稳定为临床症状改善但症状积分减少<30%，Cr 无增加或降低<10%；无效为临床症状积分无改善或症状加重，Cr 增加。

研究结果：

（1）两组治疗前后 24h 尿微量蛋白、24h 尿蛋白定量、Cr 及 BUN 比较见表 11-2。两组治疗后 Cr、24h 尿微量蛋白、24h 尿蛋白定量及 BUN 均降低（$P<0.05$），且治疗组降低优于对照组（$P<0.05$）。

表 11-2　两组治疗前后 24h 尿微量蛋白、24h 尿蛋白定量、Cr 及 BUN 比较（$\bar{x}\pm s$）

项目	治疗组（n=40）		对照组（n=38）	
	治疗前	治疗后	治疗前	治疗后
24h 尿微量蛋白 /mg	426.42 ± 106.74	153.77 ± 65.61[#*]	438.93 ± 127.46	224.15 ± 146.28[#]
24h 尿蛋白定量 /mg	4 570 ± 1 760	1 580 ± 350[#*]	4 830 ± 1 150	2 690 ± 1 030[#]
Cr/(μmol·L⁻¹)	236.45 ± 73.47	138.61 ± 30.76[#*]	242.53 ± 79.03	185.19 ± 58.64[#]
BUN/(mmol·L⁻¹)	16.23 ± 4.62	8.34 ± 1.33[#*]	17.02 ± 3.48	10.47 ± 3.25[#]

注：与本组治疗前比较，[#]$P<0.05$；与对照组治疗后比较，[*]$P<0.05$。

（2）两组临床疗效比较见表 11-3，两组总有效率比较差异有统计学意义（$P<0.05$），治疗组疗效优于对照组。

表 11-3　两组临床疗效比较

组别	例数	显效	有效	稳定	无效	总有效率
治疗组	40	6	19	13	2	95.00%*
对照组	38	1	12	17	8	78.95%

注:与对照组比较,*$P<0.05$。

(3)两组在治疗期间均未见明显不适症状,治疗前后行血、尿、粪及肝肾功能、心电图等常规检查,未见明显异常。

干预手段 15:刺五加注射液,随机对照试验质量评价结果为(+)

倪海祥等[19]在一项随机对照试验中,观察了刺五加注射液对早期糖尿病肾病(DN)尿微量白蛋白及肾脏内皮素代谢的影响。研究在浙江省中医院进行。研究者采用抽签法将 47 例无高血压、持续微量白蛋白尿的 2 型糖尿病患者随机分为刺五加治疗组(治疗组)和常规治疗组(对照组)。另设健康人对照组 18 例,为本院健康体检者,空腹血糖正常,无心、肝、肾及高血压病史。对照组只予以常规降糖治疗,按病情口服磺脲类、双胍类及 α- 糖苷酶抑制剂和皮下注射优泌淋胰岛素。刺五加治疗组在常规治疗的基础上,采用刺五加注射液 80ml 加生理盐水 500ml 静脉滴注,每天 1 次。治疗期间不用其他降糖、降脂及改善微循环、抗氧化、血管紧张素转换酶抑制剂。治疗 8 周。健康人组不予药物,仅做正常值测定。

研究结果:各组血生化指标比较见表 11-4。经 2 个疗程治疗后,治疗组 DN患者 FBS、HbA1c、BUN、Cr 均无明显变化,但对血脂有改善作用($P<0.05$);各组尿白蛋白排泄率及血浆 ET、尿 ET 的比较见表 11-5。与健康人组比较,DN 患者血浆、尿 ET 浓度均增高($P<0.01$)。治疗后,治疗组 UAE、尿 ET 排泄率均有明显的减少($P<0.01$),血浆 ET 浓度也下降($P<0.01$)。而对照组无类似的变化。

相关性分析提示 UAE 的下降与尿、血浆 ET 降低呈正相关($r=172$,$P<0.01$ 和 $r=163$,$P<0.01$),说明刺五加注射液对 DN 的保护作用可能与通过对肾脏局部抑制 ET 合成密切相关。

研究未报告安全性事件。

干预手段 16:火把花根片,随机对照试验质量评价结果为(+)

范丽萍[20]在一项随机对照临床研究中,评价了火把花根片治疗 2 型糖尿病肾病的临床疗效,并探索 HGF、TGF-β1 与 DN 的关系及火把花根片对两者的影

表 11-4 各组血生化指标比较

组别		例数	FBS/(mmol·L⁻¹)	HbAlc/%	BUN/(mmol·L⁻¹)	Cr/(μmol·L⁻¹)	TG/(mmol·L⁻¹)	TC/(mmol·L⁻¹)
健康人		18	4.60 ± 0.70	—	4.77 ± 1.30	77.4 ± 14.5	1.30 ± 0.27	4.09 ± 0.21
治疗组	治前	25	$8.50 \pm 1.12^*$	7.48 ± 1.04	5.42 ± 1.21	80.6 ± 12.7	$2.41 \pm 0.24^*$	$5.23 \pm 0.29^*$
	治后		8.43 ± 1.17	7.72 ± 2.18	5.47 ± 1.72	75.4 ± 11.3	1.34 ± 0.26■▲	4.07 ± 0.37■▲
对照组	治前	22	$9.02 \pm 1.30^*$	8.05 ± 1.23	5.24 ± 1.18	74.8 ± 12.2	$2.24 \pm 0.25^*$	$5.30 \pm 0.68^*$
	治后		8.94 ± 1.54	7.20 ± 2.02	5.50 ± 1.13	78.5 ± 10.7	2.39 ± 0.31	5.27 ± 0.82

注：与健康人相比较，$^*P<0.01$；与本组治疗前比较，■$P<0.05$；与对照组治疗后比较，▲$P<0.05$。

表 11-5 各组尿白蛋白排泄率及血浆 ET、尿 ET 比较

组别		例数	UAE/(μg·min⁻¹)	血浆 ET/(ng·L⁻¹)	尿 ET/(pg·min⁻¹)
健康人		18	—	49.40 ± 14.36	21.45 ± 10.21
治疗组	治前	25	110.35 ± 63.77	$87.66 \pm 14.19^*$	$49.57 \pm 18.27^*$
	治后		65.42 ± 45.49■▲	61.59 ± 10.44	29.23 ± 14.36■▲
对照组	治前	22	108.54 ± 68.72	$86.92 \pm 13.54^*$	$51.21 \pm 19.25^*$
	治后		97.65 ± 42.80	87.21 ± 15.19	48.93 ± 15.70

注：与健康人组比较，$^*P<0.01$ 与本组治疗前比较，■$P<0.01$，与对照组治疗后比较，▲$P<0.01$。

响。研究者将江苏省中医院内分泌科 60 例病例随机分为治疗组和对照组各 30
例。对照组给予单纯厄贝沙坦治疗,每次 150mg,每日 1 次,早晨空腹口服。治疗
组在对照组的基础上加服火把花根片治疗,每次 3 片,每日 3 次,早中晚饭后半小
时口服。观察指标为 24 小时尿蛋白定量、尿 TGF-β1、血清 HGF。治疗 12 周。

结果显示:治疗组与对照组治疗后与治疗前尿 ACR、UTP、HGF、TGF-β1
差异均有统计学意义($P<0.05$)。治疗组尿 ACR、UTP、HGF、TGF-β1 下降幅
度明显优于对照组($P<0.05$),HGF 上升幅度明显优于对照组($P<0.05$)。研究
过程中未见明显不良反应。

干预手段 17:芪蛭降糖胶囊,随机对照试验质量评价结果为(+)

华琼等[21]在一项随机对照临床研究中,为分析芪蛭降糖胶囊治疗糖尿病
肾病Ⅲ期的临床效果,将 68 名受试者随机分为西药组和中药组各 34 例。研究
在河南省中医药研究院附属医院进行。研究前患者均停药 2 周,将患者的降压
药换为钙通道阻滞剂,同时可辅以利尿药及 β 受体拮抗剂。治疗过程中,患者
饮食以低蛋白为主,同时进行降血糖治疗。西药组患者在常规治疗的基础上加
用缬沙坦,1 次 /d,80m/ 次,在晨起后口服。中药组患者在常规西医学治疗的基
础上加芪蛭降糖胶囊,3 次 /d,2.5g/ 次,在三餐后口服。连续治疗 3 个月。

观察指标为尿微量白蛋白、肾功能指标(血肌酐、尿蛋白)变化情况。临床
疗效评定:显效为尿微量白蛋白处于正常水平或者下降幅度>70%;有效为尿
微量白蛋白下降幅度为 40%~70%;无效为尿微量白蛋白下降幅度<40%。临
床总有效率 = 有效率 + 显效率。

研究结果:两组患者临床治疗效果对比,中药组患者的临床总有效率明显
高于西药组,差异具有统计学意义($P<0.05$)。两组患者治疗前血肌酐及尿蛋
白水平比较,差异无统计学意义($P>0.05$);治疗后,中药组患者的血肌酐及尿
蛋白水平明显低于西药组,差异具有统计学意义($P<0.05$)。见表 11-6。研究
未报告安全性事件。

表 11-6　两组患者肾功能指标比较($\bar{x} \pm s$)

组别	例数	血肌酐 /($\mu mol \cdot L^{-1}$)		尿蛋白 /($mg \cdot 24h^{-1}$)	
		治疗前	治疗后	治疗前	治疗后
中药组	36	134.65 ± 22.58b	94.24 ± 7.34	193.5 ± 15.6	168.2 ± 7.8
西药组	36	133.94 ± 23.04	115.30 ± 10.77	190.8 ± 17.0	176.7 ± 9.1
P		>0.05	<0.05	>0.05	<0.05

干预手段 18：肾康注射液，随机对照试验质量评价结果为（+）

李金花等[22]在一项随机对照临床研究中，观察了肾康注射液联合奥美沙坦对早期糖尿病肾病（DN）的治疗效果及对患者血清 Chemerin 的影响。研究在深圳市中医院进行。研究者将 60 例患者随机分为治疗组和对照组各 30例。两组均给予常规基础治疗，奥美沙坦 40mg/d，口服。治疗组在此基础上加用肾康注射液 60ml，加入生理盐水 100ml 静脉滴注，每天 1 次，治疗 30d。观察尿白蛋白排泄率（UAER）、血清肌酐（Scr）、血清尿素氮（BUN）、尿 β2 微球蛋白（β2M）、血清胱抑素 C（CysC）、血清 Chemerin 水平，并分析 UAER、Scr、β2M、CysC 与血清 Chemerin 的相关性。

结果：治疗后，治疗组和对照组患者 UAER、Scr、β2M 与治疗前比较，均有明显下降，差异有统计学意义（$P<0.01$）。治疗后，治疗组 UAER、Scr、β2M、CysC、Chemerin 明显低于对照组，差异有统计学意义（$P<0.05$，$P<0.01$）。治疗后，两组 BUN 无明显差异（$P>0.05$）。本研究未报告安全性事件。

干预手段 19：益肾康颗粒，随机对照试验质量评价结果为（+）

董扬洲等[23]在一项随机对照临床研究中，观察了益肾康颗粒与贝那普利联合治疗早期糖尿病肾病的临床疗效。研究在湖南省中医院进行。研究者将130 例患者随机分为治疗组 68 例，对照组 62 例。对照组采用糖尿病饮食及糖尿病一般常规治疗，口服贝那普利 10mg，1 次 /d；治疗组在对照组的基础上，口服益肾康颗粒。治疗 18 周。观察指标包括血糖、24h 尿微量白蛋白、BUN、Scr、Ccr 和血脂。

治疗结果：治疗后治疗组 Scr、24h 尿微量白蛋白、TC、TG 均下降明显，与治疗前比较，差异有统计学意义（$P<0.05$）；对照组仅 Scr 与治疗前比较，差异有统计学意义。两组治疗后 Scr、24h 尿微量白蛋白、TC、TG 比较，差异有统计学意义（$P<0.05$）。研究未提及不良事件。邹晓宁[24]在另外一项随机对照研究中，以盐酸贝那普利为对照，观察了益肾康颗粒对早期糖尿病肾病（脾肾两虚兼血瘀）患者尿微量白蛋白及中医证候的影响。研究在辽宁中医药大学附属医院进行。研究者选取符合纳入标准的患者 60 例，采用简单随机化的分组方法将其分为西药对照组 30 例和中药治疗组 30 例。所有患者均给予基础治疗，对照组在基础治疗的前提下加用盐酸贝那普利片，10mg/ 次，一日 1 次；治疗组在基础治疗的前提下加用益肾康颗粒，9g/ 次，一日 2 次，疗程为 6 周。观

察治疗前后两组患者的尿微量白蛋白及中医证候的变化,并评价其总体疗效。

结果显示:治疗后,益肾康颗粒组总有效率为 92.86%,盐酸贝那普利组总有效率为 71.4%,两组差异具有统计学意义($P<0.05$),说明益肾康颗粒在综合疗效方面优于盐酸贝那普利;两组患者尿微量白蛋白比较,差异无统计学意义($P>0.05$),说明两组降低尿微量白蛋白的作用相当。两组患者中医证候评分比较,有显著差异($P<0.01$),说明益肾康颗粒在改善中医症状方面优于盐酸贝那普利组。两组患者中医单项症状改善的比较,益肾康颗粒组除在改善肢体重着、口渴喜饮、倦怠乏力等症状方面与盐酸贝那普利组比较差异无统计学意义($P>0.05$)外,其余症状的改善均优于盐酸贝那普利组($P<0.05$)。

研究未报告不良事件情况。

干预手段 20:振源胶囊,随机对照试验质量评价结果为(+)

高尚梅[25]在一项随机对照临床研究中,观察了振源胶囊联合缬沙坦治疗糖尿病肾病蛋白尿的疗效。研究在重庆市第一人民医院进行。研究者将 100 例糖尿病肾病蛋白尿患者随机分为对照组(50 例)和治疗组(50 例),两组均给予缬沙坦治疗(每日 80mg),治疗组接受西药治疗的同时,口服振源胶囊 0.5g/次,3 次/d。观察两组 24h 尿蛋白定量、尿微量白蛋白、血肌酐和尿素氮的变化。治疗 6 个月后进行疗效判定。结果:在 24h 尿蛋白定量、尿微量白蛋白的减少上,治疗组均优于对照组($P<0.05$),血肌酐和尿素氮的变化差异无统计学意义。研究未报告不良事件情况。

证据等级:Ⅲb 级

干预手段 21:金锁固精丸,非随机对照试验质量评价结果为(++)

张秋林等[26]在一项病例对照研究中,观察了金锁固精丸加味方联合福辛普利对糖尿病肾病患者的尿微量白蛋白排泄率(UAER)和白蛋白/肌酐比值(A/C)、肾功能的影响。研究在广州医学院荔湾医院进行。研究者将 130 例病例分为中药组 46 例,西药组 44 例,中西医结合组 40 例。3 组中均包含Ⅲ期亚组和Ⅳ期亚组,均口服降糖药或皮下注射胰岛素控制血糖,口服除 ACEI/ARB 以外的降压药控制血压,糖尿病饮食、糖尿病教育和其他对症治疗。中药组服用金锁固精丸加味方(沙苑子、芡实、莲子、莲须、龙骨煅、牡蛎煅、五味子、黄芪各 30g,莲子须、太子参、柴胡、茯苓各 15g,水蛭 6g,每日 1 剂)。西药组服用福辛普利 10mg,每天 1 次,口服。中西医结合组服用上述两个组别药物。治疗周期为3个月。观察指标为尿微量白蛋白排泄率、尿白蛋白/肌酐比值、血肌酐、糖化血红蛋白、内生肌酐清除率。

结果显示：

(1)3组平均动脉压、糖化血红蛋白变化比较见表11-7。平均动脉压、糖化血红蛋白治疗前3组间比较,差异均无显著性意义($P>0.05$);治疗后均显著下降,与治疗前比较,差异有显著性意义($P<0.05$)。

表11-7　3组平均动脉压、糖化血红蛋白变化比较($\bar{x}\pm s$)

组别	例数	平均动脉压 /mmHg		糖化血红蛋白 /%	
		治疗前	治疗后	治疗前	治疗后
中药组	46	108.33 ± 15.45	$98.35 \pm 12.71^{\#}$	10.12 ± 3.45	$7.00 \pm 3.24^{\#}$
Ⅲ期	23	107.45 ± 14.66	$97.69 \pm 10.19^{\#}$	10.75 ± 3.22	$7.42 \pm 3.51^{\#}$
Ⅳ期	23	108.30 ± 16.31	$98.86 \pm 13.25^{\#}$	9.62 ± 3.37	$6.96 \pm 3.10^{\#}$
西药组	44	108.65 ± 16.23	$99.15 \pm 11.24^{\#}$	9.57 ± 3.59	$6.87 \pm 3.12^{\#}$
Ⅲ期	22	107.71 ± 16.39	$97.09 \pm 10.19^{\#}$	9.63 ± 3.55	$6.76 \pm 3.20^{\#}$
Ⅳ期	22	109.53 ± 16.11	$99.11 \pm 12.21^{\#}$	9.51 ± 3.81	$6.98 \pm 3.05^{\#}$
中西医结合组	40	107.66 ± 14.71	$96.67 \pm 12.56^{\#}$	9.77 ± 4.11	$6.62 \pm 3.21^{\#}$
Ⅲ期	20	106.95 ± 13.82	$94.40 \pm 13.56^{\#}$	9.52 ± 4.01	$6.58 \pm 3.12^{\#}$
Ⅳ期	20	108.58 ± 15.41	$98.12 \pm 11.56^{\#}$	9.87 ± 3.92	$6.69 \pm 3.32^{\#}$

注：与治疗前比较,$^{\#}P<0.05$。

(2)3组UAER和A/C变化比较见表11-8。UAER和A/C治疗前3组间比较,差异无显著性意义($P>0.055$);治疗后均显著下降,与治疗前比较,差异有显著性或非常显著性意义($P<0.05,P<0.01$);其中中西医结合组最低,与中药组比较,差异有显著性差异($P<0.05$),中药组又低于西药组($P<0.05$),中西医结合组与西药组比较,差异有非常显著性意义($P<0.01$)。

表11-8　3组平均动脉压、糖化血红蛋白变化比较($\bar{x}\pm s$)

组别	例数	UAER/($\mu g \cdot min^{-1}$)		A/C/%	
		治疗前	治疗后	治疗前	治疗后
中药组	46				
Ⅲ期	23	88.75 ± 40.17	$54.69 \pm 40.19^{\#}$	110.64 ± 30.57	$70.42 \pm 37.56^{\#}$
Ⅳ期	23	258.305 ± 66.31	$168.86 \pm 63.25^{\#}$	495.78 ± 136.84	$316.43 \pm 123.66^{\#}$

续表

组别	例数	UAER/(μg·min⁻¹)		A/C/%	
		治疗前	治疗后	治疗前	治疗后
西药组	44				
Ⅲ期	22	89.59 ± 45.93	68.54 ± 42.37[#*]	112.38 ± 31.34	86.76 ± 38.28[#*]
Ⅳ期	22	260.83 ± 76.73	191.17 ± 65.26[#*]	501.53 ± 143.86	339.59 ± 133.11[#*]
中西医结合组	40				
Ⅲ期	20	90:83 ± 46.74	42.40 ± 43.56[##***]	119.52 ± 4.01	56.50 ± 43.15[##***]
Ⅳ期	20	256.85 ± 48.14	134.21 ± 61.56[##]	499.57 ± 143.42	285.63 ± 123.90[##***]

注：与治疗前比较，[#]$P<0.05$；[##]$P<0.01$；与中药组比较[*]$P<0.05$；与西药组比较，[**]$P<0.01$。

本研究未报告安全性事件。

干预手段 22：消渴灵胶囊，病例对照试验质量评价结果为（++）

董克礼等[27]在一项病例对照研究中，探讨了消渴灵胶囊配合西药治疗糖尿病肾病的疗效。研究在中南大学湘雅三医院进行。研究者将 92 名患者分为治疗组 60 例和对照组 32 例。两组均用格列齐特 80~160mg/d 控制血糖，贝那普利 10~20mg/d 保护肾功能及其他相关基础治疗。治疗组另予以中药复方制剂消渴灵胶囊，每次 2 粒，早晚各 1 次，口服。两组均连续用药 4 周。观察项目有血液流变学、24h 尿蛋白定量、血尿 β2 微球蛋白、血肌酐。疗效标准为显效（症状基本消失，早期 DN 的 24h 尿蛋白定性、定量降至正常，临床 DN 的 24h 尿蛋白定量下降 1/2 以上）、有效（症状好转，尿蛋白减少及肾功能改善不足显效标准）、无效（未达到有效标准）。

治疗结果：

（1）治疗组总有效率为 80%，对照组为 62.5%，两组比较统计学差异显著（$P<0.05$）。研究未报告安全性事件。

（2）两组治疗前后实验室结果见表 11-9。

表 11-9　两组治疗前后实验室检查结果($\bar{x} \pm s$)

项目	治疗组			对照组		
	治疗前	治疗后	差值	治疗前	治疗后	差值
尿蛋白	0.76	0.28[#]	0.48 ± 1.77*	0.72	0.45[#]	0.27 ± 1.83
Scr/(μmol·L^{-1})	137.68	87.72[#]	49.69 ± 10.21*	138.43	130.58[#]	7.85 ± 9.76
尿 β2M/(mg·L^{-1})	46.04	27.76[#]	18.28 ± 5.22*	45.94	42.46[#]	3.48 ± 4.25
血 β2M/(mg·L^{-1})	3.54	2.32[#]	1.22 ± 0.16*	3.36	2.86[#]	0.50 ± 0.21

注：与本组治疗前比较，[#]$P<0.05$；与对照组比较，[*]$P<0.05$。

参考文献

［1］何立群. 中医临床诊疗指南释义: 肾与膀胱病分册 [M]. 中国中医药出版社, 2015.

［2］王吉耀. 内科学 [M]. 北京: 人民卫生出版社, 2014.

［3］吕仁和, 赵进喜, 王越. 糖尿病肾病临床研究述评 [J]. 北京中医药大学学报, 1994 (2): 2-6, 72.

［4］姚金铭, 宋秀玲, 王焕君, 等. 黄连素 (小檗碱) 治疗糖尿病肾病疗效和安全性的系统评价 [J]. 中华临床医师杂志 (电子版), 2015, 9 (23): 4396-4402.

［5］张春漪, 逯阳, 张良登. 参附注射液治疗糖尿病肾病的系统评价 [J]. 光明中医, 2015,(7): 1379-1381.

［6］尚喜娜. 黄芪注射液联合 ACEI 或 ARB 治疗Ⅲ和Ⅳ期糖尿病肾病的系统评价 [D]. 北京: 北京中医药大学, 2017.

［7］刘丽, 詹钊, 韩冰冰. 丹参注射液治疗糖尿病肾病的系统评价 [J]. 山西医药杂志, 2014, 43 (13): 1549-1554.

［8］陈明, 谭娅. 肾炎康复片治疗糖尿病肾病的系统评价 [C]// 中华中医药学会肾病分会第二十八次学术交流会论文集. 广州: 中华中医药学会肾病分会, 2015. 171-172.

［9］张明玺, 崔凯, 朱延敏, 等. 丹红注射液治疗糖尿病肾病的系统评价 [J]. 中国循证医学杂志, 2009, 9 (10): 1087-1093.

［10］龙轩, 王锋, 黄昶荃. 通心络胶囊治疗糖尿病肾病的系统评价 [J]. 中国循证医学杂志, 2010, 10 (1): 73-80.

［11］王锋, 吴红梅. 血脂康治疗糖尿病肾病的系统评价 [J]. 中国循证医学杂志, 2009, 9 (1): 63-70.

［12］史瑾瑜, 黄婧, 田浩明. 灯盏细辛治疗糖尿病肾病的系统评价 [J]. 中国循证医学杂志, 2009, 9 (10): 1099-1109.

［13］李文红, 李跃. 脑心通胶囊治 84 例早期糖尿病肾病随机阳性药物对照临床研究 [J]. 中国临床医生杂志, 2016, 44 (6): 50-52.

［14］彭书玲, 郭兆安. 复方血栓通胶囊对糖尿病肾病Ⅲ期的临床研究 [J]. 中国中西医结合

肾病杂志, 2015, 16 (9): 816-817.

［15］郭登洲, 王月华, 陈志强, 等. 红花黄色素粉针与贝那普利联合治疗糖尿病肾病 39 例疗效观察 [J]. 中国中西医结合杂志, 2008, 28 (4): 360-363.

［16］高燕, 袁鲁亮, 郑鹏, 等, 红花黄色素联合贝那普利对早期糖尿病肾病患者肾功能的影响 [J]. 现代生物医学进展, 2015, 15 (22): 4333-4336.

［17］宋剑, 李彦华, 杨向东, 等. 百令胶囊联合贝那普利对早期糖尿病肾病患者尿白蛋白排泄率及 C 反应蛋白的影响 [J]. 中国中西医结合杂志, 2009, 29 (9): 791-793.

［18］张晓旭, 马路, 刘扬. 尿毒清颗粒联合缬沙坦胶囊治疗糖尿病肾病大量蛋白尿临床观察 [J]. 河北中医. 2016, 38 (10): 1504-1506.

［19］倪海祥, 罗苏生, 邵国民, 等. 刺五加注射液对早期糖尿病肾脏病变及血浆、尿内皮素的影响 [J]. 中国中西医结合杂志, 2001 (2): 105-107.

［20］范丽萍. 火把花根片干预 2 型糖尿病肾病的近期疗效及对血清 HGF 的影响的研究 [D]. 南京: 南京中医药大学, 2014.

［21］华琼, 刘蕊, 于国俊, 等. 芪蛭降糖胶囊治疗糖尿病肾病Ⅲ期的临床分析 [J]. 中国实用医药, 2016, 11 (9): 173-174.

［22］李金花, 刘德亮, 李惠林, 等. 肾康注射液联合奥美沙坦对早期糖尿病肾病患者的疗效观察及对血清 Chemerin 的影响 [J]. 湖北中医杂志, 2015, 37 (6): 12-14.

［23］董扬洲, 朱莹, 彭素娟. 益肾康颗粒与洛汀新联合治疗糖尿病肾病 68 例临床观察 [J]. 新中医, 2008, 40 (5): 23-24.

［24］邹晓宁. 益肾康颗粒与治疗早期糖尿病肾病 60 例临床研究 [D]. 沈阳: 辽宁中医药大学, 2013.

［25］高尚梅. 振源胶囊治疗糖尿病肾病蛋白尿的临床观察 [J]. 中医临床研究, 2012, 4 (19): 70-71.

［26］张秋林, 罗宏斌, 冉燕雪, 等. 金锁固精丸加味方联合福辛普利治疗糖尿病肾病临床观察 [J]. 新中医. 2009, 41 (1): 23-25.

［27］董克礼, 李良明, 李广诚. 中西医结合治疗糖尿病肾病 60 例总结 [J]. 湖南中医杂志, 2004, 20 (4): 25-27.

痛风性关节炎

（中医病名：痛痹、痹证）

检索日期：2018 年 8 月

作者：马桂琴、马迪

要　点

- 痛风是由于代谢异常导致嘌呤代谢紊乱，尿酸生成过多或排泄减少，造成尿酸盐结晶在体内沉积所致的一组异质性疾病。1998 年流行病学分析发现，痛风在我国临床上发病率约为 0.34%[1]，但近年有逐步升高的趋势。

- 1977 年美国风湿病学会制订的急性痛风性关节炎的分类标准[2]：关节滑液中有特异性尿酸盐结晶，或用化学方法或偏振光显微镜证实痛风石中含尿酸盐结晶，或具备以下 12 项（临床、实验室、X 表现）中 6 项：①急性关节炎发作>1 次；②炎症反应在 1 天内达高峰；③单关节炎发作；④可见关节发红；⑤第一跖趾关节疼痛或肿胀；⑥单侧第一跖趾关节受累；⑦单侧跗骨关节受累；⑧可疑痛风石；⑨高尿酸血症；⑩不对称关节内肿胀（X 线证实）；⑪ 无骨侵蚀的骨皮质下囊肿（X 线证实）；⑫ 关节炎发作时关节滑液微生物培养阴性。

- 目前西医学在临床上治疗痛风性关节炎时，急性期主要治疗机制为祛除诱因及控制关节炎急性发作，常用的药物主要有非甾体类抗炎药（NSAIDs）、秋水仙碱及糖皮质激素；缓解期治疗以抑制尿酸生成药如别嘌醇和促进尿酸排泄药如苯溴马隆等为主，治疗效果比较好，虽能控制病情进展，但其副作用亦不容忽视。中医治疗主张从疾病整体入手，辨证施治，常采用中药内服配合外敷、针刺等方法治疗，单纯采用中医治疗时,尽管可减少副作用,但见效比较慢,存在一定的局限性。治疗痛风性关节炎上市的中成药种类不多,根据对痛风性关节炎临床症状改善的证据来说,包含了高等级证据及低等级的证据,但其质量都相对偏低。

疾病概况

痛风性关节炎(gouty arthritis,GA)是痛风病的常见临床表现,多有跖趾、踝、跟、膝、腕、指、肘等关节,红肿灼热、皮肤紧绷、局部触痛、功能受限等症状[3]。典型痛风性关节炎发病急,患者多在夜间发作,疼痛剧烈、关节肿胀症状通常会突然发生,而且在24~48h后达到最高峰,关节与周围软组织受累后,症状表现为肿胀、发红、发热、关节活动受限等。临床研究表明,血清尿酸升高可促进关节中尿酸单钠晶体的沉积,而导致痛风,但只有四分之一的高尿酸血症患者会出现痛风,表明血清尿酸浓度升高是痛风的必要条件,却并非绝对的发病因素,其发病机制尚与炎症细胞、细胞因子、炎症信号通路和细胞蛋白受体有关[4]。

痛风性关节炎属中医"痹证""痹病""历节病"等范畴。病机为湿热痰浊痹阻经络,气血不畅,不通则痛。

研究结果

临床问题 1. 对痛风性关节炎患者临床主要症状的改善

证据级别:Ⅰa 级证据

干预手段 1:针刺,系统综述评价结果为(++)

在一项有效性与安全性的系统评价研究[5]中,计算机检索国内外利用针刺疗法治疗痛风性关节炎的文献,并筛选出符合纳入标准的随机对照试验。应用 Jadad 评分量表对纳入的试验进行质量评分,提取有效数据,采用RevMan5.2 软件版进行统计分析。

纳入标准:①纳入文献必须为针灸治疗痛风性关节炎的随机对照试验研究。②纳入的研究对象必须符合痛风性关节炎的临床诊断标准。③治疗组的干预措施为针刺疗法,对照组的干预措施为口服西药(对服用药物种类无限制)。④记录治疗组和对照组的有效率。

排除标准为:①动物实验论文、个案报道、专家经验。②重复发表的文献。

③无对照组的临床研究。④痛风并发其他病症。⑤原文不规范,有明显错误。

结果:纳入 11 篇文献,共 803 例痛风性关节炎患者,其中针刺组 442 例,对照组 361 例。针刺治疗痛风性关节炎的有效率分析,数据异质性检验 $Chi^2=11.43$,$P=0.32$,异质指数为 $I^2=13\%$。因为 $P>0.05$,不具备异质性,所以为同质性研究,应采用固定效应模式进行统计分析。合并后 $OR=5.05$,95% 的可信区间 $CI(3.33,7.64)$,$z=7.65$,$P<0.000\,01$,可见针刺治疗组治疗痛风性关节炎效果优于对照组,两组间差异具有统计学意义。

证据级别:Ⅱb 级证据
干预手段 2:火针 / 针刺,随机对照试验质量评价结果为(++)

在一项随机对照临床研究[6]中,采用火针治疗急性痛风性关节炎,观察急性痛风性关节炎患者的临床疗效。研究于广州中医医院针灸科进行,将 60 例中医辨证为湿热蕴结证的急性痛风性关节炎患者按随机数字表分为治疗组和对照组,每组 30 例。治疗组给予火针治疗,主穴为阿是穴以及病变部位四周,根据患者的具体情况选择足三里、大椎、阴陵泉、三阴交等作为辅助穴位。刺入深度为 0.2~0.3cm,刺入完成后使用跌打万花油外敷针孔。1 次 /d,连续治疗 7 次;对照组采用依托考昔片,120mg/ 次,1 次 /d;小剂量秋水仙碱,1mg/ 次,1 次 /d,连续服用 7 天。疗效评价指标为:①综合症状评分。A.0 分,关节无疼痛、红肿及活动无受限;B.1~4 分,关节轻度疼痛,皮肤泛红,活动中度受限;C.5~9 分,中度疼痛伴压痛,皮肤红肿,活动明显受限;D.10~13 分,剧烈疼痛,皮肤明显发红发烫,关节不能活动。②镇痛效应观察。利用视觉模拟定级(VAS)评定法分别评定两组的镇痛效应,主要评价内容有治疗前后 VAS 评分情况,疼痛开始缓解时间和疼痛持续时间。结果显示,比较两组的临床疗效,两组患者治疗后的综合评分均显著降低,与治疗前比较,差异有统计学意义($P<0.05$);治疗组患者治疗后的综合评分明显低于对照组,差异有统计学意义($P<0.05$)。本研究未提及安全性事件。

在另外一项随机对照临床研究[7]中,采用针刺治疗急性痛风性关节炎,观察急性痛风性关节炎患者的临床疗效。研究于四川省中西医结合医院与成都军区机关医院进行,将 60 例中医辨证为湿热蕴结证的急性痛风性关节炎患者随机分为治疗组和对照组各 30 例。治疗组采用针刺,取阴陵泉、足三里、大都、太白、内庭、陷谷、血海、丰隆,快速进针直刺大都、太白、内庭、陷谷、丰隆,得气后行捻转泻法;阴陵泉、足三里、血海采用平补平泻手法,留针

30min,每 10min 行针一次。每日 1 次,治疗 7 天。对照组口服吲哚美辛肠溶片 25mg,每日 3 次。口服别嘌醇 100mg,每日 3 次,饭后口服,治疗 7 天。疗效评价指标包括疼痛和理化指标检测。疼痛评价采用 Budzyuski 推荐的 6 点行为评价法,将疼痛分为 6 级(0 分为无疼痛;1 分为有疼痛但可被轻易忽视;2 分为有疼痛,无法忽视,但不干扰日常生活;3 分为有疼痛,无法忽视,干扰注意力;4 分为有疼痛,无法忽视,所有日常活动都受影响,但能完成基本生理需求,如进食和排便等;5 分为存在剧烈疼痛,无法忽视,需休息或卧床休息)。理化指标主要是测定血尿酸。研究结果显示,在疼痛评分方面,两组患者治疗后疼痛评分与同组治疗前比较,差异均具有统计学意义($P<0.01$)。治疗组患者治疗后疼痛评分与对照组比较,差异无统计学意义($P>0.05$)。具体见表 12-1。

表 12-1　两组患者治疗前后 VAS 评分$(\bar{x} \pm s)$

组别	例数	治疗前	治疗后
观察组	30	3.60 ± 0.89	$1.17 \pm 0.87^{\#}$
对照组	28	3.53 ± 0.84	$1.14 \pm 0.85^{\#}$

注:与同组治疗前比较,# 为 $P<0.01$。

血尿酸值两组患者治疗前后均有明显下降,组内治疗前后有显著性差异,组间差异无统计学意义。详见表 12-2。

表 12-2　两组患者治疗前后血尿酸比较$(\bar{x} \pm s)$

组别	例数	治疗前 /($\mu mol \cdot L^{-1}$)	治疗后 /($\mu mol \cdot L^{-1}$)
观察组	30	548.43 ± 38.78	$411.60 \pm 45.42^{\#}$
对照组	28	553.43 ± 39.24	$419.00 \pm 42.25^{\#}$

注:与同组治疗前比较,# 为 $P<0.01$。

两组共有 5 例出现不良反应,均出现于对照组,其中消化道反应 3 例(腹胀 1 例,恶心反酸症状 2 例),头痛 2 例。

临床问题 2. 对痛风性关节炎患者临床实验室指标的改善
证据等级:Ⅰa 级证据
干预手段 3:通滞苏润江胶囊,系统综述质量评价结果为(+++)

周俊等在一项有效性与安全性的系统评价研究[8]中,共纳入6个通滞苏润江胶囊治疗急性痛风性关节炎的随机对照试验。计算机检索国内外运用通滞苏润江胶囊治疗痛风性关节炎的临床疗效随机对照试验。2位评价员按照纳入与排除标准独立筛选文献、提取资料和评价纳入研究的方法学质量后,采用RevMan5.2软件进行Meta分析。

研究对象:符合1977年美国风湿病学会(ACR)制订的痛风性关节炎诊断标准,符合《中药新药临床研究指导原则》中"痹证"之风寒湿痹证和风湿热痹证诊断标准。不限年龄、性别及病程。

干预措施选择治疗组采用通滞苏润江胶囊或通滞苏润江胶囊联合西药(别嘌醇等)治疗,对照组采用单纯中成药(痛风定胶囊)或单纯西药(双氯芬酸钠)或西药(别嘌醇等)治疗,治疗的时间、疗程、剂量、给药途径不限。

疗效评价指标为①总有效率;②痊愈率;③实验室指标:红细胞沉降率(ESR)、血尿酸(BUA)、24h尿液尿酸(UUA)、C-反应蛋白(CRP);④关节症状评分:关节红肿、关节疼痛、关节功能;⑤不良反应发生率。总有效率及痊愈率标准参考《中药新药临床研究指导原则》疗效评定标准。

排除标准为:①无法得到全文、仅有摘要的文献;②重复发表文献;③综述类文献,没有对照组用药,无关疾病的文献;④质量差、报道信息太少及无法利用的文献。

结果显示,通滞苏润江胶囊联合西药(别嘌醇等)与西药对照组(别嘌醇等)比较,其治疗痛风性关节炎的总有效率高于对照组[OR =2.76,95% CI =(1.05,7.26), P =0.04],但痊愈率与对照组比较无明显优势[OR =1.56,95% CI =(0.71,3.42), P =0.27]。通滞苏润江胶囊与西药对照组(双氯芬酸钠)共纳入2个RCT,其治疗痛风性关节炎的总有效率与对照组差异无统计学意义[OR =1.42,95% CI =(0.57,3.53), P =0.45],痊愈率与对照组比较无明显优势[OR =1.29,95% CI =(0.61,2.70), P =0.51]。通滞苏润江胶囊与中成药(痛风定胶囊)组共纳入2个RCT,其治疗痛风性关节炎的总有效率优于对照组[OR =3.01,95% CI =(1.01,8.95), P =0.05]。

在纳入的6个RCT研究中,有5个报告了不良反应发生情况。不良反应包括胃肠道反应、胃肠道出血、肝肾功能异常等。试验组185例患者中20例发生不良反应。对照组172例患者中30例发生不良反应。在减少胃肠道反应方面,通滞苏润江胶囊与对照组(双氯芬酸钠)比较有明显优势[OR =0.31,95% CI =(0.11,0.92), P =0.03],在改善肝肾功能损害发生率中无明显优势

［OR=0.20，95% CI=（0.03，1.19），P=0.08］。

安全性事件：通滞苏润江胶囊的不良反应主要表现为腹泻以及腹部不适，其发生率约1.0%；而且个体差异明显。同时腹泻多发生在服药后的初始阶段，存在明显的初期适应过程。

结论：当前证据显示，通滞苏润江胶囊治疗急性痛风性关节炎有良好的疗效及安全性，受纳入研究数量和质量限制，上述结论尚待开展更多高质量研究加以证实。

评论：本研究存在局限性，纳入符合标准的RCT6个，其中描述了随机分配方法的有2个，其他均未阐述随机分配和分配隐藏方案。所有试验均未提及如何实施盲法，因此认定在受试者及参与人员的盲法方面和结果评估的盲法认定为高偏倚风险。所有RCT均未提及失访/退出，故判定结果数据完整性方面为高偏倚风险。总体上方法学质量较低，存在的偏倚风险较大。纳入文献的质量不高，且都是小样本的随机对照试验。

证据等级：Ⅱb级证据
干预手段4：通滞苏润江胶囊，随机对照试验质量评价结果为（++）

王瑞等[9]在一项随机对照临床研究中，采用通滞苏润江胶囊治疗痛风性关节炎，观察痛风性关节炎患者的临床疗效。研究于天津中医药大学第一附属医院进行，将82例中医辨证为风寒湿痹证和风湿热痹证的痛风性关节炎患者按随机数表法分为对照组和治疗组，每组各41例。对照组应用西医治疗，服用碳酸氢钠片，2~6g/d，每周复查尿常规1次，调整碳酸氢钠用量，使尿液pH值为6.5~6.8；别嘌醇0.1g/次，每日3次。治疗组在对照组治疗的基础上口服通滞苏润江胶囊5粒（0.3mg/粒）/次，2次/d，两组治疗14天为1个疗程。疗效评价指标为两组临床疗效比较，治疗前后血尿酸、血脂变化。结果显示，具体见表12-3、表12-4。

表12-3　两组临床疗效比较

组别	例数	治愈	显效	有效	无效	总有效率
治疗组	41	9	15	12	5	87.80%*
对照组	41	7	10	12	12	70.73%

注：与对照组比较，u=1.659，*P=0.093 1。

表 12-4　两组治疗前后血尿酸、血脂参数比较($\bar{x} \pm s$)

组别	例数	时相	血尿酸 / ($\mu mol \cdot L^{-1}$)	胆固醇 / ($mmol \cdot L^{-1}$)	甘油三酯 / ($mmol \cdot L^{-1}$)
治疗组	41	治疗前	484.7 ± 74.4	6.27 ± 0.62	2.43 ± 0.26
		治疗后	336.7 ± 52.8*	5.01 ± 0.57*	1.61 ± 0.21*
对照组	41	治疗前	480.1 ± 79.6	6.31 ± 0.59	2.39 ± 0.24
		治疗后	384.7 ± 62.6	6.02 ± 0.61	2.25 ± 0.31

注:*$P<0.01$。

安全性事件:治疗组通滞苏润江胶囊含有秋水仙,治疗后复查肝肾功能及血常规,未发现肝肾功能损伤、粒细胞和血小板计数减少等严重药物不良反应。1 名患者反映有胃肠道不适症状,给予对症治疗 3 天后消失。两组在治疗过程中均未发现过敏反应。

另外一项随机对照临床研究[10]中,采用通滞苏润江胶囊治疗痛风性关节炎,观察痛风性关节炎患者的临床疗效。研究于北京中医药大学第三附属医院进行,将 52 例中医辨证为湿热阻络证的痛风性关节炎患者随机分为观察组和对照组,每组分别为 28 例和 24 例。治疗组服用通滞苏润江胶囊 6 粒 / 次,2 次 /d,对照组服用别嘌醇片,100mg/ 次,2 次 /d。治疗 30 天后评定疗效。

疗效评价指标为疼痛评分(VAS):0~3 分指轻微疼痛,可以忍受,不影响休息;4~6 分指疼痛影响休息,应给予一定的处理;7~10 分指疼痛难以忍受,影响食欲,影响睡眠。另外,观察血尿酸指标。

疼痛评分结果显示见表 12-5。结果显示,血尿酸值两组患者治疗前后均有明显下降,组内治疗前后有显著性差异,组间差异无统计学意义。

表 12-5　观察组和对照组治疗前后 VAS 评分

组别	VAS 评分				
	治疗前	治疗 3 天	治疗 7 天	治疗 14 天	治疗 30 天
观察组	6.4	4.3	3.3	2.7	2.1
对照组	6.6	5.7	5.5	4.9	4.4
t 值	58.33	38.77	21.52	22.96	−61.13
P 值	>0.1	<0.05	<0.01	<0.01	<0.01

安全性事件:观察组6例患者出现腹泻,其中4例减量后腹泻缓解,2例停药,不良反应发生率为11.54%。

干预手段5:白艾痛风灵,随机对照试验质量评价结果为(+)

谢建祥等[11]在一项随机对照临床研究中,采用白艾痛风灵治疗急性痛风性关节炎,观察急性痛风性关节炎患者的临床疗效。研究于江西省人民医院进行,将60例急性痛风性关节炎患者随机分为中药治疗组和西药对照组,每组各30例。治疗组口服白艾痛风灵冲剂,每次8.5g,每天2次,早、晚各服1次;对照组口服秋水仙碱片剂,每次1mg,每天4次。共服用7天。疗效评价指标包括:①临床症状体征,关节疼痛、关节红肿、关节活动受限程度及全身症状如发热等,参照文献进行打分;②生化检查,血尿酸、红细胞沉降率及C反应蛋白水平测定;③安全性检测指标,血、尿常规,肝、肾功能及药物不良反应;④症状体征缓解时间,不超过7d为有效,否则为好转或无效。疗效标准参照国家中医药管理局《中医病证诊断疗效标准》(1994)进行评定。①显效:关节红肿热痛消失,局部无任何反应,活动如常,缓解时间不超过7d;②好转:关节红肿稍减,疼痛缓解,活动基本如常,缓解时间超过7d;③无效:关节红肿热痛症状改善不明显,活动仍受影响。

结果显示:治疗组和对照组关节疼痛、关节肿胀、关节活动受限、红细胞沉降率及C反应蛋白水平治疗后与治疗前比较,差异均有统计学意义($P<0.05$);治疗组治疗后血尿酸值与治疗前比较,差异有统计学意义($P<0.05$),而对照组则无统计学意义($P>0.05$);治疗组治疗后血尿酸及红细胞沉降率下降值与对照组比较,差异均有统计学意义($P<0.05$),而关节疼痛、红肿、活动受限等分值及C反应蛋白下降值比较,差异均无统计学意义($P>0.05$)。见表12-6~表12-8。

表12-6 两组治疗前后临床症状体征积分比较($\bar{x} \pm s$)

组别	例数	时间	关节疼痛评分	关节肿胀评分	关节活动受限
治疗组	30	治疗前	1.73 ± 0.45	1.47 ± 0.63	0.90 ± 0.71
		治疗后	0.40 ± 0.50#	0.20 ± 0.41#	0.13 ± 0.35#
对照组	30	治疗前	1.97 ± 0.61	1.77 ± 0.73	1.03 ± 0.56
		治疗后	0.47 ± 0.51#	0.40 ± 0.50#	0.13 ± 0.35#

注:与治疗前比较,# 为 $P<0.05$。

表 12-7　两组治疗前后血尿酸、红细胞沉降率及 C 反应蛋白比较($\bar{x} \pm s$)

组别	例数	时间	血尿酸 / (μmol·L^{-1})	红细胞沉降率 / （mm·h^{-1}）	C 反应蛋白 / （mg·L^{-1}）
治疗组	30	治疗前	539.05 ± 90.19	23.83 ± 12.50	10.39 ± 10.30
		治疗后	436.17 ± 71.97[#]	12.53 ± 6.36[#]	5.88 ± 4.82[#]
对照组	30	治疗前	502.50 ± 133.96	25.13 ± 9.33	11.11 ± 8.57
		治疗后	479.00 ± 114.36	17.13 ± 6.33[#]	6.96 ± 5.17[#]

注：与治疗前比较，[#]$P < 0.05$。

表 12-8　两组治疗前后血尿酸、红细胞沉降率及 C 反应蛋白及
症状体征下降值的比较($\bar{x} \pm s$)

组别	血尿酸 / (μmol·L^{-1})	红细胞 沉降率 / （mm·h^{-1}）	C 反应蛋白 / （mg·L^{-1}）	关节疼痛	关节肿胀	关节活 动受限
治疗组	102.88 ± 36.71[#]	11.30 ± 6.88[#]	4.51 ± 6.27	1.33 ± 0.48	1.27 ± 0.58	0.77 ± 0.57
对照组	23.50 ± 38.27	8.00 ± 4.60	4.15 ± 4.03	1.50 ± 0.51	1.37 ± 0.56	0.90 ± 0.48

注：与治疗前比较，[#] 为 $P < 0.05$。

安全性事件：治疗组出现口干、头晕 1 例；对照组出现恶心 5 例、腹泻 9 例、胃部不适 1 例；两组均未出现血液系统及肝、肾功能的损害。

参考文献

［1］ CHEN S L, DU H, WANG Y, et al. The epidemiology study Chinese Journal of Experimental Traditional Medical Formulae of hyperuricemia and gout in a community population of Huangpu District in Shanghai [J]. Chin Med J, 1998, 111 (3): 228-230.

［2］ WALLACE SL, ROBINSION H, MASI AT, et al. Preliminary criteria for the classification of the acute arthritis of primary gout [J]. Arthritis Rheum, 1977, 20 (3): 895-900.

［3］ 倪伟. 内科学 [M]. 北京: 中国中医药出版社, 2012: 356.

［4］ 张洪瑞. 现代医学对痛风性关节炎发病机制的认识分析 [J]. 中国实用医药, 2017, 12 (6): 196.

［5］ 刘畅, 韩东岳, 麻东阳, 等. 针刺治疗痛风性关节炎疗效 Meta 分析 [J]. 辽宁中医药大学学报, 2015, 17 (3): 109-112.

［6］ 谢丽琴, 李丽霞, 黄应杰, 等. "火郁发之" 法火针治疗急性痛风性关节炎中的临床效果 [J]. 中国当代医药, 2018, 25 (16): 190-193.

［7］ 王罡, 蔡玮. 针刺治疗急性痛风性关节炎疗效观察 [J]. 上海针灸杂志, 2013, 32 (7): 583-585.

［8］ 周俊, 肖微, 吴锐, 等. 通滞苏润江胶囊治疗急性痛风性关节炎有效性和安全性的系统评价 [J]. 风湿病与关节炎, 2016, 5 (2): 21-27.

［9］ 王瑞, 宋平, 高海峰. 通滞苏润江胶囊在治疗急性痛风性关节炎中的应用 [J]. 山西中医, 2014, 30 (10): 52-53.

［10］ 鲁姝, 武莹, 张毅. 通滞苏润江胶囊治疗痛风性关节炎疗效观察 [J]. 亚太传统医药, 2013, 9 (1): 171-172.

［11］ 谢建祥, 舒小妹, 赵凤达. 白艾痛风灵冲剂治疗急性痛风性关节炎的临床研究 [J]. 实用中西医结合杂志, 2011, 11 (5): 8-10.

第十三章 | 13

胃食管反流病

（中医病名：食管瘅、胃反、嘈杂等）

检索日期：2017 年 12 月

作者：王凤云、李夏、车慧、谢璟仪、曾恩锦、马金鑫

要 点

- 胃食管反流病（GERD），其发病原因多样，主要与防御机制减弱有关，胃内容物反流到食管引起患者不适症状和食管黏膜损伤。目前主要分为非糜烂性反流病（NERD）、反流性食管炎（RE）和 Barrett 食管（BE）三大临床类型[1]。相当于中医的"食管瘅""胃反""嘈杂"等症[2]。

- 我国胃食管反流病患病率不存在城乡差异，但存在显著的性别差异和职业差异，发病高峰年龄为 40~59 岁[3]。较为公认的危险因素有吸烟和肥胖。此外，还包括年龄、饮酒、社会因素、遗传因素、心身疾病及非甾体抗炎药、抗胆碱能药等[4]。

- 中成药和针刺治疗胃食管反流病是有效的。我们对文献的证据要素进行了分类以供临床研究者判断。

- 根据对胃食管反流病临床症状改善的证据来说，包含了高等级证据及低等级证据，但其质量都相对较低。

- 现代医学在临床上治疗胃食管反流病的方法包括一般治疗（改变患者的生活方式）、药物治疗及手术治疗。目前，治疗 GERD 的基本方法仍然是抑酸治疗，常用的抑酸药为 H_2 受体拮抗剂（H_2RA）和质子泵抑制剂（PPI）。有文献报道[5]长期（>1 年）小量或中等量服用 PPI 可引起血清胃泌素轻度升高。而胃泌素的增加可引起胃息肉、胃癌、胃类癌和结肠癌发生的风险[6]。另有文献[7]提到 PPI 的长期使用会影响维生素

C、镁、钙的吸收,增加肠道细菌感染及腹泻风险;对使用氯吡格雷的心脑血管疾病患者还可增加心脑血管风险事件。

- 在所涉及到的临床试验中,中医药疗法主要包括针刺和中成药。其中中成药有达立通颗粒、胃苏颗粒、胃力康颗粒、六味安消胶囊、枳术宽中胶囊、甘海胃康胶囊、一清胶囊等,均有较好的疗效。

疾病概述

胃食管反流病(gastroesophageal reflux disease,GERD)是一种消化道慢性疾病,是消化道的异常蠕动,属于动力障碍性疾病,是抗反流防御机制降低和反流物对食管黏膜攻击作用的结果。抗反流防御机制降低包括屏障结构功能下降、食管清除作用降低和食管黏膜屏障功能降低[8]。临床表现包括反流物所致的食管内及食管外的刺激症状,如胃灼热、反酸、非心源性胸痛、吞咽性胸痛,与反流相关的咳嗽、哮喘、咽喉炎、口腔溃疡等,部分患者无典型症状。GERD 目前主要分为非糜烂性反流病(NERD)、反流性食管炎(RE)和 Barrett 食管(BE)三种类型。

中医古代文献中与 GERD 相关的病名大多反映其疾病过程中的某一症状。如"吞酸""吐酸""中酸"反映其反酸的症状,"反胃""翻胃""胃反"反映其反食的症状,"嘈杂"反映胃灼热,"胃心痛""胃脘痛"反映其胸骨后及胃部疼痛的症状,"梅核气""噎膈"则反映其食管外症状[7,9,10]。这些病名虽能反映 GERD 的症状特点,但并不能全面系统地概括 GERD。故在此基础上,张声生等[2]专家提出将"食管瘅"作为 GERD 的中医病名,基本上可反映本病的病位、病因病机与主症。

研究结果

临床问题 1:针对 GERD 的综合改善

证据级别:Ⅰa

干预手段 1:针刺,系统综述质量评价结果为(+++)

在一项针刺治疗胃食管反流病的系统回顾与 Meta 分析中[11],检索四个中文库:中国知网、万方数据库、维普网、CBM,四个英文库:Web of Science、Cochrane Library、PubMed、Embase 中研究针刺(Manual acupuncture,MA)/电针(Electroacupuncture,EA)或联合西药(Western medicine,WM)治疗 GERD

的随机对照试验。检索事件为各库成立时间到 2016 年 6 月。

在研究中,对检索所获得的文献采用如下标准进行筛查。纳排标准:①研究类型,采用 MA/EA 治疗 GERD 患者的随机对照试验;②受试者,18~70 岁之间确诊为 GERD 的患者;③治疗组为单独使用 MA/EA 治疗或联合 WM 治疗;④疗效评价类型,主要指标为症状改善,次要指标包括症状评分、生存质量表(使用 SF-36 量表)、复发率和不良事件。由 2 位研究员按照纳排标准独立筛选文献、提取资料和评价纳入研究的方法学质量后,通过第三位研究员讨论和达成共识。采用 RevMan5.3 软件进行数据分析。

共纳入 12 篇文章、11 篇期刊及 1 篇学位论文,共计 1 235 例患者(治疗组 640 例,对照组 595 例)。除了一个临床研究分为 3 组:EA 组、WM 组、EA 和 WM 联合治疗组,其余的 11 个临床研究均分为两组。

结果显示:

(1)症状改善:单独使用 MA/EA 治疗 GERD 的疗效等同于使用 WM (RR1.05,95% CI 0.98~1.12;P=0.15),具有低异质性(I^2=21%,P=0.28)。当 MA/EA 合并 WM 治疗时,相比于单纯使用西药症状有显著改善(RR1.17,95% CI 1.09~1.26;P=0.03),没有显著的异质性(I^2=0%,P=0.41)。症状评分:3 项研究使用症状评分来评估 GERD 的程度,单独使用针刺/电针疗效相当于单独使用西药(SMD −0.02,95% CI −0.18~0.14;P=0.84),没有显著的异质性(I^2=0%,P=0.87)。

(2)生存质量:有 3 项研究使用 SF-36 量表评估生存质量,大量异质性的存在阻碍了结果的汇集。Dickman 等的研究发现,在 SF-36 量的 8 个方面中,除了生命力评分这一个方面外,针刺对别的 7 个方面都有改善,而双倍剂量的 PPI 只对身体情况评分和社会功能评分有轻微改善。组间研究表明,针刺对一般健康情况评分(55.0 ± 18.0 vs 41.9 ± 20.0,P=0.025)与身体疼痛评分(57.0 ± 31.1 vs 40.9 ± 19.3,P=0.020)有显著改善。Zhang 等发现在干预期,针刺与西药的治疗效果相当,但针刺对于 48 周随访期中的身体情况评分(67 ± 13 vs 55 ± 21)、情感情况评分(72 ± 36 vs 64 ± 18)、活力情况评分(71 ± 23 vs 62 ± 41)、身体疼痛评分(84 ± 20 vs 64 ± 50)有显著改善(所有 P<0.05)。Zhang 等的第二项研究中也存在相似结果,针刺对身体情况评分(66.52 ± 13.29 vs 54.87 ± 11.34)、情感情况评分(71.59 ± 35.54 vs 63.55 ± 27.74)和身体疼痛评分(83.56 ± 19.92 vs 73.85 ± 39.51)有显著改善(所有 P<0.05)。

(3)复发率:有 3 项研究报告了复发率,与单独使用西药相比,针刺/电针降低了 GERD 的复发率（*RR*0.42,95% *CI* 0.29~0.61；*P*<0.001），具有低异质性（*I²*=7%,*P*=0.34）。

安全性事件：在纳入的 12 个研究中，有 5 个报告了不良事件。5 名接受针刺治疗的患者发生轻度腹泻，1 名患者发生轻微手腕疼痛，均自发改善。接受西药治疗的 1 名患者因恶心和腹痛退出治疗。

这篇 Meta 分析存在局限性：第一，研究中包含的 RCT 数量有限，样本大小相对较小；第二，12 个 RCT 中 11 个在中国进行，10 篇文献以中文出版。因此，存在的偏倚风险很高，所纳入的研究方法学质量普遍较差。

另外，在进行证据汇总期间，我们纳入了关于针灸治疗胃食管反流病的具体文献证据共 11 篇[12-22]，结果显示，针灸单独应用或联合西药治疗可以改善临床症状和体征，改善胃镜指标，同时还可以减少复发，改善焦虑和抑郁情况。研究中，不良事件较少。具体详见表 13-1。

干预措施 2：六味安消胶囊，随机对照试验质量评价结果为（++）

徐升等[23]的一项随机对照临床试验中，使用六味安消胶囊联合 PPI 和促胃肠动力药物治疗 RE 患者，观察患者服药前后及停药后的症状改变情况及胃镜下食管黏膜破损情况。研究于永康市第一人民医院消化内科进行。研究者将符合纳排标准的 55 例 RE 患者按随机数表法分为两组：对照组 27 例，采用常规治疗方案，奥美拉唑胶囊，每次口服 20mg，早上和晚上饭后各服 1 次，同时再给予马来酸曲美布汀分散片，每次口服 0.1~0.2g，每天 3 次。观察组 28 例，在常规药物治疗的基础上运用六味安消胶囊联合治疗。六味安消胶囊，每次 1.5~3g，每天 2~3 次，饭前服用。疗程均为 12 周。疗效评价标准根据《反流性食管炎诊断及治疗指南》（2003 年）拟定。①治愈：治疗后，反酸、胃灼热以及胸骨后疼痛等临床症状基本消失，且经胃镜检查，结果显示糜烂黏膜基本消失；②有效：治疗后，反酸、胃灼热以及胸骨后疼痛等临床症状明显改善，且经胃镜检查，结果显示糜烂黏膜较治疗前减少 ≥50%；③无效：治疗后，反酸、胃灼热以及胸骨后疼痛等临床症状无显著变化，且经胃镜检查，结果显示糜烂黏膜较治疗前减少<50%。研究结果显示：治疗 12 周后，相较对照组而言，观察组的治疗总有效率明显较高，组间比较存在统计学差异（*P*<0.05）。见表 13-2。本次研究未报告不良事件情况。

表 13-1 针灸临床研究资料提取表

作者	证据级别	证据质量	研究场所	干预人群	试验组干预措施	对照组干预措施	结局评价标准	随机方法	盲法	试验组例数	对照组例数	有效性	安全性
施一春等[12]	Ⅱb	3+	浙江中医药大学附属第三医院	难治性胃食管反流病	泮托拉唑肠溶胶囊口服，每日1次40mg。同时给予针灸治疗.取穴：上脘、中脘、下脘、气海、天枢（双侧）、足三里（双侧）、内关（双侧）、公孙（双侧）、神阙。在留针期间，在神阙穴施以温和灸；在双侧足三里穴处施以温针灸疗法。每周治疗3次。连续治疗8周，随访期为12周	口服泮托拉唑肠溶胶囊每次40mg，每日2次；枸橼酸莫沙必利片，每次5mg，每日3次；铝碳酸镁片，每次500mg，每日2次	依据RDQ评分症状消失为痊愈，症状改善百分率≥80%为显效，50%≤症状改善百分率<80%为进步，症状改善百分率<50%为无效，症状改善百分率负值时为恶化	SPSS17.0	未报告	74	74	①治疗组总有效率为92.06%；对照组为83.33%，治疗组临床疗效优于对照组（$P<0.01$）。②治疗组治疗前GERD-HRQL评分为(25.98 ± 3.06)分，随访期为(12.33 ± 4.15)分，对照组分别为(26.78 ± 2.73)分、(13.96 ± 3.57)分。两组治疗前评分差异无统计学意义($P>0.05$)。两组随访期GERD-HRQL评分均明显降低($P<0.01$)，且随访期治疗组明显低于对照组($P<0.05$)。③治疗组治疗前胃镜检查评分为(2.78 ± 0.99)分，治疗后为(1.30 ± 0.55)分，对照组分别为(2.91 ± 0.90)分、(1.47 ± 0.73)分。两组治疗前后胃镜下炎症评分与治疗前相比较均明显降低($P<0.01$)，但两组治疗后对比较差异无统计学意义($P>0.05$)	未报告

作者	证据级别	证据质量	研究场所	干预人群	试验组干预措施	对照组干预措施	结局评价标准	随机方法	盲法	试验组例数	对照组例数	有效性	安全性
潘诗敏等[13]	Ⅱb	2+	湖南中医药大学第一附属医院	胃食管反流病	五经配伍调气法针刺治疗，穴取足三里、冲阳、胃俞、中脘、行间、少府、大敦、肝俞、期门，留针膻中、中庭，每周30min，每周3次	雷贝拉唑肠溶胶囊20mg，每日1次，早晨服用，连续服用8周	主要症状（胃脘灼热、反酸、嗳气、胸骨后疼痛）改善情况。证候疗效评定采用尼莫地平法计算，疗效指数=[（治疗前积分－治疗后积分）÷治疗前积分]×100%。基愈：反流症状消失，疗效指数≥95%。显效：反流症状基本消失，虽偶有症状但很快消失，95%>疗效指数≥70%。有效：反流症状未消失，但较以前减轻，70%>疗效指数≥30%。无效：反流症状未消失，程度未减轻，疗效指数<30%。胃镜下炎症性反应疗效评定标准根据1994年美国洛杉矶世界胃肠病大会制订的"洛杉矶分类（LA分类）法"判定	随机数字表	未报告	28	29	随访时观察组证候积分及治疗后与随访时证候积分差值均优于对照组（$P<0.05$）。观察组治疗后胃脘灼热症状总有效率为82.1%，低于对照组的93.1%（$P<0.05$）。观察组治疗后嗳气症状总有效率为94.1%，高于对照组的75.0%（$P<0.05$）。两组治疗后反酸及胃胀后疼痛症状总有效率比较差异无统计学意义（均$P>0.05$）。观察组胃镜下炎性反应改善有效总有效率为75.0%，对照组为82.4%，差异无统计学意义（$z=-0.400$，$P>0.05$）	未报告

续表

作者	证据级别	证据质量	研究场所	干预人群	试验组干预措施	对照组干预措施	结局评价标准	随机方法	盲法	试验组例数	对照组例数	有效性	安全性
刘玉生等[14]	IIb	2+	吉林省中医药科学院第一临床医院	胃食管反流病	基本穴位为膻中、中脘、天枢、关元、足三里、内关。手法为平补平泻,1次/d,留针30分钟,共观察60天	每天给予奥美拉唑20mg,口服,观察60天	(1)症状疗效评定标准。①痊愈:临床症状消失或大幅度改善,积分下降幅度在90%以上;②显效:症状得到较大的下降幅度在70%~89%之间;③有效:症状得到一定程度的缓解,积分下降幅度在30%~69%之间;④无效:不满足以上标准的患者被评价为治疗无效。(2)胃镜下食管炎疗效评定标准。①显效:治疗后食管炎消失,积分为0分;②有效:食管炎评级改善1个级别以上,积分减少1分以上;③无效:治疗后食管炎改善不明显,积分无变化,包括积分增加的患者	电脑随机	未报告	30	30	①治疗组患者的胃灼热、胸痛、反酸、暖气和嘈杂情况明显优于对照组,分改善症状积分改善情况明显,差异显著($P<0.05$);②两组患者的胃镜分级结果相差不大,$P>0.05$,说明两组在胃镜下食管炎分级改善方面作用相似	未报告

作者	证据级别	研究场所	干预人群	试验组干预措施	对照组干预措施	结局评价标准	随机方法	盲法	试验组例数	对照组例数	有效性	安全性
孙梦娟等[15]	IIb	黑龙江中医药大学附属第一医院	胃食管反流病	取双侧足三里、上巨虚、下巨虚、委中、委阳、阴陵泉、阴阳。每日1次，治疗4周	口服奥美拉唑肠溶片 20mg，每日2次，共治疗4周	根据患者治疗前后症状分改善率及胃镜检查结果评定疗效（略）	随机数字表	未报告	34	27	①治疗组总有效率为97.1%，对照组为85.2%，两组比较差异具有统计学意义（$P<0.05$）；②治疗组治疗后6个月复发率为16.7%，对照组为50.0%，两组比较差异具有统计学意义（$P<0.05$）	未报告
周兵霞[16]	IV	中国中医科学院广安门医院	胃食管反流病	上脘、中脘、下脘、气海、双侧天板、足三里、内关、期门、章门、腹结；头皮针双侧胃区和双侧迎香。每周3次，治疗4周	—	疗效判定标准：痊愈为症状评分改善率>90%；显效为症状评分改善率为70%~89%；有效为症状评分改善率30%~69%；无效为症状评分改善率<30%	—	—	85	—	受试者的主要症状、次要症状、精神心理情况、睡眠质量，在治疗1个月后总积分均明显下降。治疗前后两组比较在反流症状、伴随症状、SDS、SAS、睡眠方面的差异均有统计学意义（均$P<0.05$）	皮肤偶血疗斑等，1~3天内消失
于春晓[17]	IV	南京市中医院	胃食管反流病	检查患者督脉背部从T1棘突下至第T12棘突下的情况，包括压痛感、结节、条索状、瘀斑等异常反应。穴位包括陶道、身柱、神道、灵台至阳、筋缩、中枢、脊中督脉经穴，以中督脉经穴，以	—	观察T1~T12上压痛点和结节等的分布和程度情况。RDQ症状自评量表、ZUNG焦虑自评（SAS）、ZUNG抑郁自评量表（SDS）	—	—	60	—	压痛点的频数在T1~T12节段，分布呈明显的中间高、两头低的趋势，T5~T7达到高峰，T3~T9段的疼痛程度较重，其余较轻。RDQ、SAS、SDS均较治疗前降低，治疗前后的评分差值分别是15.63±7.75、13.53±9.36、10.80±7.47，$P<0.05$，差异有统计学意义。患者治疗前后阳性压痛点个数比较，$P>0.05$，差异无统计学意义	未报告

续表

作者	证据级别	证据质量	研究场所	干预人群	试验组干预措施	对照组干预措施	结局评价标准	随机方法	盲法	试验组例数	对照组例数	有效性	安全性
于春晓[17]					及 T2、T4、T8、T12 棘突下的非经穴。针刺相应阳性点，每周 3 次，共 4 周								
刘谦等[18]	Ⅳ	2+	郑州大学第五附属医院	非糜烂性胃食管反流病	治疗方案为针刺内关、太冲、公孙、中脘、足三里，每日 1 次，治疗 6d 休息 1d，疗程 4 周	-	不同物理性质食团吞咽模式下的食管动力特点（略）	-	-	32	-	①针灸治疗 4 周后，32 例患者胃食管反流单项症状及总症状积分较治疗前减少（$P<0.05$），说明针灸治疗对缓解患者的单项症状均有效，且具有较好的一致性；②在不同物理性质食团吞咽时，食管近、中、远段波幅、远段收缩积分较治疗前均有显著提高（$P<0.05$），但不同食团吞咽在蠕动波起始速度、波峰速度较治疗前，后比较差异无统计学意义（$P>0.05$）；③针灸治疗后，液体及固体吞咽时食管体部运动障碍得以改善，但差异无统计学意义（P 值分别为 0.058、0.061）；而吞咽胶冻时食管部运动障碍的患者率虽有下降。吞咽运动障碍的个体平均吞咽成功率及总吞咽成功率均有增加（$P<0.05$）。	未报告

作者	证据级别	证据质量	研究场所	干预人群	试验组干预措施	对照组干预措施	结局评价标准	随机方法	盲法	试验组例数	对照组例数	有效性	安全性
田应旭[19]	IIb	1+	黑龙江省中医药大学	胃食管反流病	头针:胃区、肝胆区、百会。体针:中脘,建里,内关,足三里,天枢,公孙,合谷,太冲,膈俞,肝俞,胃俞。每日一次,治疗8周	雷贝拉唑钠肠溶片20mg,每次1次;莫沙必利片,每次5mg,每天3次,饭前服用。治疗8周	疗效判定标准:①痊愈:原有症状,体征消失或基本消失,内镜正常,症状积分差值≥95%;②显效:原有症状,体征明显改善,内镜下食管黏膜损伤明显改善,积分减少2,95%>症状积分差值≥70%;③有效:有所改善,内镜下食管黏膜损伤有所改善,积分减少1,70%>症状积分差值≥30%;④无效:原有症状,体征无明显改善,甚至加重,内镜或食管黏膜损伤无变化或加重,积分减少0分或为负分为无效,症状积分差值<30%	未报告	未报告	30	30	①头针配合针刺及常规药物治疗肝胃不和型胃食管反流病都有一定的临床疗效,治疗组与对照组总有效率分别为90%和76.67%,针刺组优于药物组,有统计学意义($P<0.05$);②治疗后两组的中医证候总积分组间比较,差异有统计学意义($P<0.05$),对于主症反酸,胃灼热症状的改善,两组进行比较,差异有统计学意义($P<0.05$),治疗组在主症胃后疼痛上,疗效要高于对照组,两组之间差异无统计学意义($P<0.05$),对嗳气,善太息,脘腹胀满或胸痛,咽逆症状的疗效,两组差异有统计学意义($P<0.05$),治疗组优于对照组;③胃镜下的食管黏膜分级记分比较,两组具有显著统计学意义($P<0.05$),治疗后组间比较,差异有统计学意义($P<0.05$)	治疗期间对照组同有治疗组与对照组各有2例患者出现恶心不适症状,未经处理,自然消失,治疗未发现不良反应

续表

作者	证据级别	证据质量	研究场所	干预人群	试验组干预措施	对照组干预措施	结局评价标准	随机方法	盲法	试验组例数	对照组例数	有效性	安全性
文娜等[20]	IIb	1+	北京煤炭总医院、中国武警总医院	肝胃郁热型胃食管反流病	取穴，足三里、内关、胃俞、内关，随证加减。胸满、胸胁疼痛加公孙、咽下不利加天突、膻中。每日1次，每5次休息2天。观察8周	奥美拉唑。服法：每次20mg，每日1次，晨起空腹口服。观察8周	痊愈为症状基本消失或治疗后积分值较治疗前下降≥90%，内镜积分0分，病理积分0分者；显效为治疗后症状积分值较治疗前下降60%~89%，内镜积分减少2分，病理积分减少2分者；有效为治疗后症状积分值较治疗前下降30%~59%，内镜积分减少1分，病理积分减少1分者；无效：治疗后症状积分较治疗前下降<30%，内镜积分增加1分以上或无变化或增加1分，病理积分无变化或增加1分以上者	未报告	未报告	31	30	①治疗后组间比较，经u检验，$P>0.05$，差异无统计学意义，表明两种治疗方法在改善临床症状方面均有显著作用，且作用相似；②组内胃镜疗效比较，两组治疗前后组内比较统计学差异显著，说明针刺疗法与单纯服用西药的方法都能有效帮助食管黏膜修复，改善食管黏膜炎症反应。组间胃镜疗效差异不显著，示两组胃镜疗效在治疗后结果显；③两组病例在治疗后12周随访复发情况比较，$P<0.05$，说明两组治疗在远期疗效方面差异具有统计学意义	未报告

作者	证据级别	证据质量	研究场所	干预人群	试验组干预措施	对照组干预措施	结局评价标准	随机方法	盲法	试验组例数	对照组例数	有效性	安全性
丰金香等[21]	IIb	1+	南京中医药大学第三附属医院	非糜烂性胃食管反流病	取穴督脉经阳性反应点,大椎,百会。每周3次,治疗4周	雷贝拉唑钠肠溶胶囊 20mg,按需服用,治疗4周	①RDQ评分:痊愈指症状消失;显效指疗效指数≥80%;进步指80%>疗效指数≥50%;无效指疗效指数<50%;恶化:疗效指数为负值;②Zung焦虑自评量表(SAS)焦虑评定的分界值为50分,50-59分为轻度焦虑,60-69分为中度焦虑,70分以上为重度焦虑;③Zung抑郁自评量表(SDS)轻度抑郁为53-62分;中度抑郁为63-72分;重度抑郁>72。分界值被低状态越好	未报告	未报告	30	30	①两组治疗前与治疗后RDQ量表评分与治疗前比较,差异有统计学意义($P<0.01$);两组治疗后的差值比较,差异有统计学意义($P<0.01$);②两组治疗前与治疗后SAS评分比较,差异有统计学意义($P<0.01$);观察组和对照组治疗后的差值比较,差异有统计学意义($P<0.01$);③观察组治疗前SDS评分与治疗后比较,差异有统计学意义($P<0.05$);对照组治疗前比较,差异无统计学意义($P>0.05$),观察组和对照组治疗后的差值比较差异有统计学意义($P<0.01$)	未报告
曹雨佳[22]	IIb	1+	天津中医药大学第一附属医院	胃食管反流病	针灸治疗,主穴:百会,内关,足三里,中脘,四神聪,丰隆,金津,玉液,期门,大冲。每日1次,治疗8周	对照组患者口服奥美拉唑肠溶胶囊治疗,20mg/d,晨起空腹口服。治疗8周	痊愈:患者临床症状基本消失,内镜检查显示黏膜疾病症状消失,可有少量组织学改变;好转:患者临床症状有明显改善,内镜检查显示黏膜病变情况减轻,有点状或条状状态充红,但无糜烂,无融合;无效:患者临床症状无变化,内镜检查无变化	未报告	未报告	45	45	两组患者临床疗效比较,对照组总有效率为73.3%,针刺组临床总有效率为91.1%,组间临床疗效比较差异具有统计学意义($P<0.05$);治疗后3个月对照组患者复发率为43.5%,针灸组复发率为18.1%,组间比较差异具有统计学意义($P<0.05$)	未报告

表 13-2 两组临床疗效比较

组别	例数	治愈	有效	无效	总有效	χ^2 值	P
对照组	27	10 (37.04%)	11 (40.74%)	6 (22.22%)	21 (77.78%)	4.305	<0.05
观察组	28	22 (78.57%)	5 (17.86%)	1 (3.57%)	27 (96.43%)		

复发情况:两组随访 6 个月期间的复发情况,患者再次出现恶心、反酸、嗳气、咽部异物感等症状,且经胃镜检查,结果显示食管黏膜破损。结果显示:观察组 22 例治愈患者中 1 例复发,复发率为 4.55%;对照组 10 例治愈患者中 3 例复发,复发率为 30.00%。两组复发率比较,差异有统计学意义(P<0.05)。

在另外一项临床研究[24]中,也报告了六味安消胶囊治疗胃食管反流病的疗效和安全性。

干预手段 3:胃力康颗粒,随机对照试验质量评价结果为(++)

王代梅等[25]的一项随机对照临床研究中,采用胃力康颗粒联合西药泮托拉唑治疗 GERD 患者,观察治疗前后食管内压力变化,镜下病变区域变化及耐心量表症状评分。研究于天津市中西医结合医院专家门诊进行。研究者将确诊为 RE 且中医辨证为肝胃郁热型的患者 84 例,随机分为两组。试验组 44 例服用胃力康颗粒和泮托拉唑肠溶胶囊,泮托拉唑 40mg,每日 1 次,早餐前半小时服用,中成药胃力康颗粒 10g,每日 3 次,餐后 1 小时服用;对照组 40 例服用多潘立酮片和泮托拉唑肠溶胶囊,泮托拉唑 40mg,每日 1 次,早餐前半小时服用,多潘立酮 10mg,每日 3 次,餐前半小时服用。两组疗程均为 8 周。服药 4 周复诊 1 次,了解患者病情及记录不良反应,并进行症状评分。

疗效判定标准。①胃镜疗效评定按内镜复查的积分判断疗效:内镜积分为 0 分者为痊愈,内镜积分减少 2 分者为显效,内镜积分减少 1 分者为有效,内镜积分无变化或增加 1 分以上者为无效。②症状疗效评定:症状疗效评定标准,显效为症状积分降低>80%,有效为症状积分降低 50%~80%,无效为症状积分降低<50%。

结果显示。①治疗前后症状总积分比较:治疗 8 周后,两组比较差异有统计学意义(P<0.05);试验组治疗前后比较,治疗 4 周后与治疗 8 周后与治疗前比较差异均有统计学意义(P<0.05);对照组治疗前后比较,治疗 4 周后

与治疗 8 周后与治疗前比较差异均有统计学意义（$P<0.05$），见表 13-3。②治疗后临床疗效评定：治疗后，试验组与对照组临床疗效比较差异有统计学意义（$P<0.05$），见表 13-4。③治疗前后胃镜疗效比较：两组胃镜结果差异有统计学意义（$P<0.05$），见表 13-5。

表 13-3　治疗前后症状总积分比较（$\bar{x}\pm s$）

组别	例数	治疗前	治疗 4 周后	治疗 8 周后
试验组	42	19.53 ± 4.44	9.66 ± 3.47#	5.71 ± 3.16#
对照组	38	18.21 ± 4.98	8.33 ± 4.69#	3.21 ± 3.11*#

注：治疗前后比较 #$P<0.05$，试验组与治疗组比较 *$P<0.05$。

表 13-4　治疗后临床疗效评定

组别	例数	显效	有效	无效	有效率
试验组	42	25	15	2	95.20%
对照组	38	7	25	6	84.20%

注：$z=3.72$，$P<0.05$。

表 13-5　治疗前后胃镜疗效比较

组别	例数	治愈	显效	有效	无效	有效率
试验组	42	16	14	10	2	95.20%
对照组	38	10	7	14	7	81.60%

注：$z=2.52$，$P<0.05$。

复发判定是在停药后或维持量治疗中，反流症状重现或加重持续 1 周以上；临床症状缓解、内镜证实食管炎愈合者停药，再次出现反流症状者。结果显示：两组复发率经卡方检验，差异有统计学意义（$P<0.05$）。见表 13-6。

表 13-6　试验组与对照组复发率比较

组别	例数	复发	未复发	复发率
试验组	42	5	37	11.90%
对照组	38	10	28	26.30%

注：$\chi^2=2.72$，$P<0.05$。

安全性事件：未见明显不良反应，偶有轻度不适，患者均能耐受，没有病例因为严重不良反应而中断治疗。各项安全性检查均在正常范围，未发现有异常变化。

干预手段 4：枳术宽中胶囊，随机对照试验质量评价结果为（++）

幸军等[26]的一项临床随机对照研究中，采用兰索拉唑胶囊加枳术宽中胶囊治疗 GERD 患者，观察患者服药前后症状改善及胃镜下黏膜改善情况。研究于解放军九四医院进行，将 120 例 RE 患者分为两组，每组各 60 例。两组患者在常规非药物治疗的基础上，对照组患者给予兰索拉唑胶囊，每次 30mg，每晚 1 次口服；枸橼酸莫沙必利片，每次 5mg，每日 3 次口服。治疗组患者在每晚口服兰索拉唑胶囊的基础上加服枳术宽中胶囊，每次 1.29g，每日 3 次口服。两组患者疗程均为 2 个月，所有患者在疗程结束时观察其临床症状改善情况并复查胃镜，疗程结束后 8 个月随访。结果显示：两组患者临床症状均明显缓解，治疗组总有效率为 95.0%，对照组总有效率为 91.7%，差异无统计学意义（P>0.05）；胃镜下总有效率对照组为 96.7%，治疗组为 100.0%，差异无统计学意义（P>0.05）。两组患者均无严重不良反应发生。两组反流性食管炎患者在治疗结束后 8 个月随访时，发现均有不同程度的复发，其中对照组患者复发 23 例，复发率为 38.3%，治疗组患者复发 9 例，复发率为 15.0%，两组患者复发率比较差异有统计学意义（P=0.002）。

安全性事件：两组反流性食管炎患者在治疗过程中均无严重不良反应发生，治疗组患者仅 2 例现轻度腹泻，轻度头晕 1 例。对照组患者出现轻度腹部不适 2 例，轻度头晕 2 例，患者症状均自行缓解未影响治疗。两组患者在治疗前后血尿常规及肝肾功能均未见明显异常。

证据等级 Ⅱ c
干预手段 5：一清胶囊，非随机对照试验质量评价结果为（++++）

宗岩等[27]的一项对一清胶囊联合 PPI 治疗湿热中阻型 RE 的随机对照临床研究中，采用一清胶囊联合埃索美拉唑肠溶片治疗湿热中阻型 RE，观察患者治疗前后胃镜下黏膜改变情况及复发情况。研究于南京医科大学附属淮安第一医院进行，共纳入 102 例 RE 患者，治疗组 51 例，予一清胶囊，每天 3 次，每次 2 粒，埃索美拉唑肠溶片 20mg，每日 1 次；4 周为 1 个疗程，共治疗 2 个疗程。对照组 51 例，予西药埃索美拉唑肠溶片 20mg，每日 1 次，枸橼酸莫沙必利片 5mg，每日 3 次，口服治疗。

疗效评价指标：①临床症状疗效评定标准参照 2002 年《中药新药临床研究指导原则》制订，以胃灼热、胸骨后疼痛、反酸、吞咽困难为主要症状，按症状轻重分为 4 级，积分分别为 0、2、4、6 分。痊愈为治疗后症状完全消失；显效为反酸、胃灼热等症状明显减轻，治疗后总积分下降 ≥2/3；有效为反酸、胃灼热等症状明显减轻，治疗后总积分下降 ≥1/3 而<2/3；无效为症状无变化或加重，治疗后总积分下降<1/3。②内镜疗效评定标准，痊愈为胃镜复查糜烂破损消失，充血水肿明显好转；显效为胃镜下炎症未消失，治疗前后积分差为 2 分；有效为胃镜下炎症未消失，治疗前后积分差为 1 分；无效为胃镜下炎症未消失，治疗前后积分差为 0 分或为负值。

结果显示：治疗组临床症状改善明显优于对照组，见表 13-7。治疗组在内镜改善程度明显优于对照组，见表 13-8。对两组临床疗效治愈、显效和有效病例分别于停药后 3 个月随访其症状的变化，观察两组患者的复发情况。结果显示：治疗组治疗后 3 月复发 5 例，复发率 9.80%；对照组复发 13 例，复发率 25.49%。两组复发率比较有显著性差异（$P<0.05$）。

表 13-7　两组临床症状疗效比较

组别	例数	痊愈	显效	有效	无效	总有效率
治疗组	51	18	20	10	3	94.12%[*]
对照组	51	9	15	17	10	80.39%

注：与对照组比较，[*]$P<0.05$。

表 13-8　两组内镜疗效比较

组别	例数	痊愈	显效	有效	无效	总有效率
治疗组	51	16	21	11	3	94.12%[*]
对照组	51	8	14	20	9	82.35%

注：与对照组比较，[*]$P<0.05$。

安全性事件：治疗组 5 例、对照组 6 例出现不适，但均不影响继续用药。安全性检查均未见异常。

临床问题 2：GERD 患者症状的改善及镜下 GERD 患者食管黏膜糜烂的改善
证据级别：Ⅱb
干预手段 6：胃苏颗粒,随机对照试验质量评价结果为(++)

在吴学文[28]的一项随机对照临床研究中,采用胃苏颗粒联合埃索美拉
唑治疗 RE 患者,观察治疗后临床疗效、胃镜疗效、症状评分变化以及不良
反应,随访 6 个月,观察复发情况,研究于北京电力医院进行。采用随机数
表法将患者分为两组,观察组 40 例,对照组 40 例。两组性别、年龄、症状
以及食管胃镜分级比较差异均无统计学意义(P 均 > 0.05),具可比性。两
组均给予埃索美拉唑 2mg/ 次,2 次 /d,饭前 30min 服用,治疗 6 周。观察
组在此基础上加用胃苏颗粒 15g/ 次,口服,3 次 /d,治疗 6 周。两组治疗期
间均忌烟酒,停用其他治疗食管炎的药物。疗效评定标准为：①临床疗效
判定,显效为原有的症状全部消失；有效为原有症状减轻；无效为原有症
状未发生变化,甚至加重。②胃镜疗效判定,痊愈为内镜积分为 0 分；显效
为内镜积分降低 2 分；有效为内镜积分降低 1 分；无效为内镜积分无变化
甚至增加。③症状评分,选择食管反流典型的症状指标如胃灼热、反酸以
及胸骨后疼痛,依据一定标准进行评分。结果显示：两组临床疗效比较,观
察组总有效率明显高于对照组(P < 0.05),见表 13-9；两组胃镜疗效比较,
观察组胃镜总有效率明显高于对照组(P < 0.05),见表 13-10；两组治疗前
后症状评分比较,两组治疗前胃灼热、反酸以及胸骨后疼痛评分比较差异
均无统计学意义(P > 0.05),治疗后两组上述症状评分均较治疗前明显降
低(P < 0.05),且观察组各项评分均明显低于对照组(P < 0.05),见表 13-11。
本研究未报告不良事件情况。

表 13-9　两组临床疗效比较

组别	例数	显效	有效	无效	总有效
观察组	40	12(30%)	26(65%)	2(5%)	38(95%)*
对照组	40	6(15%)	22(55%)	12(30%)	28(70%)

注：与对照组比较,*P < 0.05。

表 13-10　两组胃镜疗效比较

组别	例数	痊愈	显效	有效	无效	总有效
观察组	40	11(28%)	14(35%)	10(25%)	5(12%)	35(88%)*
对照组	40	6(15%)	10(25%)	8(20%)	16(40%)	24(60%)

注:与对照组比较,*$P<0.05$。

表 13-11　两组胃灼热、反酸以及胸骨后疼痛评分比较($\bar{x} \pm s$)

组别	例数	时间	胃灼热	反酸	胸骨后疼痛
观察组	40	治疗前	3.52 ± 0.43	3.29 ± 0.32	3.71 ± 0.25
	40	治疗后	$1.81 \pm 0.32^{\#*}$	$1.14 \pm 0.28^{\#*}$	$1.78 \pm 0.21^{\#*}$
治疗组	40	治疗前	3.46 ± 0.41	3.32 ± 0.35	3.69 ± 0.27
	40	治疗后	$2.30 \pm 0.49^{\#}$	$1.71 \pm 0.31^{\#}$	$2.71 \pm 0.31^{\#}$

注:与治疗前比较,#$P<0.05$；与对照组比较,*$P<0.05$。

在进行证据汇总期间,我们纳入了关于胃苏颗粒的其他文献证据共 2 篇,结果显示,胃苏颗粒联合西药治疗可以改善临床症状和体征,改善胃镜下表现,研究中,不良事件较少。具体详见表 13-12。

干预手段 7:达立通颗粒,随机对照试验质量评价结果为(++)

李乾构等[31]在一项随机对照临床试验中,使用达立通颗粒治疗胃食管反流病肝胃郁热证,观察其对胃排空的效果。研究在中国中医科学院西苑医院、四川大学华西医院、成都中医药大学附属医院、江西中医学院附属医院等进行,共纳入病例 602 例,达立通颗粒(试验组)402 例,西沙必利(对照组)200例。结果表明,试验组和对照组胃排空效果相似,均能显著改善患者的上腹痛、上腹胀、嗳气、早饱、恶心、呕吐等症状,但达立通颗粒缓解中医临床症状的疗效和安全性优于西药西沙必利。

表 13-12　胃苏颗粒临床研究资料提取表

作者	证据级别	证据质量	研究场所	干预人群	试验组干预措施	对照组干预措施	结局评价标准	随机方法	盲法	试验组例数	对照组例数	有效性	安全性
张炳辉[29]	IIb	1+	广州军区武汉总医院	胃食管反流病	对照组基础上增加胃苏颗粒5g，3次/d，服药4周	奥美拉唑肠溶胶囊20mg 口服,2次/d,枸橼酸莫沙必利5mg,3次/d;口服,服药4周	症状评价标准:痊愈为症状积分减少≥95%;显效症状积分减少≥70%;有效为症状积分减少≥30%;无效为症积分减少<30%。状积分复查的积分变化判断疗效	未报告	未报告	26	26	治疗4周后,两组症状方面及内镜下黏膜修复状况都较治疗前有明显改善。试验组症状总有效率为92.31%,胃镜下总有效率为75.00%;对照组症状总有效率为84.62%,胃镜下总有效率为68.18%。试验组及胃镜下总有效率均高于对照组,但差异无统计学意义(P>0.05)。在症状积分改善方面,试验组积分改善明显优于对照组,差异有统计学意义(P<0.05)	无不良反应发生
林宝华等[30]	IIb	1+	厦门大学附属第一医院杏林分院	胃食管反流病	对照组基础上增加胃苏颗粒5g,3次/d,服药4周	奥美拉唑肠溶胶囊20mg,口服2次/d,枸橼酸莫沙必利片5mg,3次/d;口服,服药4周	比较两组患者治疗前后反流症状计分(RFS),压痛程度(VAS),炎症细胞因子水平,临床症状改善情况和不良反应发生率的差异	未报告	未报告	58	52	两组患者临床疗效比较观察组总有效率显著高于对照组(P<0.01)。治疗前两组患者RFS及压痛VAS评分,IL-6,IL-18,hs-CRP水平差异无统计学意义(P>0.05)。治疗后观察组相关指标及评分显著低于对照组(P<0.01)	无不良反应发生

干预措施 8：丹栀逍遥丸，随机对照试验质量评价结果为（++）

黄晓平[32]的一项随机对照临床试验中，评估了丹栀逍遥丸联合莫沙必利治疗肝郁化火型反流性食管炎的疗效。研究在杭州西溪医院进行。研究者将78 例患者按照随机数表法分为观察组和对照组各 39 例。对照组患者口服莫沙必利，每天 3 次，每次 5mg，给药 3 周。观察组在对照组治疗基础上口服丹栀逍遥丸，每天 2 次，每次 12g，给药 3 周。观察指标有临床症状、内镜检查结果和不良反应等。临床症状疗效评价：①痊愈。反酸、胃灼热以及胸骨后疼痛等临床症状消失；②好转。反酸、胃灼热以及胸骨后疼痛等临床症状缓解；③无效。治疗后，反酸、胃灼热以及胸骨后疼痛等临床症状无任何变化，甚至恶化。内镜疗效标准：①痊愈。内镜复查显示胃食管黏膜变为正常状态；②好转。内镜复查显示胃食管黏膜炎症范围缩小，变化降低至少 1 个级别；③无效。内镜复查显示胃食管黏膜炎症没有任何变化甚至恶化。研究结果显示：

（1）两组临床疗效比较见表 13-13。对照组总有效率为 69.2%，观察组总有效率为 92.3%，两组比较，差异有统计学意义（P<0.05）。

表 13-13　两组临床疗效比较

组别	例数	痊愈	好转	无效	总有效率
试验组	39	16	11	12	69.2%
对照组	39	19	17	3	92.3%*

注：与对照组比较，*P<0.05。

（2）两组内镜疗效比较见表 13-14。对照组总有效率为 71.8%，观察组总有效率为 89.7%，两组比较，差异有统计学意义（P<0.05）。

表 13-14　两组临床疗效比较

组别	例数	痊愈	好转	无效	总有效率
试验组	39	15	13	11	71.8%
对照组	39	20	15	4	89.7%*

注：与对照组比较，*P<0.05。

（3）两组不良反应情况比较：观察组有 1 例皮疹，1 例恶心，对照组有 1 例腹泻，4 例恶心，3 例头晕。观察组的不良反应发生率为 5.1%，对照组的不良反应发生率为 20.5%，观察组的不良反应低于对照组（$P<0.05$）。两组患者的不良反应经过对症治疗后均改善，不影响后期的进一步治疗。患者的肝肾功能、血常规和尿常规均正常。

干预措施 9：甘海胃康胶囊，随机对照试验质量评价结果为（+）

在许永攀等[33]的一项随机对照临床研究中，使用甘海胃康胶囊联合 PPI 治疗 GERD，观察患者治疗前后胃镜下病变改善情况。研究于陕西中医学院附属医院进行，随机将 112 例患者分为两组，各 56 例。对照组给予泮托拉唑钠肠溶胶囊，40mg，1 次 /d，晨起空腹口服；同时口服盐酸伊托必利片，50mg，3 次 /d，饭前 20min 服用。治疗组在对照组的基础上口服中成药甘海胃康胶囊，2.4g，3 次 /d。4 周为 1 个疗程，治疗 2 个疗程，停药 2 周后复查胃镜，并对其疗效进行评价。疗效评价标准：临床痊愈，临床症状消失，胃镜下食管黏膜正常；显效，临床症状明显减轻，胃镜下食管病变分级由 C 级转为 A 级，或由 D 级转为 B 级；有效，临床症状减轻，胃镜下食管病变分级由 C 级转为 B 级，或由 D 级转为 C 级，或由 B 级转为 A 级；无效，临床症状及胃镜检查均无明显改善甚至加重。结果显示：两组总有效率比较，治疗组 96.43%，对照组 83.93%，$P<0.05$，有统计学差异；两组痊愈率比较，治疗组 35.71%，对照组 16.07%，$P<0.05$，有统计学差异。统计结果表明治疗组疗效均优于对照组。研究中未报告安全性事件。

参考文献

［1］ FASS R, OFMAN J J. Gastroesophageal reflux disease——should we adopt a new conceptual framework [J]. The American Journal of gastroenterology, 2002, 97 (8): 1901-1909.

［2］ 张声生，朱生樑，王宏伟，等. 胃食管反流病中医诊疗专家共识意见 (2017)[J]. 中国中西医结合消化杂志, 2017 (5): 321-326.

［3］ 屈坤鹏，成晓舟. 我国部分地区胃食管反流病患病率的 Meta 分析 [J]. 中华胃食管反流病电子杂志, 2015 (1): 34-44.

［4］ 张玲，邹多武. 胃食管反流病的流行病学及危险因素 [J]. 临床荟萃, 2017, 32 (1): 1-4.

［5］ 蒋绚，薛文婷，吕芳芳，等. 长期应用质子泵抑制剂副作用的观察 [C]// 第十二届中华医学会临床流行病学学术会议暨第六届世界中医药学会联合会临床疗效评价学术交流会论文集. 北京: 中华医学会临床流行病学分会, 世界中医药学会联合会临床疗效评价专业委员会, 中国临床流行病学网, 2012: 121-122.

［6］ 张薇，王海音，苗新芳. 长期应用质子泵抑制剂的不良反应 [J]. 医药论坛杂

志, 2014, 35 (2): 141-144.

［7］王维武, 唐旭东. 胃食管反流病中医病名探讨 [C]// 中华中医药学会脾胃病分会第十九次全国脾胃病学术交流会论文集. 石家庄: 中华中医药学会脾胃病分会, 2007: 48-50.

［8］朱宝宇, 宋德锋, 施春雨, 等. 胃食管反流病发病机制研究进展 [J]. 中国实验诊断学, 2015, 05 (2): 344-346.

［9］应海峰, 朱生樑. 胃食管反流病中医病名的探讨 [C]// 中华中医药学会第二十一届全国脾胃病学术交流会暨 2009 年脾胃病诊疗新进展学习班论文汇编. 深圳: 中华中医药学会脾胃病分会. 2009: 63-68

［10］李黎. 胃食管反流病中医古代文献溯源 [J]. 环球中医药, 2011, 4 (1): 11-15.

［11］ZHU J, GUO Y, LIU S, et al. Acupuncture for the treatment of gastro-oesophageal reflux disease: a systematic review and meta-analysis [J]. Acupuncture in Medicine, 2017, 35 (5): 316-323.

［12］施一春, 张晔庆, 沈醉, 等. 针灸辅助质子泵抑制剂治疗难治性胃食管反流病 63 例临床观察 [J]. 中医杂志, 2016 (24).

［13］潘诗敏, 李金香, 张曦, 等. 五经配伍调气法针刺治疗肝胃不和型胃食管反流病临床观察 [J]. 中国针灸, 2017 (37): 1260.

［14］刘玉生, 张曙光. 健脾理气和胃法针刺治疗反流性食管炎 30 例 [J]. 中医临床研究, 2016 (1): 85-86.

［15］孙梦娟, 孙晓伟, 张葊. 迎随补泻法针刺下合穴治疗胃食管反流病疗效观察 [J]. 上海针灸杂志, 2017, 36 (1): 60-63.

［16］周兵霞. 针刺治疗胃食管反流病临床观察 [D]. 北京: 北京中医药大学, 2013.

［17］于春晓. 胃食管反流病患者在督脉背段的阳性点分布及针刺疗效 [D]. 南京: 南京中医药大学, 2017.

［18］刘谦, 夏兴洲, 许晓芳, 等. 针灸对食管运动障碍 NERD 患者临床症状及食管动力的影响研究 [J]. 重庆医学, 2013, 42 (17): 1929-1931.

［19］田应旭. 头针配合体针治疗肝胃不和型反流性食管炎的临床研究 [D]. 哈尔滨: 黑龙江省中医药科学院, 2017.

［20］文娜, 郝晋东. 针刺治疗肝胃郁热型反流性食管炎疗效观察 [J]. 中国针灸, 2010: 30 (4): 285-288.

［21］丰金香, 陈朝明. 督脉经导气针刺法治疗非糜烂性反流病的临床观察 [J]. 时珍国医国药, 2016 (1): 138-140.

［22］曹雨佳. 针灸治疗反流性食管炎 90 例疗效观察 [J]. 亚太传统医药, 2016, 12 (20): 93-94.

［23］徐升, 吴敏华. 六味安消胶囊联合常规药物治疗反流性食管炎效果及对远期预后的影响 [J]. 新中医, 2017 (1): 47-49.

［24］武俊伟, 崔高峰, 于南江. 中西医结合治疗胃食管反流病 67 例疗效观察 [J]. 中国医药科学, 2011, 01 (8): 118-118.

［25］王代梅. 胃力康颗粒联合泮托拉唑治疗反流性食管炎的临床疗效观察 [D]. 天津: 天津医科大学, 2012.

［26］幸军, 冯青青, 李春安, 等. 中西医结合治疗反流性食管炎的临床观察 [J]. 中国医药导报, 2013, 10 (1): 120-121.

［27］宗岩, 丁建华. 一清胶囊联合埃索美拉唑治疗反流性食管炎临床观察 [J]. 辽宁中医药大学学报, 2013 (4): 32-33.

［28］吴学文. 中西医结合治疗反流性食管炎疗效观察 [J]. 现代中西医结合杂志, 2015, 08 (25): 2826-2827.

［29］张炳辉. 胃苏颗粒联合西医常规用药治疗胃食管反流病的临床研究 [D]. 武汉: 湖北中医药大学, 2013.

［30］林宝华, 欧阳昕. 胃苏颗粒联合西药治疗老年 GERD 的疗效分析 [J]. 中药材, 2017 (06): 233-235.

［31］李乾构. 达立通颗粒治疗胃食管反流病的研究 [C]// 中华中医药学会脾胃病分会第二十三次全国脾胃病学术交流会论文汇编. 海口: 中华中医药学会脾胃病分会, 2011: 95-98.

［32］黄晓平. 丹栀逍遥丸联合莫沙必利治疗反流性食管炎疗效观察 [J]. 新中医, 2015, 47 (1): 80-81.

［33］许永攀, 王捷虹, 田正良. 甘海胃康胶囊联合西药治疗胃食管反流病 56 例 [J]. 陕西中医, 2013, 34 (1): 22-23.

第十四章 | **14**

足　　癣

（中医病名：脚湿气、鹅掌风）

检索日期：2018 年 5 月

作者：李红毅、范瑞强、袁娟娜、陈逵凡、李玉清、王家爵

要　点

- 足癣是一种由皮肤癣菌引起的足部浅表皮肤真菌感染性疾病，临床可表现水疱、浸渍、糜烂、脱屑、皲裂等多形皮疹伴剧烈瘙痒，中医属于"脚湿气"等范畴。

- 足癣复发率高，约 84% 的患者每年发作 2 次以上。足癣有一定的家族易感性，尤以"两足一手"型手足癣更为突出。湿热地区和高温季节是皮肤癣菌感染高发的促发因素。

- 单纯外用抗真菌药物治疗因疗程长、药物涂布不均或病灶未能全覆盖及因涂药局部不适等因素易造成患者依从性差，还可因鳞屑角化型手足癣局部药物渗透性差等因素，致使疗效不佳及复发率高。

- 中医药外治对足癣具有较好的临床疗效，安全性好，广大患者易接受。

- 目前，对于足癣的中医药研究中，疗效评价标准基本统一，但疗程不定。且可能由于对足癣的重视程度不够高，罕见上市中成药对足癣的疗效评价研究，大多数为自拟中药复方的研究。

众多中药复方已被证实具有抗真菌疗效，对足癣具有较好的临床疗效，但不同研究组方有差异，难以评价中药对足癣的疗效，故我们采集历年来高质量的研究，并进行统计分析及评价，为临床医生及研究者提供判断依据。

疾病概况

足癣是指由皮肤癣菌引起的足部真菌感染,主要累及趾间、足跖及侧缘。仅感染足背的皮肤癣菌病通常称为体癣。足部也可见到由非皮肤癣菌如念珠菌引起的感染,此时应称之为足部皮肤念珠菌病。在人群中的发病率约为15%,在我国南方尤为常见。在有些常穿着胶鞋的工种中,患病率可达80%以上。相当于中医的"脚湿气""鹅掌风""臭田螺"等。红色毛癣菌为手足癣的主要致病菌。根据皮损形态,临床上可分为水疱型、间擦糜烂型和鳞屑角化型,临床上往往几种类型可以同时存在。

中医认为本病主要是由于足部外感风湿热之邪、蕴积生虫、侵害皮肤所生。久之,脾虚血燥,肌肤失养所致。或因水湿浸渍,坐卧湿地,或地居湿地,外染湿毒,循经下注于足,郁结而成。或肾虚则经络空虚,风湿或湿热外邪,乘虚侵肤,两者相互搏结于肌肤。

研究结果

临床问题 1:对真菌和临床症状体征的整体改善

证据级别: Ⅱ b 级

干预手段 1:苦参汤加味,随机对照试验质量评价结果为(++)

刘德森[1]在一项随机对照临床研究中,评价了苦参汤对手足癣的疗效。研究在黑龙江省五大连池市第一人民医院进行。研究者将 72 例受试者按随机数字表分为治疗组和对照组 36 例。对照组患者采取伊曲康唑胶囊,200mg/次,1 次 /d,口服。观察组患者实施苦参汤加味治疗(基本方药成分包括:苦参50g;蛇床子、地肤子、土茯苓、薏苡仁、茵陈、白鲜皮各 30g;白芷、金银花、生地黄、牡丹皮、黄柏、龙胆草、乌梅各 20g。常规煎药,取 1 500ml 药液,倒入盆中,添加食用陈醋 50ml 搅匀),把双手或双足放入进行浸泡,2 次 /d,早、晚各 1 次,浸泡时间控制在 30min/ 次左右,2 天 1 剂。2 个星期后,对两组患者疗效进行对比评价。

根据患者临床症状及体征情况,将疗效分为四个等级,即①痊愈:患者临床症状完全消除,体征完全恢复正常,皮损均消退,经真菌检查显示为阴性;②显效:临床症状基本消除,体征基本恢复,皮损消退显著,真菌检查显示为阴性;③有效:临床症状有所改善,体征有所恢复,皮损有所消退,真菌检查为阴性或阳性；④无效：均达不到上述标准，或病情有加重趋势。总有效率＝痊愈率＋显效率＋有效率。此外，随访半年，对两组患者复发情况进行对比评价。

研究结果显示，两组患者疗效对比，观察组治疗总有效率为97.22%，明显高于对照组的75.00%，两组数据比较差异有统计学意义（$P<0.05$）。见表14-1。

表14-1　两组患者疗效对比

组别	例数	痊愈	显效	有效	无效	总有效率
治疗组	36	21(58.33%)	9(25%)	5(13.89%)	1(2.78%)	97.22%*
对照组	36	7(19.44%)	9(25%)	11(30.56%)	9(25%)	75.00%

注：与对照组相比，*$P<0.05$。

两组患者复发情况对比，经半年随访，观察组无复发情况发生；对照组复发5例，复发率为13.89%；两组数据比较，差异有统计学意义（$P<0.05$）。

干预手段2：黄鱼止痒方，随机对照试验质量评价结果为(++)

陈建宏[2]在一项随机对照临床研究中，观察了黄鱼止痒方外用治疗湿热浸淫证足癣的临床疗效。研究在广州中医药大学附属南海妇产儿童医院进行。研究者将60个受试者随机分为治疗组和对照组各30例。两组均使用曲安奈德益康唑乳膏外涂患处，早晚使用，每天2次。治疗组给予黄鱼止痒方湿敷（处方：鱼腥草、黄柏各80g，金银花、五味子、紫苏叶、丁香各15g，每天1剂，加水1 000ml，浸泡20min，先用武火煎沸，后改文火煎20min，取药液约500ml，待药液温度至30℃左右时，根据皮损面积，用2~3层纱布或相当厚度的棉布浸入药液，拧至不滴水后应用)，使其与皮损紧密接触，每隔3~5min更换1次，更换时取下湿敷纱布，重新浸入药液中。重复使用，每次湿敷约10min，湿敷完成后不得再用清水洗。每天1剂，每天4次。对照组采用高锰酸钾片外用（临用前配制成1：5 000溶液），每次浸泡15min，每天2次。两组治疗周期均为4周。

观察受试者的临床症状和体征，包括红斑、浸渍糜烂、角化鳞屑、皲裂、瘙痒等，按4级评分法评分，即无为0分，轻为1分，中为2分，重为3分。观察试验前后真菌镜检及血尿常规的变化，询问用药依从性，记录患者发生的不良反应。

疗效标准中，痊愈为临床症状和体征全部消退；显效为临床症状和体征消退>60%；进步为临床症状和体征消退20%~59%；无效为临床症状和体征消退<20%或继续加重。真菌学疗效评价:真菌镜检阴性为清除,真菌镜检阳性为未清除。

两组临床疗效经 Ridit 分析,治疗组临床疗效优于对照组,差异有统计学意义($z=-1.997\,8$,$P<0.05$)。两组治疗前后临床症状与体征积分前后差值治疗组大于对照组,差异有统计学意义($P<0.05$),提示治疗组改善临床症状与体征效果优于对照组。

两组真菌学疗效比较真菌清除率治疗组为50.00%,对照组为48.57%,两组比较,差异无统计学意义($P>0.05$)。

干预手段3:药艾条,随机对照试验质量评价结果为(++)

田元生等[3]在一项随机对照临床研究中,评价了药艾条治疗湿热下注型足癣的疗效。研究在河南省中医药研究院附属医院进行。研究者将144例足癣患者采用随机数字表分为药艾条组、清艾条组和达克宁组各48例。药艾条组及清艾条组采用局部熏灸治疗,达克宁组采用硝酸咪康唑乳膏局部涂擦,均治疗21天,于治疗前后记录足癣症状体征评分,评价疗效以皮损、症状消退的程度,真菌直接镜检及培养阴转率为依据。消退指数 = [(治疗前总积分 − 治疗后总积分)÷ 治疗前总积分]×100%。按痊愈、显效、进步、无效4级评定。痊愈为皮损、症状完全消失,消退指数100%,真菌直接镜检和/或培养阴性;显效为治疗后皮损、症状消退指数60%~99%,瘙痒程度明显减轻,真菌直接镜检阴性或可见少量破碎、变形的菌丝、孢子,培养阴性;进步为治疗后皮损、症状消退指数在20%~59%,真菌直接镜检阳性及培养阴性;无效为治疗后皮损、症状消退指数<20%,真菌学检查阳性。痊愈和显效合并计总有效。

结果显示:药艾条组总有效率为89.59%,与清艾条组的81.25%相比差异无统计学意义($P>0.05$),优于达克宁组的70.84%($P<0.05$);药艾条组在改善瘙痒、丘疹、水疱及浸渍糜烂症状方面优于清艾条组和达克宁组(均$P<0.05$)。见表14-2、表14-3。

表14-2 各组足癣患者疗效比较

组别	例数	痊愈	显效	进步	无效	总有效率
药艾条组	48	29(60.42%)	14(29.17%)	3(6.25%)	2(4.16%)	89.59%
清艾条组	48	27(56.25%)	12(25.00%)	5(10.42%)	4(8.33%)	81.25%
达克宁组	48	23(47.92%)	11(22.92%)	7(14.58%)	7(14.58%)	70.84%

表 14-3　各组足癣患者治疗前后症状积分比较($\bar{x} \pm s$)

组别	例数	治疗前	治疗后	t	P
药艾条组	48	8.44 ± 1.99	1.25 ± 2.12	18.93	<0.01
清艾条组	48	8.10 ± 1.83	1.64 ± 2.77	16.73	<0.01
达克宁组	48	8.25 ± 1.86	2.41 ± 3.09	12.90	<0.01

安全性事件：未报告安全性事件。

干预手段 4：皂黄浸剂，随机对照试验质量评价结果为(+)

吴自勤等[4] 在一项随机对照临床研究中，评估了皂黄浸剂对手足癣的疗效。研究在石家庄市中医院进行。研究者将 150 例患者随机分为治疗组 100 例及对照组 50 例。治疗组以皂黄浸剂浸泡患处(药物组成及制法：皂角 30g，大枫子 30g，明矾 30g，大黄 20g，川椒 20g，地骨皮 20g，红花 20g。将上药粗加工，用 7% 醋酸 1 750ml，浸泡上药 1 周，1 周后过滤，即可使用，糜烂型足癣忌用)，取药液 500~1 000ml，每日浸泡患手或患足 1 次，每次 30 分钟，连泡 7 次。对照组用复方苯甲酸软膏，每日涂擦患处 2 次。观察真菌镜检和皮损情况(角化、鳞屑、浸润斑片、丘疹、水疱、皲裂)的变化。疗效标准中，治愈指皮损全部消失，真菌镜检 3 次以上阴性。显效指皮损大部分消失，真菌镜检 2 次阴性。无效指皮损无明显改变，真菌镜检偶有阴性或一直阳性。结果显示两组统计学差异极显著(P<0.001)，研究未报告安全性事件。

干预手段 5：藿香土荆皮配方颗粒，随机对照试验质量评价结果为(+)

欧柏生[5] 在一项随机对照临床研究中，将 99 例受试者随机分为治疗组 51 例和对照组 48 例。研究在广西中医学院第一附属医院进行。治疗组采用自拟藿香土荆皮配方颗粒泡足(药物组成藿香 30g、土荆皮 30g、苦参 30g、蛇床子 30g、紫草 20g、地榆 30g、花椒 18g、野菊花 30g)，将上述药物药粉倒入足盆中，加热水 2 000ml，充分搅拌待温度适宜后泡足，渗出明显者及合并感染者待药液温度降至室温，每晚 1 次，每次 30min。对照组予以盐酸特比萘芬乳膏外涂患处，每日早晚各 1 次。治疗周期均为 2 周。涂药前用温水清洁皮疹处，涂药后轻轻揉搓片刻以促进药物吸收。

观察临床症状和体征的评分。根据红斑、丘疹、水疱、脓疱、结痂、渗出、浸渍、角化、脱屑、皲裂、瘙痒或疼痛 12 个方面，按 4 级评分法评分。0= 无，

1= 轻,2= 中,3= 重,治疗前后均做真菌镜检和培养。疗效判定标准按照临床
症状各体征累积评分下降情况(即疗效指数判定)。疗效指数 = [(治疗前总
积分 – 治疗后总积分)/治疗前总积分]×100%。痊愈,疗效指数为 100%;
显效,疗效指数为 60%~99%;好转,疗效指数为 30%~59%;无效,疗效指
数<30%。痊愈与显效合计为有效率。真菌学评价分为消除(镜检、培养阴
性)、未除(镜检、培养中有 1 项阳性)。治疗结果见表 14-4。

表 14-4　治疗组与对照组临床疗效及真菌学疗效比较

组别	例数	临床疗效					真菌学疗效		
		痊愈	显效	有效	无效	总有效率	清除	未清除	清除率
治疗组	51	30	18	3	0	94.12%*	45	6	82.35%
对照组	48	10	20	15	3	62.5%	10	38	20.83%

注:与对照组比较,*$P<0.05$。

两组治疗过程中均未发现不良反应。治疗前后化验三大常规和肝肾功能
均未见异常。

干预手段 6：消癣泡洗方,随机对照试验质量评价结果为(+)

王小艳等[6]在一项随机对照临床研究中,评估了消癣泡洗方对足癣的疗
效和安全性。研究在广州中医药大学第二附属医院进行。研究者将 208 例
患者随机分为治疗组 108 例和对照组 100 例。治疗组给予消癣泡洗方(大黄
30g、茵陈 30g、黄柏 30g、苦参 30g、百部 30g、花椒 30g、黄精 30g、藿香 15g。
水疱型可加枯矾 15g,皲裂型可去花椒),用上方煎煮后泡洗,每日 1 剂,每次
30min,共治疗 2 周。对照组用硝酸咪康唑软膏外用,早晚各 1 次,共治疗两
周。两组患者用药期间均停用其他有足癣治疗作用的药物。

临床疗效判定:痊愈为皮损、瘙痒全部消失,皮屑镜检及真菌培养阴性;
显效为皮损、瘙痒大部分消失,皮屑镜检阴性或有少量破碎变形的孢子、菌丝,
真菌培养阴性;有效为皮损、瘙痒部分消失,皮屑镜检有少量菌丝、孢子,真菌
培养阳性;无效为和治疗前相比较,各方面均无进步。

治疗结果:①治疗 7 天后,治疗组痊愈 65 例(痊愈率为 60.2%),对照组痊
愈 45 例(痊愈率为 45%),两组痊愈率比较有显著性差异($P<0.05$)。2 周后,
治疗组痊愈 86 例(痊愈率为 79.6%),对照组痊愈 50 例(痊愈率为 50%),两组
痊愈率比较有非常显著性差异($P<0.01$)。②对所有治愈患者进行 1 年随访,

有 26 例(治疗组 17 例,对照组 9 例)因治愈至今不足 1 年未做统计。结果显示,治疗组复发 2 例,复发率为 2/69(2.9%);对照组复发 9 例,复发率为 9/4l (21.9%),两组复发率比较有非常显著性差异(P<0.01)。

临床问题 2 :对临床症状和体征的整体改善
证据等级 : Ⅱ b 级证据
干预手段 7 :透灸法,随机对照试验质量评价结果为(++)

邵素菊等[7]在一项随机对照临床研究中,观察了透灸法治疗湿热下注证脚湿气的临床疗效。研究在河南中医学院第三附属医院进行。研究者将 70 例湿热下注证的脚湿气患者,按随机数表法分为治疗组和对照组各 35 例。对照组采用曲安奈德益康唑乳膏(派瑞松)治疗,外涂于患部及其周围皮肤,每日 2 次,早晚各 1 次。治疗组给予透灸法治疗,每次 40min,每日 1 次。

透灸法具体操作如下:治疗组患者采取坐位,充分暴露患处,将纯艾条点燃后,右手持艾条,放于足部糜烂面的下方,艾烟向上,对准患处,与皮肤保持适当的距离,以患者感到局部灼热、能耐受为宜;施灸过程中患者的局部感觉由灼热、发痒、奇痒至舒适,每次 40min。若多处皮损,可交替施灸至 1h,使热感由表皮向深层渗透,每日 1 次。若皮损发生在足底部,施灸时使患者的足底向下;若皮损发生在足背部,施灸时使患者的足背向下;若皮损发生在足趾趾缝间,施灸时要把两足趾分开。使艾烟充分熏灸糜烂面,分别灸至皮损处皮肤干燥,其表面覆盖一层薄薄艾焦油。同时嘱患者保持局部洁净干燥。两组均治疗 10 天。治疗前后对患者瘙痒、皮损面积、丘疹水疱、鳞屑及浸渍糜烂 5 个症状进行观察,每个症状按 0~3 分进行评分,5 个症状评分相加为总积分。

参照国家中医药管理局颁布的《中医病证诊断疗效标准》进行疗效评定。①治愈:症状及体征消失,皮肤恢复正常;②好转:症状明显减轻,皮损消失在 50% 以上,复查真菌仍有阳性;③未愈:症状、体征无改变。两组临床疗效比较见表 14-5。

表 14-5　两组湿热下注证脚湿气患者疗效比较

组别	例数	痊愈	好转	未愈	有效率
对照组	35	16(45.71%)	12(34.29%)	7(20.00%)	28(80.00%)
治疗组	35	26(74.29%)	7(20.00%)	2(5.71%)	33(94.29%)*

注:与对照组比较,*P<0.05。

临床问题 3：对角化型足癣改善

证据等级：Ⅱ b

干预手段 8：复方荆参溶液,随机对照临床研究质量评价结果(++)

刘静等[8]在一项随机对照研究中,观察了复方荆参溶液治疗鳞屑角化型手足癣的临床疗效。研究在上海市中医医院进行。研究者将 96 例受试者按照随机数字表分为中药治疗组、西药对照组 A 和西药对照组 B 三组,各32 例。在研究过程中,西药对照组 A 和西药对照组 B 各 1 例失访。治疗组予复方荆参溶液(处方:苦参 15g,土荆皮 15g,大枫子 9g,花椒 9g,五加皮 9g,皂荚 12g,地骨皮 12g,大黄 30g,加醋浸泡,分装 1 000ml)浸泡,每日 1 次,每次 30~60 分钟,共治疗 20 天;对照组 A 予 1% 盐酸特比萘芬乳膏外涂,每日2 次;对照组 B 予 5% 冰醋酸溶液浸泡,每日 1 次,每次 30~60 分钟。疗程均为 20 天。

疗效指标:①症状和体征,瘙痒、角化、皲裂、红斑、丘疹、鳞屑,按 0~3 分四级评分标准,即 0 分 = 无,1 分 = 轻,2 分 = 中,3 分 = 重,对患者治疗前后手足癣的症状、体征进行评分,然后将各项相加为总分。三组均在治疗 20 天后随访 1 次,根据治疗前后的症状总积分评价疗效。②真菌镜检,在治疗前和疗程结束时进行真菌镜检。疗程结束 6 个月后对所有患者随访 1 次,观察指标包括临床症状、体征、临床治愈率、好转率及复发情况。

疗效判定标准依据《上海市中医病证诊疗常规》(第 2 版)中手、足癣的疗效评定标准。足癣:临床治愈为临床症状及体征消失,皮肤恢复正常;好转为症状明显减轻,皮损消退在 50% 以上,复查真菌仍有阳性;未愈为症状、体征无改变或皮疹消退不足 50%。皮损消退率 = [(治疗前总积分 − 治疗后总积分)/ 治疗前总积分] × 100%。

研究结果:

(1)经 Ridit 分析,三组间临床疗效有统计学差异(F=4.633,P=0.012),治疗组临床疗效与对照组 A(P=0.004)和对照组 B(P=0.037)比较差异均有统计学意义;对照组 B 总有效率高于对照组 A,但差异无统计学意义(P=0.411)。见表 14-6。

表14-6 疗程结束时各组临床疗效比较

组别	例数	临床治愈	好转	无效	总有效率
治疗组	32	14(43.75%)	14(43.75%)	4(12.50%)	28(87.5%)
对照组A	31	6(19.35%)	11(35.48%)	14(45.16%)	17(54.84%)
对照组B	31	9(29.03%)	10(32.26%)	12(38.71%)	19(61.29%)

(2)疗程结束后各组真菌清除率比较。治疗组真菌清除率65.63%,对照组A真菌清除率48.38%,对照组B真菌清除率41.94%,各组真菌清除率比较差异均无统计学意义($P>0.05$)。

(3)疗程结束后各组症状、体征积分比较。各组症状总积分比较有显著性统计学差异($P=0.002$),治疗组总积分低于对照组A($P=0.001$)和对照组B($P=0.006$),对照组A与对照组B总积分比较,差异无统计学意义($P=0.864$)。瘙痒和鳞屑积分比较,三组间差异无统计学意义($P>0.05$)。角化和皲裂积分比较,三组之间有显著性统计学差异($P<0.01$),治疗组角化和皲裂积分均低于对照组A和对照组B($P<0.05$),两对照组间差异无统计学意义($P>0.05$),治疗组在改善角化和皲裂症状方面优于对照组A和对照组B。说明治疗组对角化和皲裂症状的改善作用均优于对照组A和对照B,两对照组对角化和皲裂症状的改善无明显差异。见表14-7。

表14-7 疗程结束时各组症状、体征积分比较($\bar{x} \pm s$)

组别	例数	瘙痒	鳞屑	角化	皲裂	总积分
治疗组	32	0.16±0.447	0.32±0.702	0.54±0.850	0.59±0.756	1.59±1.864
对照组A	31	0.35±0.486	0.42±0.620	1.19±0.792**	1.35±0.985**	3.32±2.196**
对照组B	31	0.38±0.615	0.48±0.677	1.03±0.948*	1.29±1.071**	3.16±2.437**

注:与治疗组比较,**$P<0.01$,*$P<0.05$。

(4)治疗后6个月各组临床疗效比较。治疗后6个月随访三组各复发1例,治疗组临床治愈率43.75%,好转率40.63%,无效率15.63%;对照组A临床治愈率16.13%,好转率38.71%,无效率45.16%;对照组B临床治愈率25.81%,好转率32.26%,无效率41.94%。三组之间临床疗效有统计学差异($P=0.01$),治疗组优于对照组A($P=0.004$)和对照组B($P=0.023$),两对照组临床疗效差异无统计学意义($P=0.516$)。

(5)治疗后 6 个月各组症状、体征积分比较。症状总积分比较三组间有显著性统计学差异($P=0.003$),治疗组总积分低于对照组 A($P=0.001$)和对照组 B($P=0.008$),对照组 B 总积分虽低于对照组 A,但差异无统计学意义($P=0.864$)。说明在改善症状、体征方面,治疗组优于对照组 A 和对照组 B,两对照组之间无明显差异。三组在治疗角化和皲裂症状方面,治疗组优于对照组 A 和对照组 B($P<0.05$),两对照组之间差异均无统计学意义($P>0.05$),在止痒和改善鳞屑症状方面三组无明显差异($P>0.05$)。见表 14-8。

表 14-8 治疗后 6 个月各组症状、体征积分比较($\bar{x} \pm s$)

组别	例数	瘙痒	鳞屑	角化	皲裂	总积分
治疗组	32	0.22 ± 0.552	0.31 ± 0.692	0.53 ± 0.879	0.59 ± 0.756	1.67 ± 1.827
对照组 A	31	0.40 ± 0.495 [△]	0.45 ± 0.624 [△]	1.19 ± 0.792 [**]	1.35 ± 0.985 [**]	3.39 ± 2.142 [**]
对照组 B	31	0.38 ± 0.558 [△]	0.51 ± 0.677 [△]	1.03 ± 0.948 [*]	1.29 ± 1.071 [**]	3.23 ± 2.355 [**]

注:与治疗组比较,[**]$P<0.01$,[*]$P<0.05$,[△]$P>0.05$。

安全性评估:各组患者在治疗期间和治疗后均未出现不良反应。

临床问题 4:对糜烂型足癣的改善

证据等级:Ⅱb

干预手段 9:净癣洗剂,随机对照试验质量评价结果为(++)

张秀萍等[9]在一项随机对照临床研究中,评估了壮药净癣洗剂的疗效和安全性。研究在广西中医学院第一附属医院进行。研究者采用随机数表法,将 174 例患者随机分为观察组和对照组各 87 例。观察组给予壮药净癣洗剂(药物比例:木黄连 2,苦参 1.5,金钱松 1.5,乌梅 1.5,白鲜皮 3,地肤子 3,枯矾 1,将上药放入容器中浸泡 20min 后加水至 3 000ml,文火煎 30min,去渣取滤液备用),先取适量药水,待温度降在 40~50℃,浸泡双足 20min,拭干双足,继用 4~6 层方纱蘸取剩余药液,拧至不滴水为度,湿敷于足部糜烂面,每隔 10min 重新蘸取药液,每次 20min,2 次/d,连用 4 周。对照组给予用硼酸溶液 1 500ml 浸泡双足 20min,拭干双足,外涂盐酸特比萘芬乳膏,2 次/d,连用 4 周。观察症状、体征的改善情况及真菌学检查,进行疗效评定。治疗期间不使用其他抗真菌药;注意个人卫生,生活日用品隔离使用;饮食宜清淡;禁用肥皂洗衣粉等刺激物品清洗患处,保持足部干燥;避免与他人互相传染。

疗效评定标准依据《中医病症诊断疗效标准》制定。治愈为症状及体征消失,皮肤恢复正常,真菌镜检阴性;好转为症状明显减轻,皮损消退在50%以上,复查真菌仍有阳性;未愈为症状、体征无改变或者加重。

两组治疗4周结束后进行疗效比较,观察组的总有效率为90.80%,对照组总有效率为77.01%,χ^2=6.528,P=0.038<0.05,差异有统计学意义。见表14-9。

表14-9　两组患者临床疗效比较

组别	例数	治愈	好转	无效	总有效	真菌清除	真菌未清除	真菌清除率
观察组	87	49(56.32%)	30(34.48%)	8(9.20%)	79(90.80%)▲	62	15	80.52%△
对照组	87	38(43.68%)	29(33.33%)	20(22.99%)	67(77.01%)	52	35	59.77%

真菌学疗效比较,治疗组真菌清除率为80.52%,对照组真菌清除率为59.77%,χ^2=8.298,$^{\triangle}P$=0.004<0.05,差异有统计学意义。

参考文献

[1] 刘德森.苦参汤加味治疗手足癣疗效探究[J].中西医结合心血管病杂志,2016,4(11): 139-140.

[2] 陈建宏.黄鱼止痒方治疗湿热浸淫证足癣疗效观察[J].新中医,2016,48(7):147-149.

[3] 田元生,陈磊,任中万,等.药艾条治疗足癣疗效观察[J].中国针灸,2009,29(7): 537-540.

[4] 吴自勤,孙双田.皂黄浸剂治疗手足癣100例临床观察[J].河北中医,1991,13(8):6-7.

[5] 欧柏生.霍香土荆皮配方颗粒泡足治疗足癣51例临床观察[J].江苏中医药,2010,42 (5):47-48.

[6] 王小艳,池风好.消癣泡洗方治疗广东地区足癣108例临床疗效观察[J].广州中医药大学学报,2004,21(3):167-169.

[7] 邵素菊,李盈盈,邵锋锋.透灸法治疗湿热下注证脚湿气临床研究[J].中医学报,2014, 29(3):452-454.

[8] 刘静,蔡希.复方荆参溶液浸泡治疗鳞屑角化型手足癣临床疗效观察[J].四川中医,2014,32(10):124-127.

[9] 张秀萍,钟江,李艳艳,等.壮药净癣洗剂治疗糜烂型足癣疗效观察[J].中国医疗前沿, 2012,7(9):58-59.

55检